"浙江大学中央高校基本科研业务费专项资金"
支持

编织"疾/痛"：

抑郁症话语生产中的医学、媒体与患者

Weaving "Disease & Pains" :

Medicine, Media and Patients in the Production
of Depression Discourse

李东晓◎著

ZHEJIANG UNIVERSITY PRESS
浙江大学出版社

作为话语的"抑郁症"

—— 当人们在谈论抑郁症的时候,究竟在谈些什么?
(代序)

李东晓

一

　　抑郁症正在成为一种社会病,成为当代人健康的重要威胁。[①] 世界卫生组织(WHO)2017 年发布的《抑郁症及其他常见精神障碍》(*Depression and Other Common Mental Disorders*)报告显示,目前世界范围内预计有超过 3 亿人饱受抑郁症的困扰,全球抑郁症平均发病率在 4.4% 左右。[②] 在我国,有学者估计抑郁症的终身患病率为 6.9%,12 个月患病率为 3.6%。根据此数据估算,截至 2019 年中国有超过 9500 万的抑郁症患者。[③] 然而高发病率并不必然带来高知晓度,民众对抑郁症知晓度的提高与抑郁症在公共话语论坛(discourse forum)越来越高的可见度(visibility)相关。作为公共话语生产主体的大众传播媒介在其中的作用不可忽视。

　　然而,回望抑郁症这一疾病的发展历程,它并非一直具有如此高的话语可见度。从我自己的经历来看,在 25 岁以前,我还基本没听到过"抑郁症"这个词。第一次听到这个词是在 2003 年,由于自己非常喜欢的华人影星——张国荣的离世。但真正开始关注抑郁症是在 2005 年了。彼时的我正在杭州读书,

---

　　① 李禾禾、王月华:《关于战胜现代社会抑郁症的思考》,《探索与争鸣》2003 年第 12 期,第 25-26 页。

　　② 资料来源于世界卫生组织网站:https://apps.who.int/iris/bitstream/handle/10665/254610/WHO-MSD-MER-2017.2-eng.pdf,最后访问日期:2020 年 12 月 3 日。

　　③ 抑郁研究所:《2019 中国抑郁症领域白皮书》,https://dy.163.com/article/F0I18STA0512LS0O.html,最后访问日期:2020 年 10 月 20 日。

某日家人突然电话告知有亲人情绪非常不好，不开心、没力气、天天哭，不知道是怎么了。我知道后如坐针毡，到处搜索信息，却所获寥寥。每次往家里通电话，翻来覆去地听着念叨的几句话，"睡不着、莫名其妙地心情沮丧、没着没落、没有希望……"这些"不正常"的表现在母亲的观念中认为是"神经了"（精神失常的民间说法）。淳朴的母亲开始用她的民间智慧寻找病因，比如魂魄被勾走啦，什么不洁的东西上身了等。后来经人指点到医院精神科检查，才被告知可能得了一种叫"抑郁症"的疾病。只是当时甚至连医生也说不清为什么会得这病以及究竟该如何治疗，使得这位亲人的治疗过程反反复复、极为漫长。

自从身边有人患了此病后，我便开始对这一疾病警惕起来。2013年，我也与抑郁症在医学场域中相遇了。自2011年女儿出生以后，养育孩子成了我生活的重担。女儿三岁前一直有夜哭的问题，一旦夜里哭起来便不能停，唯一的办法是背在背上在房间里走她才能逐渐入睡。2013年，我既是新手妈妈，又是新入职的"青椒"。新的教学任务、科研压力和几乎夜夜无法安睡的痛苦使我的身体严重透支。终于有一天，我开始失眠，非常严重的失眠，导致我的精神状况越来越差。

终于在状况无法自愈时，我走进了医院。我挂了一家三甲医院抑郁症的专家号，我当时觉得，我得了抑郁症没错了。我现在还记得当时的就诊场景。抑郁症的诊室在门诊大楼四楼一侧的走廊深处，与其他科室隔着大厅。走过喧闹的大厅，拐弯进入的走廊像是另一个世界：那里人少、安静，走廊两侧一个个的诊室房门紧闭，仔细地可以听到门内细微的对话声，也偶有嘤嘤的哭泣声。

接待我的是一位中年医生，他微笑着示意我关门、坐下。他声音低沉，语速也比较慢，全然不像其他科室医生火急火燎的问诊语气。我描述了自己的境况以及严重的失眠问题，完了还不忘加一句，"我想我是得了抑郁症了。"医生听完笑了笑说："哪有那么容易得抑郁症啊！"我怔了一下。医生没有给我做什么抑郁测评，只是看了看我的病历本，问了诸多关于家庭和工作的问题。问完后，他说：我先给你两个建议，一个是与小孩子分房间睡，不要放在身边；第二是开一点短效安眠药，睡前半小时服半颗，先吃上几天试试。医生说我应该是睡眠节律出问题了，要借助药物进行修复。

就这样，在女儿不到三岁的时候，我与女儿分了房间，也在持续吃了几个月的安眠药后，我逐渐可以自主入睡了。此后，随着体力的恢复，我的沮丧情绪也逐渐减弱。虽然后来仍然会因为各种各样的原因引发失眠问题，但我已学会了如何正视和处理，没有再引发更严重的抑郁症状。这是我的"抑郁症"

故事。因为没有经过医学上的确诊,我不能说我患过抑郁症,但在 2013 年我确实与"抑郁症"在医学场域相遇过。

后来,在生活和工作中,我又碰到了一些"抑郁症"案例,每个案例中"患者"的境遇和对抑郁症的理解都极其不同。了解的案例越多,我的困惑也越来越多,为什么大家对抑郁症的理解可以如此不同? 不同的人在讲述抑郁症时到底在讲些什么? 抑郁症对不同的个体、组织和不同的话语主体意味着什么?

二

2014 年,在我开设的"传播社会学"的硕士生课程中,有同学对健康传播的议题感兴趣,我们便在读书之余找些选题展开讨论,没想到抑郁症是同学们投注兴趣最高的议题。为此,我们开始读一些与抑郁症相关的医学社会学和医学人类学的文献。印象较深的两本书是美国学者阿瑟·凯博文(Arthur Kleinman)(也译作克莱曼)的《苦痛和疾病的社会起源:现代中国的抑郁、神经衰弱和病痛》和查尔斯·罗森伯格(Charles E. Rosenberg)的《当代医学的困境》。这两本书在此研究着手之初给了我比较大的启发。

凯博文通过在中国湖南医学院所做的田野调查发现,在 20 世纪 80 年代的中国,神经衰弱是最常见的医学和大众诊断之一,虽然抑郁症在当时的西方社会已经成为一种流行的精神病诊断,但在中国却不常见。[①] 究其原因,他认为"不论是'神经衰弱'还是'抑郁/焦虑障碍'都应该被理解为一种文化概念,而文化概念形塑着真实的生理体验,建立了区隔正常与病态的界限"。[②] 而当时的中国文化把压力因素所导致的"精神—生理"反应命名为神经衰弱,强调压力对个体影响的躯体性成分而忽略精神因素,使得神经衰弱更为流行。[③]为此,凯博文认为医学概念是"存在于个人和集体意涵网络中的,这种意涵网络把人们与制度、社会事件以及压力问题相互联系在一起",疾病症状并不只

① [美]凯博文:《苦痛和疾病的社会根源:现代中国的抑郁、神经衰弱和病痛》,郭金华译,上海:三联书店,2008。
② [美]凯博文:《苦痛和疾病的社会根源:现代中国的抑郁、神经衰弱和病痛》,郭金华译,上海:三联书店,2008,序第 2 页。
③ [美]凯博文:《苦痛和疾病的社会根源:现代中国的抑郁、神经衰弱和病痛》,郭金华译,上海:三联书店,2008,第 174 页。

是个体身体不适的表达，也是一种表达集体性不适的合法语言。[①]

　　罗森伯格则对神经衰弱和抑郁症作为躯体疾病的认知起源做出了进一步的阐述。在《当代医学的困境》一书中，罗森伯格提及神经衰弱这一术语最早是由纽约神经学家乔治·比尔德（George M. Beard）于 19 世纪 60 年代末提出的。当时比尔德坚持用"非情绪化的物质属性来描述神经衰弱"，并坚信"神经衰弱症将迟早会通过那些死于神经衰弱病的人的显微镜和化学检验而得以证实"。[②] 而早在 19 世纪初（比比尔德早了半个世纪），被誉为美国精神病学之父的本杰明·拉什（Benjamin Rush）在《精神疾病的医学调查与观察》[③]一书中也提及抑郁症与身体疾病一样，都是源于躯体原因。拉什严厉批评了当时广为流传的抑郁症是"想象出来的"说法，坚持认为"抑郁症与胸膜炎或胆汁热一样是由躯体原因导致的"。[④] 精神疾病的躯体化认知源于 19 世纪一个主流且程式化的观点，即大脑是一个思维器官，精神疾病是大脑失常的产物。这一躯体病理学的假说，影响了医学界和民众对许多问题的看法，比如将同性恋、神经性厌食、神经衰弱等都划归为躯体性疾病。[⑤] 这些早期有关抑郁症和神经衰弱为躯体疾病的观点与凯博文的观点明显不同，但正是这些差异激发了我进一步的思考，我们如何界定抑郁症？是躯体疾病或是精神疾病？谁决定了这些界定和讲述？有没有一个核心的、被普遍认同的抑郁症观点？亦或是多元的、不相一致的认知？这些一致或者不一致的抑郁症认知对个体的疾病应对和社会的（精神）疾病文化会产生如何的影响？

　　进入我国情境，情况更加特殊。不仅"抑郁症"这一病名是个舶来品，连接纳这一病名本身也充满曲折。凯博文一直坚持抑郁症的接纳程度是与一个社会的文化、制度紧密相连的，应从"社会—躯体"关系（sociosomatic relationships）来探讨的精神疾病——即社会问题和压力在很大可能上是通过

---

　　① ［美］凯博文：《苦痛和疾病的社会根源：现代中国的抑郁、神经衰弱和病痛》，郭金华译，上海：三联书店，2008，序第 2 页。

　　② ［美］查尔斯·罗森伯格：《当代医学的困境》，张大庆等译，北京：北京大学医学出版社，2016，第 43 页。

　　③ 原书出版信息：Rush, B. (1812). *Medical Inquiries and Observations upon the Diseases of the Mind*. Philadelphia: Kimber & Richardson. 转引自：［美］查尔斯·罗森伯格（Rosenberg, C. E.）：《当代医学的困境》，张大庆等译，北京：北京大学医学出版社，2016，第 44 页。

　　④ ［美］查尔斯·罗森伯格：《当代医学的困境》，张大庆等译，北京：北京大学医学出版社，2016，第 44 页。

　　⑤ ［美］查尔斯·罗森伯格：《当代医学的困境》，张大庆等译，北京：北京大学医学出版社，2016，第 44 页。

精神疾病的方式作用于个体,而个体又倾向于通过躯体化的方式将疾病表述出来。[①] 然而,在他在湖南医学院进行研究的 20 世纪末,从社会的视角来探讨精神疾病不仅被认为是敏感领域,还受到中国传统文化的抵制。因此,这一"社会—躯体化"的观点在当时并没能获得中国大陆医学界的认同。

不过,至少在新千年前后,抑郁症在我国民众中的接受度已发生了转折性的变化,不仅抑郁症在公共话语论坛获得了越来越高的"可见度",在普通民众中的接受度也越来越高。如果将抑郁症视为一种话语,抑郁症这一病名及其知识在中国的普及和接受应是首先经历了一个话语建构和传播的过程。那么,是哪些因素推动了抑郁症在我国公共话语论坛的生成和传播的呢?凯博文提到了全球化在抑郁症知识传播上的推动作用。[②] 我认为大众传播媒介的作用亦不可忽视。如以我自己的经验以及对身边案例的观察可以发现,相当多的人对抑郁症的了解是通过大众传播媒介获得的。[③] 那么,媒体是否建构了一个确定一致的抑郁症框架?媒体话语论坛中有关抑郁症的话语有哪些?这些话语是如何被建构的?以及,媒体在建构抑郁症话语时如何克服医学的专业门槛问题?亦或是如何与医学界合作和协商以形成自己在抑郁症话语生产中的专业权威?这是我从媒体话语的视角出发,对抑郁症这一疾病问题在学术层面上的一系列发问。

三

将抑郁症视为一种话语决定了这是个建构论立场的思考。并且,我不仅关注不同主体生产的抑郁症话语是什么,还关注在一个具体的社会语境中,影响抑郁症话语生产的社会因素和权力关系。因此,这更是一个社会建构视角的研究。

---

① [美]凯博文:《苦痛和疾病的社会根源:现代中国的抑郁、神经衰弱和病痛》,郭金华译,上海:三联书店,2008。

② [美]凯博文:《苦痛和疾病的社会根源:现代中国的抑郁、神经衰弱和病痛》,郭金华译,上海:三联书店,2008,中文版序。

③ 比如 2003 年媒体对"张国荣事件"报道中不断提及的"抑郁症"所起到的传播效应。据媒体报道,"抑郁症"是张国荣在坠楼前留下纸条的第一个词(纸条中使用的是英文"depression"一词),后面还有一句话:"这一年来很辛苦,不能再忍受",使得人们认为张国荣的自杀与抑郁症有关。参见《张国荣的陨落——逝世的真相与遗书》,搜狐网,https://www.sohu.com/a/217568496_781309,最后访问日期:2020 年 1 月 21 日。

在过去的 30 年里,在人文和社会科学领域,语言(language)和话语(discourse)之间的互动变得愈加频繁。越来越多的学者开始认识和理解语言在知识和话语生成中扮演的角色①。通过关注基于语言的话语实践活动来洞悉知识的生成机制成为知识社会学的理论来源。在建构主义的视角,话语是描述和划分社会世界和物理世界的一种方式②,话语也提供了一种理解被人们所构建的意义世界的方法。③ 基于语言使用的话语实践活动都是在文本中表达的,所有的话语文本也都是蕴含于历史、政治和文化背景之中的。④ 因此,审视文本是话语分析和其他诠释性研究的核心。

基于话语建构理论的启发,医学知识也被视为话语实践的产物,文本分析成为疾病话语和疾病文化研究的重要方法。⑤ 对于疾病或医学话语而言,可审视的文本包括医学专业文献、病例、大众报纸或杂志、关注健康问题的电视节目、疾病宣传手册,以及医生和病人的谈话记录,或者研究者和受试者之间的访谈。⑥ 将话语分析应用于医学或疾病的"社会—文化"分析,可以更清晰地展示生物学和各种文化建制在疾病社会建构中的相互作用,从而窥见疾病话语是如何在不同的话语主体的实践活动中形成的。在这一视角下,医学知识不是单纯的(更快或更好的)递进式发展,而是在不同的社会历史环境中不同的知识生产主体的协商式发展。⑦ 知识也不是一般性话语,而是具有福柯认为的社会控制和规训作用的话语(即话语权力)。

从社会建构论的视角来审视疾病话语与在医学领域和政治经济学领域研

---

① 语言学家索绪尔(de Saussure)最早创立了符号学,并将其应用于语言结构的解释中。20 世纪 60 年代,罗兰·巴特(Roland Barthes)将符号学的方法应用于流行文化的分析中。此后,针对大众传媒的批判研究深受符号学的影响。符号学理论的重大启示在于符号学将人视为"在表达,也在被表达,而人的文化则是通过编码和系统来表达的"。(Hall,1980:30)转引自[美]黛博拉·乐普顿:《医学的文化研究:疾病与身体》,苏静静译,北京:北京大学医学出版社,2016,第 9 页。

② [美]黛博拉·乐普顿:《医学的文化研究:疾病与身体》,苏静静译,北京:北京大学医学出版社,2016,第 9 页。

③ Parker, I. (1992). Discourse Dynamics: Critical Analysis for Social and Individual Psychology. *British Journal of Sociology*, 44(2), 372.

④ [美]黛博拉·乐普顿:《医学的文化研究:疾病与身体》,苏静静译,北京:北京大学医学出版社,2016,第 9 页。

⑤ [美]黛博拉·乐普顿:《医学的文化研究:疾病与身体》,苏静静译,北京:北京大学医学出版社,2016,第 8 页。

⑥ [美]黛博拉·乐普顿:《医学的文化研究:疾病与身体》,苏静静译,北京:北京大学医学出版社,2016,第 10 页。

⑦ [美]黛博拉·乐普顿:《医学的文化研究:疾病与身体》,苏静静译,北京:北京大学医学出版社,2016,第 19 页。

究疾病问题在立场上并不矛盾,或者说,对疾病话语及其社会生成机制的探讨并非陷入相对主义的泥淖,从而否定生物学层面疾病对人的身体机能的破坏以及给人的身体带来的疾痛感受,也不是否定政治经济学派对疾病中的不平等问题、阶级/阶层问题的批判。① 社会建构论只是希望从话语的视角关注疾病话语/知识的生产过程。②

另外,文化研究和传播研究也关注医学话语的建构问题。文化研究关注一个社会中某些疾病的文化意义及其形成过程,以及这种疾病文化对文化共同体成员带来的影响。③ 传播研究则主要关注大众传播媒介的疾病话语生产、疾病患者的媒介形象呈现、疾病知识的传播等。大众媒体作为重要的公共话语实践主体,它用特殊的方式描绘了医学、卫生保健、疾病、人类苦难和健康风险。很多人都是通过大众传媒来了解医学、疾病与健康等方面的新信息的。医疗剧和医学纪录片以原型的方式表现医生、护士、病人和疾病,也向观看者提供了某种信息和意义。④ 近年来,互联网越来越成为健康知识和医疗资讯的重要来源,也成为人们记录自己疾病过程、表达疾病体验的话语空间。⑤ 这

---

① 当前学术界认为在医学社会学(medical sociology),或被称为健康与疾病社会学(sociology of health and illness)的学术历史上,有三种占支配地位的理论进路:功能主义、政治经济学理论和社会建构理论。虽然目前这三种学术进路在健康与疾病社会学领域依然活跃,但自 20 世纪 70 年代开始,功能主义和政治经济学的方法已开始走向下坡,而社会建构论仍蓬勃发展。功能主义关注的是医生和其他卫生工作者抵御、治疗疾病的工作的过程。维护社会秩序是功能主义探讨疾痛和医疗境遇实质的理论基础,医学被看做控制病痛潜在破坏性的重要机制。美国社会学家塔尔科特·帕森斯(Talcott Parsons)是功能主义理论应用于医学最为重要的学者。他解释了"病人角色"(sick role)的需求和功能及其对医患关系的影响,并且讨论了医学行业的社会建制。政治经济学进路又被称为批判结构主义,这一学术立场认为身体健康不仅是躯体或精神上的完好,而且能够由此"获取和控制基本物质和非物质资料,以维持和提高对生活的满意水平",也就是说"斗争是健康的一个重要组成部分"。政治经济学派对"现代医学的文化危机"作出评论,它认为大多数情况下资本主义中的医疗保健是无效的、费用过高的、调控不足的,并且是极度不均的。社会建构论则对所谓的基本真理提出了质疑,认为"真理"是权力关系的产物,不是中立的、固定不变的。有关社会建构论常受到的批评,比如认为所有的知识都是社会的产物会陷入虚无主义的窠臼,在此不做讨论。参见[美]黛博拉·乐普顿:《医学的文化研究:疾病与身体》,苏静静译,北京:北京大学医学出版社,2016,第 11-21 页。

② [美]黛博拉·乐普顿:《医学的文化研究:疾病与身体》,苏静静译,北京:北京大学医学出版社,2016,第 18 页。

③ [美]黛博拉·乐普顿:《医学的文化研究:疾病与身体》,苏静静译,北京:北京大学医学出版社,2016,第 27 页。

④ [美]黛博拉·乐普顿:《医学的文化研究:疾病与身体》,苏静静译,北京:北京大学医学出版社,2016,第 26 页。

⑤ [美]黛博拉·乐普顿:《医学的文化研究:疾病与身体》,苏静静译,北京:北京大学医学出版社,2016,第 27 页。

些有关疾病的话语实践和表达成为医学之外疾病话语的重要构成，也是值得关注和研究的话语文本。[①]

比如，已有的关于艾滋病的研究显示，在 20 世纪 80 年代以前，艾滋病对于民众还是少有听闻的疾病，大众传媒，尤其是网络媒体对艾滋病疾病信息的传播、疾病文化的建构起到了十分重要的作用。正是通过媒体，许多人才第一次听说这种疾病；也正是通过媒体的议题选择和话语框架，才使得艾滋病被描绘为性行为"越轨"的产物，与之相伴的是污名化和道德话语的审查。[②] 这些文化层面对疾病属性的建构（包括标签化或污名化）极大地影响着个体的疾病体验和治疗过程，从而体现出作为知识或文化的疾病对个体的规训力量。

四

具体到抑郁症来看，抑郁症在医学界作为一个独立病种直到 20 世纪 70 年代才得以确立。[③] 但在此后的二三十年里，抑郁症在公共话语论坛中的可见度有了迅猛的提高。其原因不仅在于医学界对抑郁症诊疗的增加，更在于媒体对它的报道和讨论的增加。实际上，从生物学的角度看，抑郁症所表征的疾病并非是什么新类型，在我国的古代医书和古希腊的古典文献中对与抑郁

---

① 这方面的研究还不够丰富，相关的研究包括：Crawshaw，R，& Crawshaw，P. （2006）. Representing Public Health. *Critical Public Health*，16(1)，1-4. Gwyn，R. （2002）. *Communicating Health and Illness*. London：Sage Publications. Lupton，D. （1999）. Editorial：Health，Illness and Medicine in the Media. *Health*，3(3)，259-262.

② Lupton，D. （1994）. The Condom in the Age of AIDS：Newly Respectable or Still a Dirty Word? A Discourse Analysis. *Qualitative Health Research*，4(3)，304-320.

③ 有学者认为"抑郁症"这一病种的正式确立源于 1979 年修订完成的美国"精神疾病诊断统计手册"第三版（简称"DSM-3"），在 DSM-3 中正式使用抑郁症、焦虑症这些分辨性更佳的病名代替早期版本中存在的"神经衰弱"，从此抑郁症作为一个独立病种正式出现于精神病学的临床诊断当中。参见颜文伟：《关于"精神疾病诊断统计手册"第三版（DSM—3）（述评）》，《国外医学：精神病学分册》1981 年第 1 期，第 5-9 页。陈剑梅：《"神经衰弱"何以变成"抑郁症"：一种社会学视角的分析》，《医学与哲学》2011 年第 11 期，第 35-36＋78 页。萧易忻：《抑郁症如何产生的社会学分析：基于新自由主义全球化的观点》，《社会》2016 年第 2 期，第 191-214 页。也有文献认为在 20 世纪 50 年代之前，抑郁和抑郁症的概念是不存在的，而后随着精神病学的发展逐步确立。参见：Carl，W. （2008）. *Depression and Globalization——The Politics of Mental Health in the Twenty-First Century*. New York：Springer. 亦有研究者认为抑郁症的临床观察与科研在 19 世纪中叶就已开始，"抑郁症"作为精神医学概念在 19 世纪就有使用。参见白吉可、周志超、张大庆：《医学史视域下中国抑郁症发展研究》，《医学与哲学（A）》2018 年第 12 期，第 83-86 页。

症类似的症状(比如癫疯、癔症、谵妄等)早有记载①,只是在传统中医中并无精神医学专科②,自然也没有抑郁症这一病名,也不会作出抑郁症的诊断。从这一点看,所谓的"抑郁症"和"抑郁症患者"都是抑郁症这一病名确立之后才有的。有如福柯论述的"疯癫"一样③,在人们认识疯癫之前应先有关于疯癫的知识,而这些知识是经由真理的机制被生产出来的。由此可见,当医学界生成了有关抑郁症的知识后,抑郁症才拥有了作为一种疾病存在的合法性,有关抑郁症的话语实践才得以展开。因此,医学界是抑郁症医学话语实践的核心阵地,大众传播媒介是推动医学话语社会化的重要主体。

英国精神病学教授卡尔·沃克(Carl Walker)在其著作《抑郁症与全球化:21世纪精神健康的政治》(*Depression and Globalization:The Politics of Mental Health in the Twenty-First Century*)中提到的"现代媒体和电影在我们对精神疾病的概念中扮演着重要的角色","许多人在日常生活中没有接触到抑郁症,媒体很可能是他们的主要信息来源"。④ 我国学者萧易忻在《抑郁症在中国产生的社会学分析》一书中也强调了媒体在抑郁症社会建构和传播中的作用⑤,比如基于健康传播的目的,媒体进行的有关抑郁症的知识传播,

---

① 比如:古希腊伯里克利时代的医师西方医学奠基人希波克拉底以"melancholia"来描述黏液或黑胆汁阻滞淤积而致情志混乱;亚里士多德认为忧郁与其说是一种疾病,不如说是一种创造性艺术家的自然气质,这种观点在现代早期也比较流行,比如文艺复兴美化了忧郁,因为它被理解为艺术灵感和创作的先决条件。在我国古代也有了与抑郁症类似的"郁症"描述,比如秦汉时期的《黄帝内经》记载了大量"忧、悲、不乐"等与抑郁相仿的情绪,并认为抑郁的发病机制有个体遗传体质、脏腑功能失调、其他疾病的影响等因素,"郁症"一词也出自《黄帝内经》等。有关古代抑郁病因及病态描述的文字可参考白吉可、周志超、张大庆:《医学史视域下中国抑郁症发展研究》,《医学与哲学(A)》2018年第12期,第83-86页。以及,Carl, W. (2008). *Depression and Globalization——The Politics of Mental Health in the Twenty-First Century*. New York: Springer 等。

② [美]凯博文:《苦痛和疾病的社会根源:现代中国的抑郁、神经衰弱和病痛》,郭金华译,上海:三联书店,2008。

③ [法]米歇尔·福柯:《疯癫与文明:理性时代的疯癫史》(第2版),刘北成、杨远婴译,北京:生活·读书·新知三联书店,2003。

④ Carl, W. (2008). *Depression and Globalization——The Politics of Mental Health in the Twenty-First Century*. New York: Springer: 118.

⑤ 萧易忻从社会结构和社会建构两个层面来分析抑郁症在我国产生的原因,前者分析了抑郁症产生的社会因素,后者则更多探讨抑郁症话语形成背后的知识权力关系,其中对媒体的论述则主要在社会建构视角。参见萧易忻:《抑郁症在中国产生的社会学分析》,上海:华东理工大学出版社,2016,第116页。同时,萧易忻还认为抑郁症被广泛认知绝不只是公共卫生系统的社会建构,产官学媒的共同作用才是此病名广泛渗透到社会各层面的关键。参见萧易忻:《抑郁症如何产生的社会学分析:基于新自由主义全球化的观点》,《社会》2016年第2期,第191-214页。

以及出于商业利润考虑刊发的治疗抑郁症的药物广告等。[①] 不过,这些研究都出自医学社会学领域,是对抑郁症社会话语生产中媒体要素的总括性提及,对于媒体如何参与抑郁症话语的建构仍缺乏具体的经验研究。

在传播学领域,有相当丰富的理论资源可用于媒体抑郁症话语建构问题的探讨。比如大众传播效果研究中的议程设置(agenda setting)理论、框架(framing)理论,媒介社会学领域的新闻生产研究、消息源研究等。前者讨论媒体建构社会疾病议题和报道框架影响公众疾病认知的机制问题,后者则关注新闻报道中疾病话语的生产机制问题。

在前一个方面,尚未有专门对抑郁症议题的研究,但已有大量有关媒体对精神疾病报道的分析。[②] 这些研究集中探讨了媒体报道与精神疾病污名化(stigma)之间的关系,比如有研究发现媒体的负面报道对公众形成精神疾病的负面认知呈正相关。[③] 也有学者通过对 1995 年至 2014 年间 400 篇有关精神疾病议题新闻的量化研究发现,与第一个十年相比,在第二个十年的新闻报道中更可能提到精神病患者的大规模枪击事件。而在总体的 20 年的样本中,有关精神病患者最常被提及的话题就是暴力(占总体的 55%),包括对他人的暴力或自我暴力(自杀)。新闻媒体中有关精神病患者的暴力事件比例与精神疾病患者的实际暴力率极不相称,如此的议题设置会加剧精神病患者的污名化,从而减少有利于精神病患者的公共政策的提出。[④]

在媒体疾病话语的生产领域,框架研究提供了有益的视角。美国社会学者弗瑞迩(Myra M. Ferree)和甘姆森(Willianm A. Gamson)等人将媒体视为公共话语论坛(public forum),他们通过对美德两国媒体对堕胎议题报道的

① 萧易忻:《抑郁症在中国产生的社会学分析》,上海:华东理工大学出版社,2016,第 118-123 页。

② Thorton, J. A., & Wahl, O. F. (1996). Impact of a Newspaper Article on Attitudes Toward Mental Illness. *Journal of Community Psychology*, 24(1), 17-25. Dietrich, S., Heider, D., Matschinger, H. & Angermeyer, M. C. (2006). Influence of Newspaper Reporting on Adolescents' Attitudes Toward People with Mental Illness. *Social Psychiatry*, 41(4), 318-322.

③ Read, J., & Baker, S. (1996). *Not just Sticks and Stones: A Survey of the Stigma, Taboos, and Discrimination Experienced by People with Mental Health Problems*. London: MIND. Retrieved from http://disability-studies. leeds. ac. uk/ files/library/MIND-MIND. pdf. Stuart, H. (2006). Media Portrayal of Mental Illness and Its Treatments: What Effect does It Have on People with Mental Illness? *CNS Drugs*, 20(2), 99-106.

④ Mcginty, E. E., Kennedy-Hendricks, A., Choksy, S., & Barry, C. L. (2016). Trends in News Media Coverage of Mental Illness in the United States: 1995-2014. *Health Affairs*, 35(6), 1121-1129.

对比分析来检视两个国家堕胎议题媒体框架的不同,以及哪些行动主体可以获得媒体身份(media standing)和话语机会(discourse opportunity),从而影响媒体框架的形成。[1] 此类研究也为分析媒体的抑郁症话语生产提供了启发和借鉴。

香港中文大学的李思颖(Sing Lee,音译)博士的研究认为,随着西方精神医学的诊断成为抑郁症界定的标准,自杀和抑郁症被当作一组高度相关的联结,从而,自杀的社会问题被"医疗化"了。但其背后所反映的社会集体的痛苦,被转换成一种"个人病理"及压力调适策略的经验处理。[2] 这一点与我对从媒体获得的自杀议题的报道的感受相同,越来越多的自杀议题被媒体用抑郁症框架进行归因,而不去探讨其背后的社会结构或家庭问题因素。在我们的访谈中,有位罹患了产后抑郁症的女性陈述:"自从我患病之后,我老公比以前做得更多的一件事儿是提醒我吃药,他担心我自杀,甚至是带着儿子自杀,像媒体报道的一样。"这位妈妈不断提及,她丈夫担心她有自杀倾向是丈夫对抑郁症最主要的认知。除此之外,她丈夫对于产后抑郁病发的原因、疾病表现和缓解(或治疗)方式所知甚少。在与她的交流中,她认为丈夫除了提醒她吃药以抑制她的自杀意念之外,更应该加强对她生活、工作和其他方面的关心以及承担更多的育儿责任。

其实,在医学社会学及医学人类学领域,对抑郁症的研究均发现抑郁症不只是个人(器质性或心理)疾病,而是与社会结构和压力有着密切关联。比如,西方国家的一些研究发现,低社会经济状况地区的抑郁症发病率明显高于高社会经济状况地区[3],贫困人口比高收入群体患抑郁症的风险高出一倍[4],经济压力和失业等因素与罹患抑郁症有着高度相关。[5] 而从我们的一般性观察

---

[1] Ferree, M. M., et al. (2002). *Shaping Abortion Discourse: Democracy and the Public Sphere in Germany and the United States*. Cambridge, UK: Cambridge University Press.

[2] Lee, S. (1999). Diagnosis Postponed: Shenjing Shuairuo and the Transformation of Psychiatry in Post-Mao China. *Culture Medicine & Psychiatry*, 23(3), 349-380.

[3] Harpham, T. (1994). Urbanization and Mental Health in Developing Countries: A Research Role for Social Scientists, Public Health Professionals and Social Psychiatrists. *Social Science and Medicine*, 39(2), 233-245.

[4] Brown, G. W., & Moran, P. M. (1997). Single Mothers, Poverty and Depression. *Psychological Medicine*, 27(1), 21-33.

[5] Price, R, H., Choi, J. M., & Vinokur, A. D. (2002). Links in the Chain of Adversity Following Job Loss: How Financial Strain and Loss of Personal Control Lead to Depression, Impaired Functioning, and Poor Health. *Journal of Occupational Health Psychology*, 7(4), 302-312.

来看,在媒体的新闻报道或抑郁症知识的传播中,媒体更主要将抑郁症框架为一个内源性的个体疾病,首选的解决方案是药物治疗,而对外部因素及社会结构因素较少涉及。基于这些经验的观察,我认为有必要对我国媒体的抑郁症报道框架进行研究,尤其是从消息源的分析切入来探讨媒体与其他话语生产主体之间的互动,这其中最主要的话语主体就是医学权威和患者。

对于医学权威来说,一方面,他(们)是媒体抑郁症议题报道的消息来源和疾病知识的专业依赖,另一方面,媒体作为专门的公共话语生产机构,具有新闻生产和科普知识生产的主导权,媒体的专业主义和医学的专业权威如何在有关抑郁症的新闻生产和知识传播中协调或合作? 医学(医生或医疗领域的专家)的专业权威如何被媒体征用到抑郁症新闻生产和科普知识生产当中,为媒体的抑郁症话语生产提供专业性和合法性的支持? 亦或是这两种专业权威是否存在权力争夺? 都是在这一思考脉络中值得研究的问题。

而对于患者,这是一个未被抑郁症话语生产研究充分重视的话语生产主体。一来,患者是疾病的罹患者,长期被视为医学治疗和救护的对象,他们在疾病面前是无知的、无能的、柔弱的,因而,在公共话语论坛中很难获得话语机会。二来,媒体对于抑郁症的报道,要么是突发的新闻事件(比如自杀事件),要么是疾病知识的传播,在这两种有关抑郁症议题的内容生产中,患者要么是不可能发言(比如自杀者),要么是不需要发言(科普知识传播中患者不是话语权威),都无法表达对抑郁症的看法。然而,正如"鞋子舒不舒服只有脚知道"一样(一个不十分恰当的比喻),疾病在个体身上的表现和个体罹患疾病的感受只有患者才更清楚,也许其他躯体性疾病尚能通过化验指标、器官影像体现出来,而对精神类/心理疾病的判断则更主要依赖患者的疾病描述作出。因此,了解患者的疾病体验和对治疗效果的描述对于全面了解抑郁症来说非常重要。有如凯博文在其著作《疾痛的故事——苦难、治愈与人的境况》中提到的,通过患者的疾病描述才得以了解疾病给患者带来的深重的苦难,而这也是在疾病的医学话语中经常被忽视的。①

通常患者所描述的疾病与医学话语中的疾病和媒体报道中的疾病有着很大的不同,患者的疾病话语更深刻地呈现了疾病给个人生活带来的苦难,它甚至超过了身体上的疾病表现本身。比如,我们遇到的那位深陷产后抑郁症的新手妈妈,丈夫和婆婆对自己抑郁症状态的不理解更加深了她的痛苦。记得

---

① [美]阿瑟·克莱曼:《疾痛的故事:苦难、治愈与人的境况》,方筱丽译,上海:上海译文出版社,2010。(此书对原书作者的翻译为克莱曼,故保留,下同)

她曾告诉我"死亡的念头常是在没有任何出口的时候出现的"。这么看,很难说是抑郁症还是家里人的冷漠哪一个带来的苦痛更大。随着研究的推进,我接触到越来越多与此患者类似的抑郁症患者,在与他们的交谈中我获得了大量来自患者的疾病讲述,这些讲述不是冰冷的医学术语,也不是耸人听闻的媒体故事,而是细碎的、日常的、痛苦曲折的或平淡无奇的生命故事(或故事片段),他们对抑郁症的理解便渗透在这些讲述当中。一开始,我还在思考是否可以利用这些资料做些研究,后来我发现这是对抑郁症话语研究不应忽视的重要方面。只是我们很少能在公共话语论坛中获得患者的疾病故事,有如残疾人、病人等弱势群体很少在公共领域发出自己的声音①一样,造成这一状况的原因在于在很长一段时间内,个体并不拥有能够公开表达的渠道。

五

表达渠道缺失的情况在互联网兴起后发生了根本性的变化。网民的表达实践带来了用户生产内容(user generated content,简称 UGC)的兴起,这些丰富的网络内容打破了公共话语论坛中传统媒体的主导地位,网民的力量也逐渐进入社会话语的建构当中。越来越多的抑郁症患者通过网络平台或寻求治疗信息、社会支持和心灵慰藉,或撰写疾病经历以供病友交流或他人学习。这些丰富的话语资源日益影响着公共话语空间中抑郁症话语的生成。比如根据《2019 中国抑郁症领域蓝皮书》所呈现的数据,截至 2019 年 12 月,新浪微博"抑郁"相关话题的累计阅读量达 4.5 亿;百度"抑郁"相关贴吧的累计发帖已有 2700 万;知乎"抑郁"相关问题的关注量已超过 82 万。② 患者依赖互联网进行的抑郁症表达越来越成为抑郁症社会话语的重要构成。

2012 年,一个叫"走饭"的女孩在其微博上留下最后一句话后自杀离世。③此后她的微博便成了一个"树洞",聚集着越来越多网民的留言,至今已有超过

① [美]黛博拉·乐普顿:《医学的文化研究:疾病与身体》,苏静静译,北京:北京大学医学出版社,2016,第 112 页。

② 《2019 中国抑郁症领域蓝皮书》,https://www.sohu.com/a/362436471_359359,最后访问日期:2020 年 12 月 3 日。

③ "走饭"的微博写道:"我有抑郁症,所以就去死一死,没什么重要的原因,大家不必在意我的离开。拜拜啦。"

160万条,每月还在以6000条的速度增加,[①]这其中绝大部分都是抑郁症患者或者具有抑郁症倾向的人,大家以这个微博作为纽带,在这个平台上讲述着自己的故事、表达着自己的抑郁情绪或疾病体验,5000多页的留言成了一个巨大的抑郁症话语生成的网络空间。

患者是疾病的直接体验者,他们对疾病的理解是在将医学知识、媒体话语与自己的疾病体验相结合后生产出的更具个体性的疾病话语。当一个人对疾病、痛苦、恐惧的描述一旦被放置于公共视野之下,被展示、发表、出版、传播时,我们便可以透过这些描述来审视疾病话语的个体维度。[②] 比如,在上述产后抑郁症患者的叙述中,她总将喂养孩子的劳累、工作和职业晋升的焦虑以及家里人在孩子生病时的责备编织在她的疾病叙述中,在她的疾病讲述中最多使用的词是极度劳累、无助和焦虑。这是一套不同于医学和媒体报道的抑郁症话语,它没有医学术语和科学化的病理分析,也没有媒体讲故事时的冷静、理性或煽情,她的疾病故事包含着痛苦、失望和生活的艰难。当然,我绝不是想对这一病例只做育儿压力的疾病归因(因为任何简单化抑郁症——生物要素归因或外部因素归因——的做法都是简单粗暴的),我想要做的是希望通过对抑郁症疾病患者话语的分析来展现一个更加多元的抑郁症,从而促进社会对抑郁症以及患者罹患抑郁症苦痛的理解。

六

这些年来,我对抑郁症这一议题的思考经历了上述的过程。由于留心这一议题,总觉得这些年抑郁症在我国有日趋严重之势。对这些现实情况的担忧,也成为督促我落实这一研究的直接动力。只是我并非医学领域的学者,并不能对抑郁症医学知识的增益提供帮助。但在我的学术专长中,希望从话语建构(或生产)和传播的视角,对抑郁症话语的生产及传播提供一些来自传播学的见解。

借鉴美国医学人类学者拜伦·古德(Byron Good)的观点来总括我要从

---

① 微博树洞的抑郁留言背后,有人在用 AI 保护他们, https://mp. weixin. qq. com/s/I4bEDlu691DGVnQ8ijHTAw,最后访问日期:2020 年 2 月 2 日。

② [美]黛博拉·乐普顿:《医学的文化研究:疾病与身体》,苏静静译,北京:北京大学医学出版社,2016,第 112 页。

话语建构和传播的视角对抑郁症进行研究的目的。古德认为对于任何疾病,人们都是一点一点地了解它的。人们对它的了解,既来自于自身的躯体化体验,也来自于与医生的交流和诊疗过程,还会来自于与那些有着类似疾病的病患的谈论以及媒体文本和大众文学。① 对于大多数未曾罹患此疾病的人来说,非个体体验的渠道是获取疾病信息的主要方式。然而,不同的话语主体(包括媒体)有着自己的话语生产逻辑,所谓的健康传播也好、科学普及也罢,无不渗透着不同主体话语生产的目的和逻辑。在大众传播媒介和互联网普及的当下,疾病不仅是医学难题,还是一个在公共话语空间被言说和讨论的话题,基于此,从传播学的视角对疾病话语展开研究对于全面了解疾病及其影响大有益处。

因此,在本书中,我将在建构论的立场上,将抑郁症视为一种社会建构生成的话语,来探讨不同话语主体所生产的抑郁症话语的特征及其话语生产机制。由于是建构论视角对话语生产的检视,故而本书主标题用了"编织"一词,即我希望强调"抑郁症"及其所谓的"疾"(疾病)和"痛"(抑郁症所带来的个体感受)都是可以经由话语实践形成的,不同的话语主体具有不同的编织抑郁症"疾痛"的逻辑和目的。这些话语主体主要包括:医学话语(它综合了包括抑郁症研究者、药物研发者及生产商、临床医生等主体的话语生产)、媒体(主要是传统的机构媒体)和患者。

医学话语依赖于医学研究,是科学话语的生产逻辑,主要形成有关抑郁症知识,即疾病症状、临床表现、疾病病因及疾病防治等。个体因为缺乏疾病知识,在表达抑郁症时,常常专注于"苦痛"方面,即个体的疾病感受和疾病对个人身体和生活的影响。媒体是社会话语生产和传播的重要机构,它有着自身的内容生产逻辑。媒体所关注的抑郁症大多是具有新闻价值的故事或是被包装为科学性的科普知识,不管是什么内容形式,都是以媒体逻辑为中心的。基于上述思考,在后面的章节中我们将对本书内容做如下安排。

首先,鉴于抑郁症是一种生物学意义上的疾病,对这一疾病的认识是在医疗场域中不断确立和形成的。因此,在第一章中我们将对抑郁症的医学话语进行梳理,并对这一医学话语如何进入我国,以及在我国医学界获得认可的过程进行交代。在第二章中,我们将对新闻报道中的抑郁症话语进行分析。我们将主要征用议程设置、议题框架和新闻生产社会学等方面的理论资源,将新

---

① 〔美〕拜伦·古德:《医学、理性与经验:一个人类学的视角》,吕文江等译,北京:北京大学出版社,2010,第253页。

闻视为一个"元话语"框架，来阐释抑郁症话语是如何在新闻故事中获得呈现的。在第三章中，我们将借鉴知识社会学和健康传播的相关理论对媒体科普文本中的抑郁症话语进行分析，以此来呈现抑郁症话语在媒体健康知识传播中的建构机制，并对媒体在专业知识生产中的专业限度和专业权威问题进行讨论。在第四章中，我们将单独对媒体当中的自杀议题内容进行分析，分别从自杀新闻报道和与自杀相关的科普文本两个方面分析媒体所建构的自杀与抑郁症的关系。第五章中，我们将主要对在互联网空间中公开表达的抑郁症患者的疾病故事进行分析，以此来呈现抑郁症患者如何将所获得的与抑郁症有关的话语资源（discourse resources）（主要是医学话语）运用到自己的疾病讲述当中，自己的疾病体验又是如何驯化了（domesticating）这些话语资源，从而窥见抑郁症患者的话语生成逻辑。对患者疾病话语的分析价值还在于，抑郁症患者通过网络平台进行的疾病表达会成为抑郁症社会话语的重要构成。

　　从第一章对抑郁症医学话语的梳理，到第二、第三、第四章对抑郁症媒体话语的分析，再到第五章对抑郁症患者话语的探讨，本书呈现的是一个从科学话语走向生命维度的有关人类疾病的思考脉络。就我个人来讲，我最希望关注的是人，关注作为生物学意义上的疾病和作为话语的疾病分别对个体带来的影响。

七

　　在本书内容正式开始之前，我还想说，尽管此书是基于话语建构的视角，但我们并不否认抑郁症作为一种生物疾病的存在，也绝不是低估医生和药物治疗对抑郁症患者给予的帮助。相反，我更想强调，抑郁症并不是一种可以"置之不理"的小病，它对患者及其家人来说可能是一种危及生命的、带来极度痛苦和沉重家庭负担的疾病。当不能自愈时，就医是显著有效的治疗方式。

　　另外，此书所使用的"抑郁症"一词并不特指某个医学门类的专业界定（精神病学、心理学或脑科学），我也并不赞同一个整体一致的抑郁症概念，因为，任何一种整体上的"抑郁症"概念还未形成普遍的认同。[①] 在大多数情况下，我指的是一个简化的观点，即抑郁症是一种心理和生理上的痛苦和困境。但

---

① Carl, W. (2008). *Depression and Globalization——The Politics of Mental Health in the Twenty-First Century*. New York: Springer.

在讨论抑郁症的医学话语时,我会倾向于使用医学术语以及医学标准上的界定(它可能是病理上的,也可能是临床诊断上的);在讨论媒体话语时,我将不对媒体报道中的抑郁症概念或案例是否符合医学标准的界定进行判断;在讨论患者的抑郁症话语时也不对讲述者在不同语境中所使用的抑郁症一词是否符合医学界定进行筛查。个体在日常生活中使用的抑郁症,有时候可能只是一个情绪表达(如"我感觉我得抑郁症了"),我们对此并不做是否合乎医学的判断。另外,还有相当多的人认为抑郁症不过是心情"沮丧",内心不够坚强,或也有如我母亲一样认为是"鬼上身"之类的解释,抑或是存有污名化的观念。这些不同的理解未必一致,甚至相互矛盾,但本书要挖掘和呈现的正是这些丰富的认知和多元的疾病文化内涵,探讨的正是"抑郁症"这一医学(疾病)术语进入公共话语空间和人们日常生活中后经历的再造和驯化的过程。也正因如此,对抑郁症话语及其社会建构机制的研究才显得更有意义和价值。

目　　录

图表目录

第一章　定义"疾/痛"：医学界的抑郁症话语

> "抑郁症是一种病，一定要去正规医院诊断，要听医生的。"
>
> ——抑郁症患者

医学上，抑郁症（depression），也称为抑郁障碍（depressive disorder），是指一类以显著而持久的心境低落为主要特征的情绪障碍疾病，具有慢性、反复发作、迁延不愈、自杀率高等特点。[①] 据世界卫生组织（World Health Organization，WHO）于 2017 年发布的《抑郁症及其他常见精神障碍》（*Depression and Other Common Mental Disorders*）的报告指出，2005—2015 的十年间，全球抑郁症患者增加了 18.4%，截至 2017 年，全世界有 3.22 亿人口经受着抑郁症的困扰，约占全球人口的 4.4%。对于任何人而言，抑郁症都可能会在其一生中的某个时间段出现，其中女性罹患抑郁的风险是男性的1.5倍。抑郁障碍已成为全世界导致非致命性健康损失的最主要原因，也被认为是危害公共健康安全的重大疾病之一。

第一节　抑郁症医学话语的起源

抑郁症被称作 20 世纪的"世纪病"，21 世纪或许依然如此。[②] 如此的说法极大地吸引了现代人对其的关注。而事实上，抑郁症这种疾病并非现代才出现的，与抑郁症类似的症状在人类社会的早期早已存在。历史上不少文献都有对抑郁症类似症状的记载，比如极度忧郁、厌倦生活、强烈渴望死亡、痛苦的悲伤、没完没了的焦虑和抱怨、难以忍受的令人绝望的精神痛苦等。只是这些症状的疾病在西方传统上一直被称为"忧郁症"（melancholia），一百多年前才

---

① American Psychiatric Association. (2013). *Diagnostic and Statistical Manual of Mental Disorders* (DSM-5). New York: American Psychiatric Publishing.

② Carl, W. (2008). *Depression and Globalization——The Politics of Mental Health in the Twenty-First Century*. New York: Springer, 12.

被更名为"抑郁症"(depression)。[①]

一、Depression 与"抑郁"的古语使用

古希腊著名医生希波克拉底(Hippocrates)早在大约公元前 400 年就发现了人会有幻觉、妄想、情感异常等神志混乱的状况,并认为这一状况是由黏液或黑胆汁阻滞淤积而致的疾病状态。希波克拉底以"melancholia"(即"忧郁症")一词来描述这一状态。大约在公元 2 世纪,古希腊名医阿里蒂亚斯(Aretaeus)又将"忧郁症"进一步描述为"无原因的麻木或严苛、沮丧或过度散漫"。[②] 大约在公元 10 世纪左右,古希腊有关忧郁症的概念向中东扩散,获得进一步的发展和演化。这是西方最早与抑郁相关的精神状况描述,但当时并未使用"抑郁症"(depression)一词。

"depression"一词来自于拉丁语"deprimere",其本意是"深陷或洼地"。1308 年,法语的"dépression"一词正式被用作表达人精神、情绪低落的语义。[③] 而此时 depression 与 melancholia 并行使用,仍用 melancholia 一词来表达精神、情绪低落的状态,用 depression 来表达这种状态的疾病,但 depression 的使用并不广泛,也就是说,仍没有将情绪和精神低落视为一种疾病。从 14 世纪到 19 世纪,人们对抑郁症的认知经历了从 melancholia 的精神状态到 depression 疾病转化的阶段。19 世纪中叶,抑郁症的临床观察和科学研究开始出现,depression 一词的使用也多了起来。19 世纪 70 年代,"depression"一词被确定用来指代一种精神病理状态,其特征是厌倦、气馁、意志薄弱和焦虑。逐渐地,"depression"一词取代了"melancholia",用来指代一种情绪转变,即病态的悲伤、忧郁并伴有精神运动迟滞和一些身体病态迹象(比如疲劳、食欲紊乱和睡眠障碍),往往还有自杀的想法甚至谵妄性状态的疾病。[④] 随着精神病学的发展,"depression"在医学诊疗中的使用流行开来。

在我国,"抑郁症"一词是个舶来品。但实际上,在中国古代也早有了与"抑郁症"类似的疾病症状的记述。在古代典籍中"郁症"多被归为"情志病",在我国

---

① [法]贝尔纳·格朗热:《抑郁症》,李颖译,北京:中央编译出版社,2013,第 1 页。

② 白吉可、周志超、张大庆:《医学史视域下中国抑郁症发展研究》,《医学与哲学》2018 年第 12A 期,第 83-86 页。

③ [法]贝尔纳·格朗热:《抑郁症》,李颖译,北京:中央编译出版社,2013,第 1 页。

④ [法]贝尔纳·格朗热:《抑郁症》,李颖译,北京:中央编译出版社,2013,第 1 页。

的记载历史已达数千年之久。① 早在秦汉时期,《黄帝内经》中就有大量与抑郁症类似的"忧、悲、不乐"等情绪状况的记载。《黄帝内经》认为这些抑郁状况出现的机制有个体遗传体质、脏腑功能失调、其他疾病影响等。② 汉代张仲景在《金匮要略》中的"喜悲伤欲哭,相如神灵所做,数欠神"③以及对"百合病"④的描述与现代西医对抑郁症的描述较为类似。元代朱震亨在《丹溪心法 · 六郁》中有关于"郁"与"情志病"关系的描述,"气血冲和,万病不生,一有怫郁,诸病生焉,故人身诸病,多生于郁"⑤。《丹溪心法》认为,"情志波动,失其常度,则气机郁滞,气郁日久不愈,可由气及血,便生多端",从而有"六郁"之说。而"六郁"又以"气郁"为先,而后有湿郁、热郁、痰郁、血郁、食郁六种。⑥ 但"郁"(尤其是"气郁")在《丹溪心法》中被认为是其他更多疾病的原因,尚不是疾病。明朝张介宾所著的《景岳全书》被认为是我国最早把抑郁症状定义为独立临床疾病的典籍。⑦ 此书称此病为"郁",并将其细分为怒郁、思郁、忧郁三个亚型,分别代表过度愤怒导致的怒郁、过度思索导致的思郁、过度焦虑导致的忧郁,而最后一类的忧郁已经非常接近今天的抑郁症的诊断标准了。⑧

尽管有关抑郁症的描述在中国古代医学典籍中早有记载,但"抑郁症"作为一个确定的病名在中国古代典籍中从未出现。而且,在中医中,"郁"("郁结")常被人认为是引发其他疾病的原因,也只有引发了其他躯体性症状后,才予以诊断,"抑郁"本身并不作为神经或心理疾病受到重视。"抑郁症"这一病名在中文语境中的使用则主要来自近代西方医学的传入。

---

① 白吉可、周志超、张大庆:《医学史视域下中国抑郁症发展研究》,《医学与哲学》2018 年第 12A 期,第 83-86 页。

② 白吉可、周志超、张大庆:《医学史视域下中国抑郁症发展研究》,《医学与哲学》2018 年第 12A 期,第 83-86 页。

③ 陈世宏:《慢性疲劳综合征从肝论治体会》,《中国中医药信息杂志》2005 年第 11 期,第 84 页。

④ "百合病"是一种精神恍惚,欲卧不能卧,欲行不能行和食欲时好时差,以及口苦、尿黄、脉象微数为主要临床表现的疾病。西医的癔病、神经官能症等疾病与此证相似。参见邹庸:《自拟疏肝百合汤治疗百合病 32 例疗效观察》,《云南中医中药杂志》2009 年第 7 期,第 34 页。

⑤ 孙林、夏小军:《"气机逆乱"是抑郁症发病的直接病机》,甘肃省中医药学会 2013 年学术年会,2013 年 11 月。

⑥ 张冉冉等:《脂肪肝病机的"六郁"观》,《世界中西医结合杂志》2018 年第 10 期,第 130-132 ＋136 页。

⑦ 边致远等:《从〈景岳全书〉情志之郁理论探讨情志致病》,《中医杂志》2019 年第 16 期,第 1367-1370 页。

⑧ 白吉可、周志超、张大庆:《医学史视域下中国抑郁症发展研究》,《医学与哲学》2018 年第 12A 期,第 83-86 页。

二、Depression("抑郁症")病名的确立

1. "神经衰弱"时期

在西方,抑郁症(depression)作为一个精神医学概念于 19 世纪才开始使用,被纳入临床医学和心理学范畴则是更晚的事情了。"抑郁症"作为病名出现是近代精神病学细致化发展的结果。[①] 在"抑郁症"这个病名出现前,指代与抑郁症状类似的精神衰退状况的病名是"神经衰弱"。

"神经衰弱"(neurasthenia)一词源于希腊语,字面意思为"神经力量匮乏"。1869 年,美国神经病学家乔治·伯纳德(George Beard)将其确定为一种疾病名称,并将之定义为"一种慢性的、功能性的神经系统疾病"。[②] 伯纳德认为"神经衰弱"是工业化导致的神经力量的耗损和衰弱,多见于社会中上层的脑力劳动者。[③] "神经衰弱"这一疾病一经提出便在精神病学中获得了迅速的发展。1939 年,美国精神医学学会"诊断手册"认为神经衰弱是自主神经系统和内脏系统功能障碍,与身体和心理相关。1942 年,美国精神医学的诊断系统沿用了这一概念。

一直到 20 世纪 50 年代,对"神经衰弱"的诊断在欧美国家都很流行。在临床上,神经衰弱的躯体症状表现得非常广泛,包括头脑发热、恶心、头晕、心悸、耳鸣、乏力、倦怠、心脏疾病、手脚冰凉、手心出汗、烦躁、厌食、失眠、注意力不集中、精神疲惫、烦躁、焦虑、抑郁等。但由于包含的症状过于广泛,"神经衰弱"能否作为一个临床诊断的疾病引起了医学界相当广泛的辩论。20 世纪 50 年代之后,"神经衰弱"逐渐被认为是由许多不存在内部联系的症状堆砌起来的病种。[④] 一些人甚至认为将躯体的、心理的各种症状不加区分地使用,使得"神经衰弱"更像是一个疾病"垃圾篓"。[⑤] 1952 年,美国精神病学会发布的《精神障碍诊断与统计手册》(*Diagnostic and Statistical Manual of Mental*

① 萧易忻:《"抑郁症如何产生"的社会学分析:基于新自由主义全球化的视角》,《社会》2016 年第 2 期,第 191-214 页。

② 白吉可、张大庆:《科学与社会互动的典型例证"神经衰弱快速综合疗法"之历史》,《自然辩证法研究》2019 年第 8 期,第 86-92 页。

③ 何伶俐:《神经衰弱和抑郁症概念发展中的文化分歧》,南开大学社会学博士学位论文,2013 年,第 13 页。

④ 钟友彬:《神经衰弱解体了吗?》,《国外医学·精神病学分册》1983 年第 2 期,第 3-6 页。

⑤ 何伶俐:《神经衰弱和抑郁症概念发展中的文化分歧》,南开大学社会学博士学位论文,2013 年,第 13 页。

Disorders,简称 DSM)(第一版)未将"神经衰弱"列入。①

　　1968 年,为了与世界卫生组织制定的《国际疾病分类》(*International Classification of Disease*,简称 ICD)(另一个较为权威的疾病分类标准)保持一致,在第二版的《精神障碍诊断与统计手册》(简称 DSM-2)中又恢复使用了"神经衰弱"这一疾病名称②,并将其归于神经症的分类下,描述为一种以慢性虚弱、易激怒和疲劳为特征的病理状态。③ 不过此时神经衰弱在实际的临床诊断中已经很少使用了。20 世纪 60 年代以后,抗抑郁剂在临床中被广泛使用,并取得了良好的效果,以往被诊断为神经衰弱的病例开始被越来越多地诊断为抑郁症,直接导致了神经衰弱概念使用的衰退。④ 到 1980 年发布第三版《精神障碍诊断与统计手册》(简称 DSM-3)时,"神经衰弱"已彻底被删除,并用抑郁症、焦虑症等区别度更高的病名代替。⑤ 但在《国际疾病分类》(ICD)中则一直保留着"神经衰弱"这一病名,将其作为"神经症"的亚型之一使用。⑥ 20 世纪 80 年代以后,在美国和欧洲,"神经衰弱"在临床诊断中仍有使用,但其重要程度已大大下降。⑦

　　"神经衰弱"的概念大约在清末民初由被派往国外接受医学训练的中国医生,进入中国的外国科学家、商人和传教士传入中国。20 世纪初,中国的医生开始接受"神经衰弱"这一概念,对其的诊断也开始流行起来。当时,"神经衰弱"被界定为"以先天性体质及后天性疲倦为基因而发之神经机能衰弱",这一概念几乎是"神经症"的同义语。⑧ 20 世纪 50 年代之前,"神经衰弱"作为疾病诊断的概念,在我国的使用一直比较稳定。1951 年,我国精神病学家栗宗华

---

　　① 白吉可、张大庆:《科学与社会互动的典型例证"神经衰弱快速综合疗法"之历史》,《自然辩证法研究》2019 年第 8 期,第 86-92 页。

　　② 陈向一、杨德森:《中外学者对神经衰弱概念认识和应用的异同》,《江苏医药》1988 年第 2 期,第 92-93 页。

　　③ 萧易忻:《"抑郁症如何产生"的社会学分析:基于新自由主义全球化的视角》,《社会》2016 年第 2 期,191-214 页。

　　④ 何伶俐:《神经衰弱和抑郁症概念发展中的文化分歧》,南开大学社会学博士学位论文,2013 年,第 18 页。

　　⑤ 陈剑梅:《"神经衰弱"何以变成"抑郁症":一种社会学视角的分析》,《医学与哲学》2011 年第 11 期,第 35-36＋78 页。

　　⑥ 白吉可、张大庆:《科学与社会互动的典型例证"神经衰弱快速综合疗法"之历史》,《自然辩证法研究》2019 年第 8 期,第 86-92 页。

　　⑦ 姚芳传:《神经衰弱在精神障碍分类学上的地位和变迁》,《江苏医药》1988 年第 2 期,第 93 页。

　　⑧ 陈向一、杨德森:《中外学者对神经衰弱概念认识和应用的异同》,《江苏医药》1988 年第 2 期,第 92-93 页。

所著的《精神病学概论》一书认为，神经衰弱病发多由于长期的心理冲突和精神紧张，使病人的身体和精神易于疲劳，它是一种临床的综合症状，而不是一个真正的病症。① 这一观点被认为是受到美国神经病学的影响。② 但实际上，自 1949 年中华人民共和国成立后，我国神经病学领域受到苏联的影响更大。

苏联精神病学的主流观点认为神经衰弱是心因性疾病，生活环境中的心因性刺激是造成该疾病的主要原因。受此观点影响，从 20 世纪 50 年代至 70 年代末，我国大部分学者倾向于将神经衰弱视为心因性或反应性疾病，即由心因性障碍引起的高级神经活动的过度紧张，从而产生的一系列全身不适的症状。由于此阶段的"神经症"被简单地分为神经衰弱、癔症和精神衰弱，一些焦虑、抑郁性神经症病人，也被包括在神经衰弱的概念中。③

在 20 世纪 50 年代后，当神经衰弱在美国等西方国家的临床诊断中已大幅下降，甚至基本停止使用时，其在我国的临床诊断中仍然十分普遍。20 世纪 60 年代，我国精神科门诊患者中有 80% 被诊断为神经衰弱，这一状况至少持续到 80 年代初期。④ 在 1984 年中华医学会制定的精神病分类中，神经衰弱还一直作为神经症的亚类指导着我国精神科医生的临床实践。⑤ 以至于 1980 年，美国哈佛大学的阿瑟·凯博文教授在湖南医学院精神科做田野研究时，对该医院精神科"神经衰弱"的高诊断率感到吃惊。在一个星期里，该医院精神科门诊接待了 361 名病人，有 1/3 被诊断为神经衰弱。而如果按照 DSM-3 的标准，有 87% 的病人都符合重度抑郁症的诊断。进而，凯博文得出结论认为神经衰弱是当时中国人表达抑郁症的方式，是中国文化强调躯体症状而非心理症状的结果。⑥

在 20 世纪 80 年代以后，随着西方精神疾病诊断标准向中国传入，以及抑

---

① 转引自陈向一、杨德森：《中外学者对神经衰弱概念认识和应用的异同》，《江苏医药》1988 年第 2 期，第 92-93 页。

② 美国的 DSM 第一版将神经衰弱称为心理—生理性衰弱，是异常人格的发展，这是对神经衰弱理解的观点之一。参见陈向一、杨德森：《中外学者对神经衰弱概念认识和应用的异同》，《江苏医药》1988 年第 2 期，第 92-93 页。

③ 陈向一、杨德森：《中外学者对神经衰弱概念认识和应用的异同》，《江苏医药》1988 年第 2 期，第 92-93 页。

④ 何伶俐：《神经衰弱和抑郁症概念发展中的文化分歧》，南开大学社会学博士学位论文，2013 年，第 21 页。

⑤ 姚芳传：《神经衰弱在精神障碍分类学上的地位和变迁》，《江苏医药》1988 年第 2 期，第 93 页。

⑥ ［美］凯博文：《苦痛和疾病的社会根源：现代中国的抑郁、神经衰弱和病痛》，郭金华译，上海：三联书店，2008。

郁抑制药物企业的推动,抑郁症逐渐取代神经衰弱成为相应疾病临床诊断的病名,神经衰弱在我国精神医学领域的专业诊断已不多见。[①] 但也有学者不同意如此的看法。有人认为神经衰弱在进入我国后经历了一个本土化的过程。中文将"neurasthenia"翻译成"神经衰弱",意指"虚弱的神经"。这一定义与中医中因"阴虚""阳虚"等病理所引起的诸如失眠、多梦、烦躁不安、心悸、耳鸣、腹胀、胸闷、脉象虚弱、易怒、抑郁、焦虑等症状契合,又能够用"神经衰弱"一词来统合,成为一个与中国文化特别契合的疾病类别。[②] 白吉可等人认为尽管大部分精神科医生在临床上已经不再作出神经衰弱诊断,但其他科室的医生以及中医仍在大量使用"神经衰弱"作为临床诊断的病名。由于被中医广泛使用,这个病名在民间的使用根深蒂固。[③] 采纳者认为神经衰弱作为疾病实体是客观存在的,精神活动能力下降、情绪心境变化与躯体不适症状,三者构成"神经衰弱"的完整概念。[④]

　　然而,20 世纪 80 年代后期,受到美国《精神障碍诊断与统计手册》以及世界卫生组织《疾病分类标准》的影响,抑郁症等更为细分的精神病病名进入我国,"抑郁症"逐渐替代"神经衰弱"成为相应病症临床诊断的病名。也有学者认为神经衰弱与抑郁症是两种不同认知模式的疾病,"神经衰弱是指一种神经性障碍,是由于大脑或神经功能的减退、衰竭、丧失引起了人体的不适,包括疲惫、疼痛、易怒、情绪不稳定、失眠、多梦,等等。抑郁症则是指一种社会性的情感障碍,是由于一些社会问题,如工作、家庭等,导致长期精神压抑,而出现了一系列躯体化症状,也包括疲惫、疼痛、失眠,等等。两者所指的生理症状相似,但认知模式则完全相反:前者是生理—精神的生物学建构,后者是社会—精神—生理的人类学建构;前者将病因归结为人体组织的病变,后者将病因归结为社会问题;前者将治疗的对象指向人体,后者将治疗的对象指向社会"。[⑤]如今,有越来越多的学者认同"生物—心理—社会"共同作用的抑郁症认知模式,只是将抑郁症完全归因为社会问题的观点并没有获得普遍的认可。

---

①　何伶俐、旺新建:《抑郁症在中国的传播》,《医学与哲学》2012 年第 2A 期,第 29-31 页。

②　何伶俐:《神经衰弱和抑郁症概念发展中的文化分歧》,南开大学社会学博士学位论文,2013年,第 21 页。

③　白吉可、周志超、张大庆:《医学史视域下中国抑郁症发展研究》,《医学与哲学》2018 年第 12A期,第 83-86 页。

④　陈向一、杨德森:《中外学者对神经衰弱概念认识和应用的异同》,《江苏医药》1988 年第 2 期,第 92-93 页。

⑤　程桂婷:《疾病对中国现代作家创作的影响研究:以鲁迅、孙犁、史铁生为例》,北京:中国社会科学出版社,2015,第 107 页。

2."抑郁症"的病名确立及在中国落地

在西方,"抑郁症"作为独立病名的出现是近代精神病学细致化发展的结果。虽然古希腊就已经有了抑郁症症状的文献记录,但当时对抑郁症状的了解还十分模糊。古希腊医生希波克拉底认为,过量的黑胆汁会让人产生忧郁,但黑胆汁也被认为是导致癫痫、痢疾等"恶魔性疾病"的原因。① 亚里士多德认为忧郁与其说是一种疾病,不如说是一种创造性艺术家的自然气质。② 在黑暗的中世纪,人们把忧郁症与宗教联系起来,认为精神疾病是神对人的错误行为的直接惩罚,是被上帝憎恨和/或被魔鬼占据了信念。13世纪,宗教机构对抑郁症的解释和控制更为严厉。中世纪德国神学家希尔德加德(Hildegard)甚至声称亚当在违背上帝意志的那一刻,忧郁就凝结在了他的血液中。③ 如果忧郁是上帝对亚当的惩罚,亚当犯了罪,那么这无疑是对忧郁症患者的惩罚。如此的理解使得当时有忧郁状况的人都谨小慎微,生怕受到上帝的惩罚。

与黑暗的中世纪不同的是,文艺复兴时期则出现了美化忧郁症的倾向,忧郁被理解为艺术灵感和创作的先决条件。文艺复兴之父之一的马西利奥·菲奇诺(Marsilio Ficino)认为,那些拥有忧郁思想的人比其他人更接近上帝。此后,忧郁的概念在不同的国家和文化中发生着不同的变化,在一些地方已经出现了疾病框架来解释忧郁。例如,在英国,忧郁被认为是一种与贵族有关的疾病。④ 随着理性时代的到来,科学主义的兴起使得人们掌握了更多解释和量化以前不被理解的精神疾病的问题。黑格尔为人们接受抑郁症提供了一个哲学平台,他试图劝诫人们去理解精神疾病的不幸。⑤

在维多利亚时代,人们掌握了越来越多认识精神疾病的能力,精神疾病被更多地理解为理性或意志的丧失,精神病患者须被送进收容所接受治疗。但早期的收容所不提供医学治疗,而是通过监禁、殴打、公开羞辱、放血等做法强

---

① Carl, W. (2008). *Depression and Globalization——The Politics of Mental Health in the Twenty-First Century*. New York: Springer, 32.

② Carl, W. (2008). *Depression and Globalization——The Politics of Mental Health in the Twenty-First Century*. New York: Springer, 33.

③ Carl, W. (2008). *Depression and Globalization——The Politics of Mental Health in the Twenty-First Century*. New York: Springer, 35.

④ Carl, W. (2008). *Depression and Globalization——The Politics of Mental Health in the Twenty-First Century*. New York: Springer, 34.

⑤ Cushman, P. (1995). *Constructing the Self, Constructing America*. New York: Da Capo Press, 48.

迫精神病患遵守规则。到了 19 世纪中叶,一系列新的精神类疾病,如神经衰弱、癔症被发现(或定义),医学界逐渐控制了精神病患者收容所,但"治疗"方式并未获得改善。

19 世纪末,精神疾病的地位经历了一个根本性的演变。奥地利精神病学家埃米尔·克莱普林(Emile Kraeplin)建议将精神障碍分为两类:躁郁性精神错乱和痴呆性精神错乱,这两类精神障碍在本质上对应于情绪障碍性和分裂效应性精神障碍,这一分类深刻地影响了人们对精神疾病的理解。[①] 随着精神病学对抑郁症状的细分,早期用来描述抑郁状况的"melancholia"(忧郁症)一词逐渐被"depression"(抑郁症)代替。

20 世纪初,精神分析和心理学理论奠定了人们对抑郁症的认识。西格蒙德·弗洛伊德(Sigmund Freud)是精神分析的代表人物。1917 年,弗洛伊德发表了《服丧与忧郁症》一文,该文认为忧郁症是一种失去所爱对象之后的哀悼反应。这里指的所爱对象的范围非常广,包括所爱的人或所爱的一个抽象概念,如祖国、自由、理想。弗洛伊德认为,之所以把服丧和忧郁症相提并论,是因为这两种情况下的痛苦状态都一样,对外界丧失兴趣,放弃了很多不一定与所失对象有关的活动,难以得到新爱。在忧郁症中还要加上自我评价降低。后来弗洛伊德又强调死亡驱力,"在'超我'中起控制作用的就是死亡驱力的成长",而在忧郁症中"自我放弃了自己,因为它感到被'超我'所憎恨和迫害,而不是被爱"。[②] 弗洛伊德对忧郁症的论述成为抑郁症心理学研究精神分析学派的基础。此后,弗洛伊德到美国讲学,掀起了美国的精神卫生运动,推动了美国抑郁症心理研究学派的兴起。

受精神分析的启发,德国精神科医生及现象学家裘利斯·泰伦巴赫(Julius Tellenbach)开创了精神现象学派。他把抑郁症发病前的人格描述为忧郁型人格(typus melancholia),其特征是在各个方面都讲究秩序。在空间上,表现为喜欢临近的场所,如家居、工作场所和附近社区,带有某种封闭倾向。在时间上,忧郁型人格更喜欢过去、传统、一成不变。在身体上,他们着重于自然的生活,喜欢稳定的生活节奏。在心理层面上,他们不爱玩,缺乏幽默感。在和他人的关系中,忧郁型人格总是认真、严苛、条理分明、谨小慎微、对错误极度敏感,因而经常感到不满或有缺憾。这种人格在家庭和社会上都表

---

① Carl, W. (2008). *Depression and Globalization——The Politics of Mental Health in the Twenty-First Century*. New York: Springer, 37.

② [法]贝尔纳·格朗热:《抑郁症》,李颖译,北京:中央编译出版社,2013,第 43-45 页。

现得极为恪尽职守,极易被人看作有责任感的人。但这些人很难享受闲暇或不会放松。这种过分的热情、牺牲精神和利他主义常常引起紧张、工作过度和不满情绪。当这些负面影响占上风的时候,如果再加上筋疲力尽,此人就会由前抑郁状态变为抑郁状态。泰伦巴赫对忧郁型人格的描述产生了相当的影响。但也有人发现,这一描述只适合于一部分抑郁症患者,并不是对所有患者都适用。①

　　20世纪60年代,美国精神科医生艾伦·T.贝克(Aaron T. Beck)在精神分析的基础上创立了抑郁症的认知治疗理论。贝克认为,抑郁症患者处理信息的方式是扭曲的:他们看待自己、世界和未来的眼光悲观,理解事情的方式不合理,内心总有个非常负面的声音。这种认知歪曲与被称为"认知图式"的心理机能的重要规则有关,对此患者往往毫无意识。这些图式的一部分是在过去负面经验的基础上形成的。因此贝克认为,那些会得抑郁症的人为了适应某些丧失或失败的经验在童年建立了一些功能紊乱的图式,比如"假如某人不爱我,我就不会幸福"或"我必须要干成一些大事,否则我的生活就彻底失败"。当这个人遇到跟图式有关的情况时,比如失恋(对应于第一种情况)或事业失败(对应于第二种情况),图式就会被激活,不仅产生出负面想法和抑郁症状,还形成一种恶性循环,负面想法和抑郁症的后果继续来强化最初的那个功能紊乱的图式。②

　　精神分析学派、精神现象学派和认识心理学派成为抑郁症心理学理论的主要来源。这些理论已经被应用于治疗而且成为治疗抑郁症的各种心理疗法的基础。③ 在1917年至1970年间,精神科医生的数量大幅增长,推动着抑郁症心理疗法的兴起。20世纪50年代,随着第一种抗精神病药物——氯丙嗪的开发,药物治疗抑郁症(主要是内源性抑郁症)的尝试开始出现。但在该药推出的1957年,心理疗法仍占主流。许多人认为抑郁症是一种需要默默忍受的疾病,对抗抑郁药普遍缺乏兴趣。1960年,英国利兹大学的精神病学教授马克斯·汉密尔顿(Max Hamilton)编制了用于测量抑郁症的评定量表,改变了传统"正常—非正常"的抑郁二分的评定,认为抑郁是一个连续的、从不严重

---

① [法]贝尔纳·格朗热.《抑郁症》,李颖译,北京:中央编译出版社,2013,第46页。

② [美]艾伦·T.贝克:《抑郁症与焦虑症——一种认知的观点》,张旭东等译,重庆:重庆大学出版社,2010。

③ [法]贝尔纳·格朗热:《抑郁症》,李颖译,北京:中央编译出版社,2013,第47页。

到严重的变化光谱。[①] 抗抑郁药物被认为适合用于由遗传或体质因素引起的内源性抑郁症,由逆境引起的反应性抑郁症仍需要通过心理治疗来解决。汉密尔顿的量表理论被抗抑郁的制药企业所采纳,推动了抗抑郁药物的研发和市场推广,药物治疗遂越来越多进入临床。

此后,药企增加了对药物使用的双盲实验,提升了人们对药物治疗效果的认可。20世纪80年代,美国非政府倡导团体——"全国精神病联盟"成立,该组织的中心观点是,精神疾病源于生物体的大脑紊乱,药物治疗能够起到抑制作用,这大大推进了药物治疗抑郁症的接受度。在药物疗法和对抑郁症病源生物认知的推动下,1980年美国精神病学会发布的第三版《精神障碍诊断与统计手册》(DSM-3)中正式用抑郁症、焦虑症等病名代替原有的"神经衰弱"[②],抑郁症在美国精神疾病中的位置逐渐确立。

目前世界卫生组织发布的ICD标准和美国精神医学会发布的DSM标准对抑郁症核心症状的诊断基本一致,均包括快感消失、心情抑郁、兴趣降低,一些症状较重的患者还伴有精神运动型激越或迟滞、思维缓慢或注意困难、睡眠障碍、疲乏及自杀观念等。[③]

抑郁症作为独立的精神疾病的临床诊断在中国的兴起较晚。在凯博文在湖南医学院进行研究的20世纪80年代,抑郁症在中国的临床诊断率还非常低,甚至有相当多的医生和民众根本没有听说过抑郁症。这一方面由于精神类疾病在中国社会的"污名化"(stigmatization)问题,另一方面,更重要的原因在于有关抑郁症的医学知识推广和普及尚未展开。

改革开放前,中国对精神疾病的分类仍然受到20世纪五六十年代苏联的影响,神经衰弱症、癔症和强迫性神经症是三大主要的精神疾病,尚无抑郁症的位置。改革开放后,随着中西方交流的扩大,我国的精神病学专家逐渐接受西方精神疾病的分类标准,开始强调抑郁症的重要性,对抑郁症进行制度化的建构。[④]《中国精神障碍分类及诊断标准》(*Chinese Classification and*

① Carl, W. (2008). *Depression and Globalization——The Politics of Mental Health in the Twenty-First Century*. New York: Springer, 177.

② 陈剑梅:《"神经衰弱"何以变成"抑郁症":一种社会学视角的分析》,《医学与哲学》2011年第11期,第35-36+78页。

③ 何伶俐:《神经衰弱和抑郁症概念发展中的文化分歧》,南开大学社会学博士学位论文,2013年,第21页。

④ 陈剑梅:《"神经衰弱"何以变成"抑郁症":一种社会学视角的分析》,《医学与哲学》2011年第11期,第35-36+78页。

Diagnostic Criteria of Mental Disorders，简称 CCMD）主要仿效 ICD，以及参考 DSM 对抑郁症进行了定义。1981 年，CCMD 第一版发布，还比较强调神经衰弱，1989 年，第二版的 CCMD 已指出神经衰弱在国际医学界的争论，到了 2001 年第三版的 CCMD 中已降低了神经衰弱的重要性。[①] 此后，精神科医师已很少采用神经衰弱的诊断。我国的精神病学通过病名模仿的形式确立了抑郁症的医学地位，为抑郁症的医疗化实践提供了制度基础。[②]

改革开放后，西方药企的全球化市场策略也成为推动抑郁症话语社会传播的重要力量。在我国，抗抑郁药物的主要供应者皆为外企，如礼来、辉瑞等公司。[③] 据报道，1995 年，抗抑郁药物"百忧解"（Prozac，即盐酸氟西汀）——全球第一个被美国食品药品监督管理局（Food and Drug Administration，简称 FDA）批准，于 1987 年上市的抗抑郁药——在中国上市的时候，"抑郁症"这个病名还没有流行。人们既不愿意推测自己情绪和精神方面有病，也不认为情绪低落的问题需要通过吃药来解决。[④] 1996 年，生产"百忧解"的美国礼来公司（Eli Lilly）采取了一系列向中国医药市场推广"百忧解"的策略。据《第一财经日报》的报道，虽然当初礼来总部并不看好中国市场的销售，但却看到了中国市场未来的发展前景。时任礼来公司中国市场总监顾斌提到"要让医生知道抑郁症，病人了解抑郁症，接受'百忧解'，努力开发市场就是一个关键"。[⑤] 于是，礼来将"市场培育"作为进军中国的首要计划。"培育市场"的重要举措就是传播抑郁症知识，让大家认识、承认并接受抑郁症这一疾病。礼来公司选择了与医院、政府以及新闻媒体合作来传播与抑郁症相关的知识。

从 1996 年开始，礼来在全国范围内启动了一项名为"旭日工程"的项目，对全国上千家医院的医生进行培训。培训的重点集中在抑郁症知识的教育，让医生首先认识到抑郁症的危害性。从 1996 年起的 10 年里，"旭日工程"累计培训了 4 万多名医生；组织了 600 多场大型学术讲座和不计其数的小型座谈会；编辑整理了 30 多种及 30 多万册临床资料供医生参考。2000 年 10 月，礼来公司又与中国卫生部国际交流中心签订了合作协议，希望借助政府力量

① 蔡友月：《真的有精神病吗？一个跨文化、跨领域精神医疗研究取径的定位与反省》，《科技、医疗与社会》2012 年第 15 期，第 11-64 页。

② 萧易忻：《"抑郁症如何产生"的社会学分析：基于新自由主义全球化的视角》，《社会》2016 年第 2 期，第 191-214 页。

③ 米立：《抗抑郁药追外企》，《医药经济报》，2014 年 3 月 31 日，第 F3 版。

④ 刘国香：《抑郁症在中国》，《二十一世纪》2009 年第 8 期，第 85-92 页。

⑤ 郭艾琳：《百忧解营销之道：全方位市场培育》，《第一财经日报》，2005 年 2 月 21 日。

进一步推动抑郁症知识向地方医院的传播。^① 通过这一系列的推广活动，2005 年，"百忧解"在中国上市 10 年后，从 1996 年不到 100 万元的年销售额，跃居成为国内市场占有率最高的抗抑郁类药物，市场推广的效果明显。^② 类似的还有惠氏制药公司。2005 年 10 月 10 日世界精神卫生日前夕，惠氏联合中国心理卫生协会，在北京、上海、广州共同举办精神健康大型宣传活动，又在 10 个城市举办了有关抑郁症的公众健康讲座，推动抑郁症知识的社会普及。^③

美国著名作家及人类学家伊森·沃特斯(Ethan Watters)在其著作《像我们一样疯狂：美式心理疾病的全球化》一书中描述了另一抗抑郁药——"赛乐特"在日本超市推广的过程。书中描写了制药公司为了兜售药物贩卖疾病，将疾病推销给大众的策略和过程，展示了美国的心理学范式是如何在其医药商业利益驱动下走向全世界，并逐渐改变民族国家本土的心理疾病认知的。^④ 在我国，据"米内网"对重点城市样本医院采购数据的调查显示，抗抑郁药物的市场销售规模自 2003 年以来一直快速增长，2006—2010 年均有两位数的增幅，5 年复合增长率达到 25.2%。^⑤ 萧易忻在其文章中强调西方抗抑郁药企的全球策略对抑郁症话语在中国的兴起起到了巨大的推动作用。药物使用量的增长说明来源于西方的抑郁症话语在中国正逐步被建构出来。^⑥

当"抑郁症"这个疾病名称确立后，药企的制药与营销、政府对精神疾病及其病人的管理、媒体的传播教育(观念、药物、食品运动)、学术界的研究便随之而来，这为抑郁症的"医疗化"和社会化提供了条件。^⑦ 如果说药企的市场化策略推动了"抑郁症"在医院和医生群体中获得认可的话，媒体的报道对于抑郁症话语的大众传播则起到了重要的推动作用。比如上文提到的美国礼来公司，在中国进行市场推广时，十分重视借用媒体的力量。在"旭日工程"推行的过程中，礼来在全国 10 个大中城市的 50 多家媒体出资进行了抑郁症疾病知

---

① 参考郭艾琳：《百忧解营销之道：全方位市场培育》，《第一财经日报》，2005 年 2 月 21 日。

② 郭艾琳：《百忧解营销之道：全方位市场培育》，《第一财经日报》，2005 年 2 月 21 日。

③ 何伶俐：《神经衰弱和抑郁症概念发展中的文化分歧》，南开大学社会学博士学位论文，2013 年，第 27 页。

④ [美]伊森·沃特斯：《像我们一样疯狂：美式心理疾病的全球化》，黄晓楠译，北京：北京师范大学出版社，2016。

⑤ 郑智敏：《抗抑郁药：一座未充分开发的富矿》，《医药经济报》，2011 年 7 月 13 日，第 13 版。

⑥ 萧易忻：《"抑郁症如何产生"的社会学分析：基于新自由主义全球化的视角》，《社会》2016 年第 2 期，第 191-214 页。

⑦ 萧易忻、徐永祥：《全球化背景下跨国药企的权力运作》，《社会科学》2014 年第 12 期，第 60-68 页。

识的普及和教育工作,并组织媒体与精神科专家的恳谈会。还与国家卫生部合作,设立"卫生部—礼来精神卫生新闻奖",以鼓励新闻媒体对于抑郁症等精神疾病的报道。① 2003 年,香港艺人张国荣的离世,掀起了媒体对抑郁症议题的报道,引发了人们对抑郁症的关注。同年 10 月 10 日,世界精神卫生日设立"抑郁影响每一个人"的主题,媒体对此进行了大规模的宣传。

政府强有力的推动和基层动员,也促进了抑郁症防治知识的普及。2002 年 4 月,由卫生部、民政部、公安部和中国残联共同制定的《中国精神卫生工作规划(2002—2010 年)》(简称《规划》)正式印发。《规划》将抑郁症、精神分裂症和阿尔茨海默症确定为今后 10 年重点防治的疾病,在《规划》的总体目标中提到,到 2005 年,普通人群精神疾病预防知识和心理健康知识普及率达到 30%,到 2010 年达到 50%。具体目标规定"提高综合性医院、基层医疗卫生机构的抑郁症识别率,提高抑郁症患者接受治疗的比例。到 2005 年,地市级及以上综合性医院的抑郁症识别率达到 40%,县级综合医院达到 30%;到 2010 年,分别达到 60%、50%。到 2005 年,抑郁症患者接受治疗的比例在现有基础上提高 60%;到 2010 年,提高 120%。"② 2002 年,教育部印发了《中小学心理健康教育指导纲要》指出要加强中小学心理健康教育,推动学校开设心理健康教育课程,在学校开设心理咨询室,要有专职的心理咨询人员。2012 年,《中华人民共和国精神卫生法》正式通过,推动了我国精神疾病预防的进一步发展。③

另外,还有许多相关行业,比如心理咨询、宗教灵修等围绕抑郁症这一疾病进行的商业的、宗教的、公益的社会活动,都对于抑郁症话语的社会化推广起到了推动作用。随着人们对抑郁症了解的增长,抑郁症的就诊率也有了大幅度的提高。据《人民日报》(英文版)援引首都医科大学附属北京朝阳医院顾秀玲医师的观点,"80 年代末,我们医院一天接受 7~8 名(抑郁症)病患,但现在(2012 年——笔者注)每天约 100 名"。④ 就诊和确诊率的提高也直接体现在抗抑郁药物的销售量上。据新思界产业研究中心发布的《2018—2022 年中

---

① 以上资料参考郭艾琳:《百忧解营销之道:全方位市场培育》,《第一财经日报》,2005 年 2 月 21 日。

② 《中国精神卫生工作规划(2002—2010 年)》,《上海精神医学》2003 年第 2 期,第 125-128 页。

③ 何伶俐:《神经衰弱和抑郁症概念发展中的文化分歧》,南开大学社会学博士学位论文,2013,第 23 页。

④ Shan, J. Survey Reveals Overwhelming Susceptibility to Depression, Reluctance to Seek Help. *China Daily*, 2012-07-16.

国抗抑郁药行业发展态势及发展前景预测报告》显示,2014 年之前,中国抗抑郁药在国内医院的销售额持续增长,增长率保持在 19%左右;2014 年之后,增长率有所放缓,但仍保持在 10%以上。2017 年,我国重点城市公立医院抗抑郁药品种共有 26 个,全年国内 16 城市样本医院抗抑郁药用药金额达 13 亿元,同比增长 12%。抗抑郁药成为我国药品市场中销售额增速最快的药品种类之一。①

　　总之,抑郁症病名的确立在西方经历了精神病学细分及心理分析等医学领域知识生产的过程。病名确立后,又经过医生在临床诊断中的采纳、药品生产企业的推动、媒体的宣传等社会传播的过程,成为被大众所接受并运用于自我健康诊断的疾病话语。在我国,无论是早期的神经衰弱还是如今的抑郁症,都是西方医学话语的植入。虽然我国古代也有有关"郁"的情志病的论述,但中医传统并没有在现代抑郁症话语的生产中发挥太多的影响。倒是改革开放后,西方精神病学对我国精神病学领域的进入、西方药企的全球市场策略以及媒体对抑郁症健康知识的传播,成为推动抑郁症病名在我国医学界获得认可,在精神病临床诊断中获得地位,在民众中获得较高的知晓度的重要因素。正如萧易忻所言,产官学媒共同推动的社会建构才是"抑郁症"病名广泛渗透到社会各层面的关键。②

第二节　抑郁症医学话语的主要构成

　　一百多年前,抑郁症在医学领域获得了确定性疾病的地位,遂引起了医学研究的全面展开,医学界也成为抑郁症疾病话语生产的主要阵地。在医学领域,有关抑郁症的话语生产主要在三个方面展开:疾病(症状)表现、病理(病因)分析以及治疗方案。

一、抑郁症的疾病表现(症状)话语

　　抑郁的体验很难描述出来,一是因为精神上的痛苦常常会遭到质疑,人们

---

　　① 新思界产业研究中心:《2018—2022 年中国抑郁药行业发展态势及发展前景预测报告》,http://www.newsijie.com/chanye/yiyao/jujiao/2018/0822/11245024.html,最后访问日期:2020 年 4 月 28 日。

　　② 萧易忻:《新自由主义全球化对"医疗化"的形构》,《社会》2014 年第 6 期,第 165-195 页。

总是倾向于认为情绪低落或者抑郁不过是心情不好；二来，抑郁的表现非常多元，有躯体的呈现，也有无法进行躯体化描述的感受，无法描述的痛苦常常会被认为"不疼不痒"没什么大不了。对于抑郁症来说，如何表达复杂多元、难以描述的疾病症状是认识、了解和治疗抑郁症的基础，也是抑郁症疾病话语的重要构成。

　　当前医学界用于抑郁症诊断的两个权威性的参考标准是《国际疾病分类》（ICD-10）和《精神疾病诊断和统计手册》（第四版，简称 DSM-4）这两个。DSM-4 将抑郁症分为重度和轻度，ICD-10 使用轻度、中度和重度三种，许多症状在不同级别中有重叠和交叉。DSM-4 标准规定重度抑郁症的患者除了情绪低落，或者失去兴趣或快乐外，还必须在连续 2 周的时间里经历过 5 个或以上的如下症状，这些症状必须是以前没有的、或者极轻的。包括：在不节食的情况下体重显著减少或增加（正常体重的 5％）；失眠或嗜睡（睡眠太少或太多）；精神运动亢进（一系列无意识或无目的的动作，包括在房间里走来走去、扭手、穿脱衣服等）或迟缓（这是其他人可以观察到的，不只是患者主观感觉到的）；几乎每天都感到疲劳或缺乏能量；无价值感和/或内疚感（可能出现妄想）；注意力和思考能力下降，做决定犹豫不决；反复想到死亡或有自杀企图。

　　DSM-4 标准规定的轻度和重度抑郁症之间以及 ICD-10 规定的轻度、中度和重度抑郁症之间的差异往往是这些症状出现的数量的差异，症状表现本身并无不同。另外，两则标准都提出这些症状已经对病人的生活、工作或其他方面造成了严重影响；并且，这些影响不是由药物引起的（例如，服药，吸毒，酗酒）或由其他躯体疾病引起的（例如甲状腺分泌降低）；以及，不能仅由某些负性事件打击来解释，比如丧失亲友。如果有丧失亲友的事件发生，那么上述症状必须在事件发生后的两个月后仍存在，而且伴随着显著的生活工作方面的功能缺损，如病态的自罪自责，自杀观念，精神症状，或精神运动迟滞。①

　　由于"抑郁"一词不仅用于临床的疾病诊断，也常用来描述人们日常生活中的情绪变化，所以抑郁症的诊断和甄别工作相对困难。很多人认为抑郁症的感受与"沮丧"差不多，因而往往劝说抑郁症患者"振作起来"。也有人比喻说，感觉有点沮丧（或抑郁情绪）和抑郁症之间的关系类似于"抓伤和复合性骨

---

　　① Carl, W. (2008). *Depression and Globalization——The Politics of Mental Health in the Twenty-First Century*. New York: Springer, 4.

折"。① 对于医学来讲,尽力要做的事情便是区分日常的抑郁情绪与已成为疾病的抑郁症之间的差别,并培育人们从疾病的角度来理解抑郁症。在医学话语中,还有几个需要强调的症状表现,以便使作为疾病的抑郁症与日常生活中的"抑郁"表达相区别。

(1)抑郁症感受的对立面不只是"不快乐",而是彻底的缺乏活力,无法体验到包括快乐、兴奋和悲伤在内的各种情绪,这种无节制的情绪平淡(没有活力)是抑郁症疾病症状的表现之一。抑郁症病患常报告一种纯粹空虚的感觉,在这种感觉中,患者对任何事、任何人、任何想法和追求都没有兴趣,并且缺乏从这些空虚中唤醒和恢复的能力。因此,对于一个抑郁症患者劝慰说"你应该振作起来"是一厢情愿的。尤其是重度抑郁症,其症状表现包括极度的悲伤、极度的绝望,对生活厌倦到甚至想要摆脱生活的地步,丧失乐趣,各种感觉减退,对周围的一切漠不关心,看法阴暗,对生存感到强烈的痛苦和焦虑等。② 美国著名作家威廉·斯泰伦(William Styron)在《看得见的黑暗》(*Darkness Visible:A Memoir of Madness*)一书中讲述了抑郁症发作时其生命力缺乏的感受:

> 所有的精神生活层面都因抑郁症而坍塌,所有的生命功能都丧失殆尽,任何夸张的手法都不足以表述这些混乱:"令人颓丧的忧愁、麻木、冷漠,无法理解的脆弱、混乱、虚弱,无法控制的前后不一致,死气沉沉的迟钝、衰退,令人精疲力竭的争斗,本能的崩溃,无时无刻不处于疲惫中,自我嫌恶,一种类似但又并非真痛的感觉,倒霉晦气的感觉,可怕的着了魔似的不安,强烈的内心痛苦,扰乱身体机能的突发混乱,极端痛苦的漩涡、无法平息的痛苦、恐惧的浓雾中接二连三的苦难、抑郁的黑色风暴、使人透不过气来的黑暗、绝望之外还是绝望……"③

(2)上述抑郁状态不是暂时的,而是持续几个星期甚至几个月。DSM-4标准规定重度抑郁症的患者必须在连续2周的时间里经历过上述症状,其实在实际的疾病经历中症状持续的时间可能更久。因为,通常情况下,抑郁症的发作是渐进的(虽然也有突发的情况)。在抑郁发作初期,人们很难区分暂时的抑郁情绪还是疾病化的抑郁症,在症状较轻时,更倾向于把它定义为身体亚

---

① Wolpert, L. (1999). *Malignant Sadness. The Anatomy of Depression*. London: Faber & Faber, 24.

② [法]贝尔纳·格朗热:《抑郁症》,李颖译,北京:中央编译出版社,2013,第3-4页。

③ 转引自[法]贝尔纳·格朗热:《抑郁症》,李颖译,北京:中央编译出版社,2013,第3-4页。

健康状况或情绪低落。但抑郁症不是暂时的,而是一种持续加重的过程,尤其是重度抑郁,如果不进行干预和治疗,这种状况几乎不会减退。

(3)抑郁症在躯体上的表现常常是极度疲劳、生物节律紊乱、睡眠障碍和食欲减退等。抑郁症患者的无力感还表现在身体疲劳上,特别是早晨倦怠感更强,哪怕是起床穿衣这样的小事情,都觉得无力胜任,迎接新的一天就像扛起一座大山随着白天的推进,有些人的症状会稍稍减轻。疲劳感也会导致做事情动作迟缓,着手做一件事前总是百般为难和犹豫不决,或者能少做一点就少做一点,草草了事。

(4)睡眠障碍。入睡困难,多梦易醒,醒了之后再无法入睡,或者连续失眠,无法自主入睡等。美国著名作家弗朗西斯·斯科特·基·菲茨杰拉德(Francis Scott Key Fitzgerald)在他的短篇小说集《崩溃》(*The Crack-up*)中说:在灵魂的漆黑的夜里,永远是凌晨三点,日复一日。① 饮食紊乱,胃口变差,甚至出现厌食,体重迅速下降,在几天或几周之内就能掉几公斤,或相反,嗜睡,比平时更贪吃(尤其是甜食),导致身体短时间内发胖。

(5)抑郁症还常常伴随着智力障得。主要表现为注意力难以集中、反应慢、头脑敏捷度降低。抑郁症患者常常报告不论是看书还是看电影,注意力都无法集中,哪怕是娱乐消遣的事情,也坚持不了多久。他们机械地阅读和观看,无法卷入理解句子或情节的内容。

(6)不自信、自我贬低情绪的弥漫。抑郁症患者常常认为自己没能力或不配,甚至把一些莫须有的错误都揽到自己身上。他们把自己看作社会和他人的负担,对自己的状况自责,也为给家人和朋友带来烦恼而愧疚。这些想法有时会变成一些谵妄性的话语。

(7)独处并切断社交。抑郁症患者喜欢独处,不愿跟人接触;不愿意出门,对周围的世界、环境,对当前发生的社会事件以及亲朋好友的事都不感兴趣;不参加社交活动;无法进行交谈,无法胜任协作式的工作。

(8)抑郁症随患者年龄不同会有不同的表现。小孩子的主要表现是学习成绩差,不爱玩、爱哭。青少年则表现为一些成瘾行为,如神游症、嗑药、吸毒(大麻、可卡因、海洛因、酒等)。② 老年人的抑郁症表现可能是精神错乱、思维混乱、精力无法集中、记忆力差等。但与精神错乱(如阿尔茨海默病)不同的

---

① 转引自[法]贝尔纳·格朗热:《抑郁症》,李颖译,北京:中央编译出版社,2013,第6页。
② 有关"成瘾"行为与抑郁症之间的关系有不同的说法,有人认为成瘾行为,比如药物成瘾或毒品成瘾是引发抑郁症的因素,而非抑郁症带来的表现。

是,老年人的抑郁症可以通过使用抗抑郁药获得改善。

(9)产后抑郁症及抑郁症的性别差异。女性的抑郁症有比较明显的生命阶段。比如,生产后的一段时间内会易怒和忧伤,即产后抑郁,如果这种状态在短时间内(48至72小时)消失,便为正常,但如果持续到产后几周或更长,出现了一系列的抑郁症症状,就被称为产后抑郁症。产后抑郁症的患者常常感觉应付不了育儿的任务,或者感觉自己没有照顾好婴儿,是个"差妈妈"。也有一些产后抑郁症患者出现躁狂情绪,在极端情况下有可能杀死自己的孩子或自杀。另外,女性在绝经期得抑郁症的可能性也较高,有人认为这可能跟激素水平变化有关。相比来说,男性抑郁症患者没有生命阶段的明显痕迹。

(10)季节性抑郁症。抑郁症的发作有季节性,它总是在一年中的同一时期发作,有学者认为这跟日照量的变化有关。比如日照大量减少的时候(北半球地区的秋季和冬季)比较容易引发抑郁症。季节性抑郁症患者的表现通常是嗜睡或者随季节变化的情绪低落。由于天气转冷或者日照减少,长时间的阴雨或暴雪天气会引起人们情绪的变化,这就增加了季节性抑郁症鉴别诊断的难度。在作出季节性抑郁症诊断之前,需要把抑郁状态和天气引发的情绪变化区分开来。[1]

(11)"自杀"幽灵。抑郁症之所以危害严重还在于长时间的活力缺乏和绝望感会诱发自杀行为。抑郁症如果不是自杀的头号原因,也是主要原因之一。有数据统计,自杀在死亡人数中占2.1%的比例,即每10万人当中有19人是自杀身亡的。如果只考虑10岁及以上的人口,那么每10万人当中有大约23个人是自杀死亡。[2] 对25~34岁年龄段来说,自杀是头号死因;对15~24岁年龄段的人来说,自杀是排在交通事故之后的第二号杀手。在绝对数量上,35~54岁的人当中自杀死亡率最高。根据世界卫生组织公布的数据,每10万名男子中每年有300人自杀,每10万名女子中每年有600人自杀。[3] 在对自杀原因的探讨中,有研究发现诱发自杀的最主要的原因是精神障碍。有研究发现,自杀者中95%的人都患有精神障碍,这些精神障碍中抑郁症占首位。[4]

无论在自杀身亡者还是在自杀未遂者中精神障碍的发作频率都非常高。心理解剖(即对这些人展开的因果溯源的调查)发现,60%~80%的自杀者都

---

[1] [法]贝尔纳·格朗热:《抑郁症》,李颖译,北京:中央编译出版社,2013,第14页。
[2] [法]贝尔纳·格朗热:《抑郁症》,李颖译,北京:中央编译出版社,2013,第18页。
[3] [法]贝尔纳·格朗热:《抑郁症》,李颖译,北京:中央编译出版社,2013,第19页。
[4] [法]贝尔纳·格朗热:《抑郁症》,李颖译,北京:中央编译出版社,2013,第21页。

有情绪紊乱。① 在这些自杀者中抑郁症的数据被低估了,尤其在成年人中抑郁症可能很难被发现。服用抗抑郁药能减少自杀和自杀企图,但是和其他精神药物一样,如果患者故意超常服药,抗抑郁药的潜在毒性可能会成为自杀的工具。另外,有严重身体疾病的人自杀未遂的可能性高于常人45倍,这些人中,有相当比例的患者因长期的疾病折磨而同时患有抑郁症。还需强调的是在年轻人尤其是未成年人中抑郁症被低估了,他们的自杀风险也很高。②

　　另外,抑郁症的症状表现中还常常伴随着焦虑、性冲动减少或者消失、记忆力减退、易怒、痴呆、味觉丧失或感官能力下降等。③ 基于抑郁症疾病表现的多样,为了更好地区分不同的症状以便给予更具针对性的治疗,精神病学和心理学又将抑郁症细分为不同的亚型,不同亚型的抑郁症在疾病表现上也有不同。这些亚型包括:忧郁型抑郁、非忧郁型抑郁以及精神病型抑郁。也有根据疾病表现的不同将抑郁症分为单相抑郁障碍和双相抑郁障碍。单相抑郁障碍是指只有抑郁发作,而双相抑郁障碍则是指除了抑郁发作,还会经历躁狂或轻躁狂发作,有研究人员认为双相障碍抑郁症可能大多都是忧郁型抑郁或精神病型抑郁。④

　　忧郁型抑郁是生物性抑郁的典型形式,它带有一定程度的生物原发性。它的基本特征是精神运动紊乱,伴随着比非忧郁型抑郁更为严重、反应更加迟钝的心境状态。相对而言,忧郁型抑郁比例较少,男女患者人数大致相当。这种类型的抑郁症自愈的概率较低。服用抗抑郁药物等物理疗法对此类抑郁症比较有效,而非物理疗法(比如心理咨询)效果反映比较有限。⑤ 非忧郁型抑郁是一种非原发性抑郁症。这种抑郁症的病因通常和一个人生活中的压力事件有关,有时候也和个体人格类型有关。非忧郁型抑郁是最为常见的抑郁症类型。要精确诊断出这种类型的抑郁症有一定的难度,因为它不像其他两种抑郁症一样具有明确的疾病特征。此外,非忧郁型抑郁症自我缓解或自愈的比例比较高。这是因为此类抑郁症的病因往往与个人生活中的压力性事件有

　　① ［法］贝尔纳·格朗热:《抑郁症》,李颖译,北京:中央编译出版社,2013,第22页。
　　② ［法］贝尔纳·格朗热:《抑郁症》,李颖译,北京:中央编译出版社,2013,第21-23页。
　　③ 以上对抑郁症疾病表现的论述参考［法］贝尔纳·格朗热:《抑郁症》,李颖译,北京:中央编译出版社,2013;Carl, W. (2008). *Depression and Globalization——The Politics of Mental Health in the Twenty-First Century*. New York: Springer;［澳］格雷姆·考恩:《我战胜了抑郁症》,凌春秀译,北京:人民邮电出版社,2015。
　　④ ［澳］格雷姆·考恩:《我战胜了抑郁症》,凌春秀译,北京:人民邮电出版社,2015,第25页。
　　⑤ ［澳］格雷姆·考恩:《我战胜了抑郁症》,凌春秀译,北京:人民邮电出版社,2015,第25页。

关,当压力解决了,抑郁症状也会有所减轻。①

　　精神病型抑郁比其他两种类型表现出来的抑郁心境更严重,精神运动紊乱更厉害,同时表现出更严重的精神病症状(比如妄想或幻觉)。在某种程度上,老年人和处于创伤后期的人罹患精神病型抑郁症的概率更高。精神病型抑郁的自愈率很低,抗抑郁药物和精神抑制药物有比较明显的疗效。②

　　单向抑郁障碍是指罹患单一的抑郁问题,双相抑郁障碍则用来描述心境来回震荡的精神状态,双相抑郁障碍最严重的形式通常被称为躁郁症。目前,在医学专业术语中,双相Ⅰ型抑郁障碍的病情更加严重,患者通常会经历一段更长的心境高涨状态,也更可能表现出一些精神病型症状。患有双相Ⅰ型抑郁障碍的人会体验到真正的躁狂,而患上双相Ⅱ型抑郁障碍的人则表现为轻躁狂,一般可以保持正常的生活与工作能力。虽然,双相Ⅱ型抑郁障碍通常被认为不那么严重,但研究显示,双相Ⅱ型抑郁障碍患者所经受的损害和自杀念头同样严重。③

　　随着精神病学的发展,人们对抑郁症的认知越来越丰富,分类也越来越细,对所掌握的抑郁症,尤其是重度抑郁症的疾病表现也越来越全面。但应注意的是,抑郁症在不同个体上的表现存在很大差异,有些情况可能有类似的症状表现,但并非抑郁症。对抑郁症在医学领域的研究,一是为了推进精神健康和抑郁症治疗,二来也是要避免抑郁症诊疗的泛化,尤其是在抗抑郁药企的宣传下,避免药物滥用。比如,焦虑情绪可能仅是焦虑症,其他躯体疾病也可导致严重的倦怠感和注意力不集中,但并不是抑郁症。一些精神错乱,如精神分裂症和谵妄等也不是抑郁症。不能把所有与外界环境或人格障碍有关的精神不适都叫作抑郁症。④

　　如今,在抑郁症的临床诊断上,诊断方式主要结合对病人的访谈和量表测量。⑤ 量表检测是当前抑郁症诊断使用的重要手段,不仅临床医生常用,一些机构也提供线上检测量表可供患者自测。比如,成立于 2002 年,被认为是推动精神疾病识别、预防和治疗的国际抑郁症防治机构——"黑狗"研究所(The

　　① [澳]格雷姆·考恩:《我战胜了抑郁症》,凌春秀译,北京:人民邮电出版社,2015,第 26 页。
　　② [澳]格雷姆·考恩:《我战胜了抑郁症》,凌春秀译,北京:人民邮电出版社,2015,第 27 页。
　　③ 关于不同亚类的抑郁症疾病表现的描述参见[澳]格雷姆·考恩:《我战胜了抑郁症》,凌春秀译,北京:人民邮电出版社,2015,第 27-28 页。
　　④ [法]贝尔纳·格朗热:《抑郁症》,李颖译,北京:中央编译出版社,2013,第 16 页。
　　⑤ 任志洪等:《抑郁症网络化自助干预的效果及作用机制——以汉化 Mood GYM 为例》,《心理学报》2016 年第 7 期,第 818-832 页。

Black Dog Institute)在其网站上（www. blackdoginstitute. org. au）提供的临床抑郁症自测量表，可供网民进行在线测试。[①]

二、抑郁症的病因话语

抑郁症如此广泛地存在于任何年龄、任何职业的人群当中：它或者单独发病，或者伴随着其他精神障碍和器质性病变同时发病；它有时是轻度地长期与人相伴，有时则十分严重，可能引发自杀行为。一直以来，人们始终没有停止对"人为什么会罹患抑郁症"进行探索。除了医学领域的病理分析和诊疗研究外，社会学家还从社会结构和社会心理层面进行探讨。在历史上，哲学家甚至把抑郁症理解为人特殊的禀赋和能力，把忧郁的气质与有创造力的才能联系起来。尽管经历了千年的思考和近代医学上百年的研究，诱发抑郁症的原因是什么或有哪些致病因素，至今并没有确定性的答案。不同领域的学者在不同的学科内对其进行着探索，每推进一步都给这个未解之谜带来一些曙光。[②]

抑郁症被认为是情绪障碍类疾病。通常来说，人们的情绪会在愉悦和痛苦两端之间波动，大多数人也会有效地控制自己的情绪。但抑郁症患者会出现反复性的、不受控制的情绪紊乱。事实上，有人认为在全球人口中，每五个人中就会有一个在一生中患上一次抑郁症（各种形式都包括在内），他们中又有至少60％的人会经历第二次。经历过两次抑郁症发作之后，经历第三次的可能性就会增加，以此类推。[③] 抑郁症的后果有时非常沉重，相当多自杀和自杀未遂行为都与抑郁症有关。因此，有效地探究这种疾病的病理就显得十分必要。当前，对抑郁症病因的分析主要在四个领域展开，但无论哪个领域的研究都不认为抑郁症是由某个单一致病因素造成的，人们越来越倾向于支持一个多因素的病因分析框架。

1. 生物学病因分析

在对抑郁症认知的发展史上曾认为幽默失衡和过量的黑胆汁是让人产生忧郁的原因。[④] 如今，即使人们不再认为抑郁症是由黑胆汁过量引起的，但从

---

① 有关"黑狗"研究所的量表可参见［澳］格雷姆·考恩：《我战胜了抑郁症》，凌春秀译，北京：人民邮电出版社，2015，第 32 页。

② ［法］贝尔纳·格朗热：《抑郁症》，李颖译，北京：中央编译出版社，2013，第 2 页。

③ ［法］贝尔纳·格朗热：《抑郁症》，李颖译，北京：中央编译出版社，2013，第 25 页。

④ Carl, W. (2008). *Depression and Globalization——The Politics of Mental Health in the Twenty-First Century*. New York: Springer, 32.

生物学视角对抑郁症病因进行研究仍然是主要路径。这其中有些分支领域,比如说脑科学、内分泌研究和基因研究等。

　　脑科学认为当一些有压力的事情发生时,大脑会出现一个激活下丘脑—垂体—肾上腺轴(HPA)的过程。下丘脑通过垂体发挥作用,使得一种被称为皮质醇的应激激素水平异常升高。这种异常分泌的应激激素有助于应对直接的压力,但长时间的分泌可能导致免疫系统的问题和抑郁症,有研究发现高水平的皮质醇与严重的抑郁症有关。临床中患者,也有明显的下丘脑皮质醇调节功能受损。[①]

　　从 20 世纪 60 年代有条件进行脑神经冲动传递的研究以来,脑科学领域对抑郁症的研究取得了不少进展。影像技术又开辟了新途径来研究与抑郁症有关的脑部错乱。人们发现脑神经冲动传递介质的数量很多,但并未被全面了解。某些脑神经更为活跃,掌握着很大一部分大脑活动。通过对临床案例的分析,医生们发现抑郁症患者神经系统中神经递质的功能受到了破坏,这种情况在忧郁型抑郁和精神病型抑郁中特别明显。神经递质是一种化学物质,它们在大脑和整个神经系统中不断传递神经信号。神经递质有很多不同的种类,为不同的目的服务。有三种神经递质对心境有着特别重要的影响:5-羟色胺、去甲肾上腺素和多巴胺。在功能正常运作的大脑中,神经递质在两个神经细胞之间传递神经冲动,让神经冲动在第二个及之后的每个神经细胞中都保持和第一个细胞一样的电流强度。研究发现在抑郁症患者的神经系统中,调节心境状态的神经递质无法正常运作,神经信号会受到破坏或不断减少。[②]

　　也有研究认为,由于人们对抑郁症神经冲动的传递介质的作用机制还没搞清楚,所以只好简单地把抑郁症的生理异常归结为各种单胺氧化酶传递的紊乱,此说法显得过于草率。对在抑郁症中找到的这些生理紊乱仍停留在研究阶段,还没能用于诊断。另外,这些紊乱既不稳定(即不是所有的抑郁症患者都有)也不典型(也就是说患其他精神障碍的患者也有)。因此,无从得知这些紊乱是属于抑郁症的生理原因或仅仅是抑郁症的结果。[③]

---

　　① Brown, E. S., Varghese, F. P., & McEwan, B. S. (2004). Association of Depression with Medical Illness: Does Cortisol Play a Role? *Biological Psychiatry*, 55(1), 1-9.

　　② [澳]格雷姆·考恩:《我战胜了抑郁症》,凌春秀译,北京:人民邮电出版社,2015,第 28 页。

　　③ [法]贝尔纳·格朗热:《抑郁症》,李颖译,北京:中央编译出版社,2013,第 35 页。

　　还有研究发现严重抑郁症患者的海马体体积减少[1],当有相对较少的受体被大量皮质醇淹没时,就有产生抑郁症的先兆。重度抑郁症患者海马体体积会变小,而且这种体积的减少可能发生在抑郁症的早期甚至发病之前。下丘脑—垂体—肾上腺皮质轴(HPA)暴露于应激状态会导致海马体和前额叶皮质糖皮质激素受体密度降低[2],而特定的生活压力被证明与 HPA 异常有关。比如,有研究发现受虐待儿童(身体或性)与海马体体积变小有关。[3] 还有研究发现,杏仁核(大脑皮层下的一种结构,在恐惧中起着特殊的作用,参与情绪和情绪记忆的调节)是大脑中唯一一种被发现在抑郁时持续表现出血流量增加的结构。它的活性也与皮质醇水平有关。对于患有抑郁症的康复患者,杏仁核(特别是左边缘皮质)显示出比正常参与者更高的血流量,或许是一个生物脆弱性的站点。[4]

　　晚近的医学研究也对基因与抑郁症的关联进行了探讨。研究发现一个名为 5-HTT 基因的功能差异可以调节应激性生活事件对抑郁症的影响。与另一种基因变体相比,具有这种基因变体的人表现出更多的抑郁症状、可诊断的抑郁和自杀意念。这被视为基因/环境相互作用的抑郁症病理证据。在这种相互作用中,基因变异越不健康的人在有压力或遭遇困难的生活事件的影响下,就越有可能患上抑郁症。受虐儿童和成人抑郁症之间的纵向关系也被发现受到该基因的显著调节。[5]

　　从 19 世纪起,临床研究就发现抑郁症(特别是躁郁症)具有某些家庭特性,同一家庭中可能出现几个病患。大约半个世纪以来,大量对家庭的研究证实了这些数据。只是还难以分清是基因的原因还是环境的原因,因为同一家庭成员既遗传了相同的基因也共享着一个生活环境。较近的一项家庭研究所得出的结果是:单极紊乱(即情绪紊乱仅仅表现为抑郁状态)和双极紊乱(即情

---

① Penza, K. M., Heim, C., & Nemeroff, C. B. (2003). Neurobiological Effects of Childhood Abuse: Implications for the Pathophysiology of Depression and Anxiety. *Archives of Women's Mental Health*, 6(1), 15-22.

② Carl, W. (2008). *Depression and Globalization——The Politics of Mental Health in the Twenty-First Century*. New York: Springer, 12.

③ Carl, W. (2008). *Depression and Globalization——The Politics of Mental Health in the Twenty-First Century*. New York: Springer, 13.

④ Carl, W. (2008). *Depression and Globalization——The Politics of Mental Health in the Twenty-First Century*. New York: Springer, 13.

⑤ Carl, W. (2008). *Depression and Globalization——The Politics of Mental Health in the Twenty-First Century*. New York: Springer, 14.

绪紊乱表现为抑郁状态和躁狂状态)不出现在同一家庭。一个单极紊乱病人的直系亲属中患单极紊乱的可能性为 9%,而患双极紊乱的可能性仅有 0.6%。一个双极紊乱病人的直系亲属中患双极紊乱的可能性约为 8%。对被领养的患者的调查发现基因因素(亲生父母是否患病)比环境因素的作用更大。[1] 通过对双胞胎抑郁症患者的研究发现,同卵双胞胎的患病概率并不一致,在一定程度上说明基因因素不是导致抑郁症的充分条件。

涉及一些特定的抑郁症人群,基因和生理变异方面的研究或许可以提供更好的解释。比如产后抑郁症患者,由于怀孕分娩经历了如荷尔蒙失衡、睡眠节律变化、身体变化等更容易诱发抑郁症。另外,尽管发现了抑郁症患者有海马区萎缩的现象,但还不能确定这是抑郁症的原因还是结果。脑部影像研究或许可以解答这一问题,这也是当前脑科学研究努力的方向。因此,虽然说有研究发现抑郁症患者中存在基因和生理异常,但它们导致抑郁症发病的机理还不完全清楚。[2]

2. 心理学病因分析

精神分析及心理疗法是较早介入抑郁症诊断和治疗的领域,这一分析脉络在近代可追溯到弗洛伊德及其精神分析理论。弗洛伊德的精神分析强调性和死亡的驱力,在"超我"中起控制作用的就是死亡的驱力,而忧郁症患者的自我"放弃了自己,因为它感到被'超我'所憎恨和迫害,而不是被爱"[3]。弗洛伊德的精神分析理论成为忧郁症精神分析学派的基础,推动了抑郁症心理学研究的兴起。

受精神分析的启发,也有心理学家从人格角度分析抑郁症患者的人格特点。忧郁型人格总是认真、严苛、条理分明、谨小慎微、对错误极度敏感,因而经常感到不满或有缺憾。但也有人发现,这一描述只适合于一部分抑郁症患者,并不对所有患者都适用。[4]"黑狗机构"的研究表明某些特殊人格类型的人患抑郁症的风险比其他人更高,比如高度焦虑,这种焦虑可能表现为内在的忧心忡忡或外在的易激惹;羞怯,表现为社交回避、内向保守,或两者兼而有之;自我批判或低水平的自我价值感,对人际关系高度敏感;那些明显表现出这些人格特点的人,是易患非忧郁型抑郁的高危人群。[5] 精神分析和心理学

① ［法］贝尔纳·格朗热:《抑郁症》,李颖译,北京:中央编译出版社,2013,第 52 页。
② ［法］贝尔纳·格朗热:《抑郁症》,李颖译,北京:中央编译出版社,2013,第 53 页。
③ ［法］贝尔纳·格朗热:《抑郁症》,李颖译,北京:中央编译出版社,2013,第 43-45 页。
④ ［法］贝尔纳·格朗热:《抑郁症》,李颖译,北京:中央编译出版社,2013,第 46 页。
⑤ ［澳］格雷姆·考恩:《我战胜了抑郁症》,凌春秀译,北京:人民邮电出版社,2015,第 31 页。

推动着对抑郁症内驱力、心理和人格诱因分析的兴起。

　　3. 社会学或社会因素病因分析

　　尽管生物学与精神病学都试图从医学视角寻求抑郁症的发病机理,但越来越多的学者认为任何用某个单一因素来描述抑郁症病因的尝试都可能是无功的尝试,因为不同的人可能会经历不同的发病过程。事实上,已有越来越多的学者对单独用心理学或脑科学来解释抑郁症病因的做法进行了批判[①],并认为用"生物—心理—社会"相互结合的方式来解释抑郁症更为有效。也就是说,即便是某些人在基因、神经递质、人格等方面具有易患抑郁症的倾向,仍需要一定的刺激因素才能使抑郁症发病,这些因素包括社会结构因素和负性生活事件。

　　在社会结构层面,抑郁症常常与结构性贫困、社会隔离、社会支持系统缺乏、社会不平等、社会暴力和安全威胁等因素相关,这其中又以经济要素为主。有研究发现经济不平等可能对人们的心理健康产生可怕的后果。[②] 英国人口普查办公室的调查发现,在低学历和低职业人群中,男性和女性的抑郁和焦虑程度都更高。长期生活在经济困难中的人比那些没有长期生活在困难中的人更容易患上抑郁症。[③] 美国一些针对社区的研究发现,心理障碍的中位数在最低社会阶层的人口大约为36%,而在最高社会阶层这个数字下降到9%,作者指出社会因素对抑郁症的作用往往是长期和持久的。[④]

　　越来越多的文献表明贫困和经济剥夺与精神障碍的患病率增加有关,不

---

① Carl, W. (2008). *Depression and Globalization——The Politics of Mental Health in the Twenty-First Century*. New York: Springer, 14.

② Lewis, G., Bebbington, P., Brugha, T., Farrell, M., Gill, B., Jenkins, R., & Meltzer, H. (1998). Socioeconomic Status, Standard of Living and Neurotic Disorder. *The Lancet*, 352(9128), 605-609.

③ Payne, S. (2006). Mental Health, Poverty and Social Exclusion. In: Pantazis, C., Gordon, D., & Levitas, R. (eds.). *Poverty and Social Exclusion in Britain*. London: The Policy Press. Thoresen, R. J., Goldsmith, E. B., & Thoresen, R. J. (1987). The Relationship Between Army Families' Financial Well-Being and Depression, General Well-Being, and Marital Satisfaction. *Journal of Social Psychology*, 127(5), 545.

④ Link, B., Dohrenwend, B. P. (1980). Formulation of Hypotheses About the True Prevalence of Demoralization in the United States. In: Dohrenwend, B. P., Dohrenwend, B. S., Gould, M. S., et al. (eds.). *Mental Illness in the United States: Epidemiological Estimates*, New York: Praeger, 114-132.

仅包括抑郁和焦虑,还包括药物滥用和成瘾症。[①] 患有抑郁症的群体比健康群体面临更大的经济匮乏。[②] 一项有关抑郁症的文献回顾研究(对 1971 年至 1998 年间不同国家的 51 项有关抑郁症研究的"元分析")发现,由于社会经济地位而导致的抑郁症发病率的差异是一个强有力的国际现象。在英国、美国、法国、新西兰、德国和瑞典,最高社会经济群体的抑郁症患病率明显低于低社会经济群体。[③] 这些针对西方发达国家的研究发现在针对发展中国家的一些研究中也得到了验证。[④]

　　贫困不仅影响着抑郁症的分布,而且预示着未来罹患抑郁症的风险。来自纽黑文流行病学集水区的研究数据(Data from the New Haven Epidemiologic Catchment Area Study)显示,初次陷入贫困预示着患抑郁症的风险将增加一倍。[⑤] 经济压力与失业是与抑郁症最为相关的两个因素。[⑥] 背负债务也会使一个人的心理健康状况明显恶化,背负债务压力的人中有近 80% 的人患有精神障碍。[⑦] 还有研究发现,与那些拥有两辆或两辆以上汽车

---

　　① 这方面的研究包括:Klerman, G. L. (1988). The Current Age of Youthful Melancholia. Evidence for Increase in Depression Among Adolescents and Young Adults. *British Journal of Psychiatry*, 152(1), 4-14. Boardman, A. P., Hodgson, R. E., Lewis, M., & Allen, K. (1997). Social Indicators and the Prediction of Psychiatric Admission in Different Diagnostic Groups. *The British Journal of Psychiatry*, 171 (5), 457-462. Lin, E., & Parikh, S. V. (1999). Sociodemographic, Clinical, and Attitudinal Characteristics of the Untreated Depressed in Ontario. *Journal of Affective Disorders*, 53(2), 153-162. Putnam, R. D. (2000). *Bowling Alone*. New York: Simon & Schuster.

　　② Weich, S., & Lewis, G. (1998). Material Standard of Living, Social Class, and the Prevalence of the Common Mental Disorders in Great Britain. *Journal of Epidemiology and Community Health*, 52(1), 8-14.

　　③ Lorant, V., Deliege, D., Eaton, W., Robert, A., Philippot, P., & Ansseau, M. (2003). Socioeconomic Inequalities in Depression: A Meta-analysis. *American Journal of Epidemiology*, 157(2), 98-112.

　　④ Harpham, T. (1994). Urbanization and Mental Health in Developing Countries: A Research Role for Social Scientists, Public Health Professionals and Social Psychiatrists. *Social Science and Medicine*, 39(2), 233-245.

　　⑤ Brown, G. W., & Moran, P. M. (1997). Single Mothers, Poverty and Depression. *Psychological Medicine*, 27(1), 21-33.

　　⑥ Price, R. H., Choi, J. M., & Vinokur, A. D. (2002). Links in the Chain of Adversity Following Job Loss: How Financial Strain and Loss of Personal Control Lead to Depression, Impaired Functioning, and Poor Health. *Journal of Occupational Health Psychology*, 7(4), 302-312.

　　⑦ Petterson, S. M., & Albers, A. B. (2001). Effects of Poverty and Maternal Depression on Early Child Development. *Child Development*, 72(6), 1794-1813.

的人相比，没有汽车的人更容易患上精神类疾病；租房的人比拥有个人房产的人更容易罹患精神类疾病。[①]

也有研究指出，贫困其实是通过作用于人的心理感觉而与罹患抑郁症的风险相关的。因贫困而产生更多负面情绪的人会面临罹患抑郁症的更大风险。那些感到贫穷的人也报告常常感觉孤独，并且一半以上的人报告感到抑郁。[②] 也就是说，贫困本身虽然是促发抑郁症的因素，但如果个人对贫困的感受更加负面，则更有可能罹患抑郁症。由此来看，虽然社会因素是诱发抑郁症的外部因素，但也常常与个人心理因素相互作用才更有可能成为致病因素。

经济状况还与抑郁症的治疗状况有关，那些经济状况差的人，更可能因为得不到有效的治疗而延长病程。已有一些研究发现，经济困难和较低的社会经济地位的人与更长、更慢性的抑郁症病程呈正相关，延长的病程加重了低收入患者的疾病痛苦。[③] 通常，低收入患者、拥有较少抑郁症治疗知识的患者和受教育程度较低的患者没有条件或者更不主动积极治疗，从而导致面临更长的疾病病程和更多的痛苦。[④]

在个人生活层面，遭遇到的负性生活事件被认为是促使抑郁症发病的因素。有研究发现，抑郁症发病前6个月里经历过重大压力事件的患者是普通人的3倍。60％以上的抑郁症患者首次发作前都经历了一件或几件重大的负性压力事件。[⑤] 这些负性压力事件包括贫困、丧亲、搬家、社会疏远、就业困

① Lewis, G., Bebbington, P., Brugha, T., Farrell, M., Gill, B., Jenkins, R., & Meltzer, H. (1998). Socioeconomic Status, Standard of Living and Neurotic Disorder. *The Lancet*, 352(9128), 605-609. Lewis, G., & Araya, R. (2002). Globalization and Mental Health. In: Sartorius, N., Gaebel, W., López-Ibor, J. J., & Maj, M. (eds) *Psychiatry in Society*. Chichester: John Wiley.

② Payne, S. (2006). Mental Health, Poverty and Social Exclusion. In: Pantazis, C., Gordon, D., & Levitas, R. (eds.). *Poverty and Social Exclusion in Britain*. London: The Policy Press.

③ Lorant, V., Deliege, D., Eaton, W., Robert, A., Philippot, P., & Ansseau, M. (2003). Socioeconomic Inequalities in Depression: A Meta-analysis. *American Journal of Epidemiology*, 157(2), 98-112.

④ Voorhees, B., Cooper, L. A., Rost, K. M., Nutting, P., Rubenstein, L. V., Meredith, L., et al. (2010). Primary Care Patients with Depression are Less Accepting of Treatment than Those Seen by Mental Health Specialists. *Journal of General Internal Medicine*, 18(12), 991-1000.

⑤ [法]贝尔纳·格朗热：《抑郁症》，李颖译，北京：中央编译出版社，2013，第45页。

难、关系破裂、慢性疾病或突发重病等。① 抑郁病程持续的时间与长期贫困、婚姻困难（包括家庭矛盾、家暴、离异等）、突发丧偶有强关联，与长期的慢性疾病和心理创伤也呈正相关。② 个人婚姻状况也与抑郁症患病之间存在显著相关。在婚姻中，对配偶不满意的人比对配偶满意的人患上抑郁症的概率高出近 3 倍，③分居或离婚状态预示着患抑郁症的可能性更大。④ 已婚者以及婚姻关系质量良好的人可以预测较高的抑郁症康复率。⑤ 在女性抑郁症患者中，遭遇长期生活困难的比例是非抑郁症患者女性的 3 倍；有孩子需要养育的工薪阶层女性罹患抑郁症的可能性是没有孩子的职业女性的 4 倍，这可能由于养育孩子是一个长期的付出和劳动，与经济困窘和职业发展产生的矛盾会激发焦虑和不安情绪。⑥ 尤其重要的是，社会支持率低的单身母亲患抑郁症的风险最大，因为她们最有可能经历一开始就可能导致抑郁的那种严重的负性生活事件。⑦ 事实上，低社会支持和低生活水平两项因素的结合极大地增加

① Platt, S., Martin, C., & Hunt, S. (1990). The Mental Health of Women with Children Living in Deprived Areas of Great Britain: The Role of Living Conditions, Poverty and Unemployment. In: Goldberg, D., & Tantam, D. (eds.). *The Public Impact of Mental Disorder*. Toronto: Hogrefe & *Huber. Putnam, R. D. (2000). Bowling Alone*. New York: Simon & Schuster.

② Brown, G. W., & Moran, P. M. (1997). Single Mothers, Poverty and Depression. *Psychological Medicine*, 27(1), 21-33. *Brown, C.*, Schulberg, H. C., & Prigerson, H. G. (2000). Factors Associated with Symptomatic Improvement and Recovery from Major Depression in Primary Care Patients. *General Hospital Psychiatry*, 22(4), 242-250.

③ Stansfeld, S. A., Fuhrer, R., & Shipley, M. J. (1998). Types of Social Support as Predictors of Psychiatric Morbidity in a Cohort of British Civil Servants (Whitehall II study). *Psychological Medicine*, 28(4), 881-892. *Whisman, M. A.*, Bruce, M. L. (1999). Marital Dissatisfaction and Incidence of Major Depressive Episode in a Community Sample. *Journal of Abnormal Psychology*, 108(4),674-678.

④ Barkow, K., Maier, W., Ustun, T. B., Gansicke, M., Wittchen, H. U., Heun, R. (2002). Risk Factors for New Depressive Episodes in Primary Health Care: An International Prospective 12 Month Follow-Up Study. *Psychological Medicine*, 32(4), 595-608.

⑤ Goering, P. N., Lancee, W. J., & Freeman, S. J. (1992). Marital Support and Recovery from Depression. *British Journal of Psychiatry*, 160(1), 76-82. Meyers, B. S., Sirey, J. A., Bruce, M., Hamilton, M., Raue, P., Friedman, S. J., et al. (2005). Predictors of Early Recovery from Major Depression among Persons Admitted to Community Based Clinics. *Archives of General Psychiatry*, 59(8), 729-735.

⑥ Brown, G. W., & Moran, P. M. (1997). Single Mothers, Poverty and Depression. *Psychological Medicine*, 27(1): 21-33.

⑦ Payne, S. (2006). Mental Health, Poverty and Social Exclusion. In: Pantazis, C., Gordon, D., & Levitas, R (eds.). *Poverty and Social Exclusion in Britain*. London: The Policy Press.

了个人所能承受的心理痛苦[1],而家庭成员和其他社会网络的支持被证明能够有效降低低收入女性患抑郁症的风险。[2]

家庭结构对罹患抑郁症的风险也有显著相关,尤其是单亲家庭结构对心理健康和罹患抑郁症风险有一定的影响。不过,有研究发现单亲家庭并非导致抑郁症的单一的直接因素,单亲家庭的养育者和孩子比其他人更容易患抑郁症,往往是由于单亲家庭实际的育儿负担大于双亲家庭,更容易遭遇贫穷和社会排斥,而对于没有显著贫困和养育困难的单亲家庭来说,这一因素的影响并不显著。[3]

迄今为止的大多数研究都更关注成年人的抑郁症问题,也有研究显示,容易诱发成年人罹患抑郁症的因素有些也适用于儿童。贫困家庭儿童因学习成绩、营养状况和社会发展状况更差,与非贫困儿童相比,抑郁症的发病率也更高。[4] 调查发现,那些处于长期贫困状态的儿童的抑郁程度更高,并且儿童成长早期的经济贫困状态对其心理健康有长期的影响。[5] 在儿童生命的前五年的持续贫困会增加儿童在青春期及成年后罹患抑郁症的风险,但并未发现这种影响与母亲在儿童早年喂养阶段的心理状况存在相关。[6] 很多研究都支持过早失去父母(一方或双方)会成为儿童易患抑郁症的一个因素。而在过早失去父母的抑郁症患者中,因长期与父母分离而引发抑郁症的可能性高于因父

---

① Parker, G., Gladstone, G., Roussos, J., Wilhelm, K., Mitchell, P., et al. (1998). Qualitative and Quantitative Analyses of a "Lock and Key" Hypothesis of Depression. *Psychological Medicine*, 28(6), 1263-1273. Stansfeld, S. A., Fuhrer, R., & Shipley, M. J. (1998). Types of Social Support as Predictors of Psychiatric Morbidity in a Cohort of British Civil Servants (Whitehall Ⅱ study). *Psychological Medicine*, 28(4), 881-892. Payne, S. (2006). Mental Health, Poverty and Social Exclusion. In: Pantazis, C., Gordon, D., & Levitas, R. (eds.). *Poverty and Social Exclusion in Britain*. London: The Policy Press.

② Lott, B., & Bullock, H. E. (2001). Who are the Poor? *Journal of Social Issues*, 57(2), 189-206.

③ Payne, S. (2006). Mental Health, Poverty and Social Exclusion. In: Pantazis, C., Gordon, D., & Levitas, R. (eds.). *Poverty and Social Exclusion in Britain*. London: The Policy Press.

④ Petterson, S. M., & Albers, A. B. (2001). Effects of Poverty and Maternal Depression on Early Child Development. *Child Development*, 72(6), 1794-1813.

⑤ McLeod, J. D., & Shanahan, M. J. (1996). Trajectories of Poverty and Children's Mental Health. *Journal of Health and Social Behaviour*, 37(3), 207-220.

⑥ Spence, S. H., Najman, J. M., Bor, W., O'Callaghan, M. J., & Williams, G. M. (2002). Maternal Anxiety and Depression, Poverty and Marital Relationship Factors during Early Childhood as Predictors of Anxiety and Depressive Symptoms in Adolescence. *Journal of Child Psychology and Psychiatry*, 43(4), 457-469.

母早亡而引发抑郁症的可能性。[①]

如上所述,我们从生物学、心理学(精神分析)和社会学的视角对学术界,主要是医学界所生产的抑郁症病因话语进行了梳理。虽然说社会学或社会因素的分析并非医学话语的主流,但越来越多的医学社会学者和临床医生开始认识到抑郁症发病的复杂性,并认为任何一个单一要素的归因都是不恰当的。因此,医学界有越来越多的人主张用"生物—心理—社会"框架,将不同的作用因素结合在一起考虑,建立一个从精神分析、生物病理分析和生活事件分析相结合的病因分析框架[②],从而指导抑郁症的临床治疗。

三、抑郁症的治疗话语

在医学界,针对抑郁症的治疗尚未形成共识,但已有越来越多的治疗方式被应用于临床,获得了不少治疗的经验。总体上,在医学主导的治疗方式中,以药物治疗和心理治疗两种方式最为普遍。其他治疗方式都被视为辅助方式,还没有取得普遍性的认可。

1. 药物治疗

抗抑郁药自 1957 年投入临床使用以来[③],转折性地改变了抑郁症的治疗方式,逐渐成为重要的抑郁症医学治疗方式。[④] 有研究发现药物治疗对重度抑郁症的有效率达 60%～70%,持续性的药物治疗可以发挥持续的作用。新型的抗抑郁药在药物的副作用上有了明显改善,药物治疗也逐渐被接受。[⑤]据世界卫生组织的数据,在所有抑郁症患者中,有 32% 的人接受过治疗,其中有 10% 的人服用了抗抑郁药和安眠药,14% 的人只服用安眠药或安定类药物。药物治疗的临床使用状况在不同国家也有不同。有研究比较了法国、英国和德国的情况发现,在 1997 年,法国每千名居民中有 163 人去就医并由医生开了抗抑郁药,在英国这一数字是 155 人,在德国是 68 人。同年,每百个抑郁症诊断中,法国有 93.7% 的患者由医生给开了抗抑郁药,英国是 86.3%,德国是 62.1%。该报告的作者称,发达国家每年抑郁症的发病率大约为 5%,大

① [法]贝尔纳·格朗热:《抑郁症》,李颖译,北京:中央编译出版社,2013,第 55 页。
② Carl, W. (2008). *Depression and Globalization——The Politics of Mental Health in the Twenty-First Century*. New York: Springer, 14.
③ [法]贝尔纳·格朗热:《抑郁症》,李颖译,北京:中央编译出版社,2013,第 87 页。
④ [法]贝尔纳·格朗热:《抑郁症》,李颖译,北京:中央编译出版社,2013,第 1 页。
⑤ [法]贝尔纳·格朗热:《抑郁症》,李颖译,北京:中央编译出版社,2013,第 55 页。

约 2%～3% 的人服用过抗抑郁药。① 过去 20 多年里,抗抑郁药的使用量迅速上升,尽管有相当多有抑郁症状的人并未去做抑郁症诊断,但抗抑郁药使用量增长得仍然很快,抗抑郁药物已成为精神药物类市场份额中占比最高的药物了。②

迅速增长的抗抑郁药物的使用量,也被人们认为有药物滥用的嫌疑。一份针对法国的调查报告显示,在使用药物治疗的抑郁症患者中,大约 2/3 到 3/4 为女性患者;大约 70%～85% 的抗抑郁药物是由全科医生开出的;有 1/3 的抗抑郁药处方超出了药品说明的适用范围;大约 20% 的服药患者没有接受过精神科医生的诊断;服药病人中有 2/3 的人同时服用另一种精神药物;60%～70% 的病人的服药期在 6 个月或 6 个月以上,50% 的病人的服药期长达一年以上。③

随着抗抑郁药物使用量的不断增长,人们也开始关注药物的副作用问题。比如不少患者会担心长期服用抗抑郁药会形成药物依赖,停药后会出现逆转或反复;抗抑郁药作用于植物神经系统,可能引起高血压、多汗和心悸等症状;对心脏、生殖和内分泌系统也会有一些负面影响,如阳痿、性欲降低、体重增加等。④ 其实,针对药物的疗效和副作用,医学界也有不少的争议。已有研究发现抗抑郁药并不是治愈抑郁症的灵丹妙药,它对于抑制焦虑、抑郁情绪以及帮助睡眠有作用,但并不能解决患者的精神痛苦。有时服用药物的抑郁症患者症状得到了缓解,也不能说明是单一的药物发挥了作用。⑤ 当前医学界对抗抑郁药物对大脑中众多不同激素和神经递质的影响机制仍不太清楚,也不十分清楚这些生物元素如何与遗传和环境因素相关。⑥ 临床治疗通常认为抗抑郁药物更适合控制由遗传或生物因素引起的内源性抑郁症,反应性抑郁被认为是由逆境引起的,目前仍主要通过心理治疗来治疗。⑦ 另外,由于抑郁症发病的复杂性,即便是药物治疗也需要对症下药,因此,临床医生需要对患者的精神状态、既往病史、生活环境、家庭情况、工作情况和个人成长经历进行非常

---

① 〔法〕贝尔纳·格朗热:《抑郁症》,李颖译,北京:中央编译出版社,2013,第 77 页。

② 〔法〕贝尔纳·格朗热:《抑郁症》,李颖译,北京:中央编译出版社,2013,第 79 页。

③ 〔法〕贝尔纳·格朗热:《抑郁症》,李颖译,北京:中央编译出版社,2013,第 79 页。

④ 〔法〕贝尔纳·格朗热:《抑郁症》,李颖译,北京:中央编译出版社,2013,第 94-95 页。

⑤ Carl, W. (2008). *Depression and Globalization——The Politics of Mental Health in the Twenty-First Century*. New York: Springer, 177-179.

⑥ Carl, W. (2008). *Depression and Globalization——The Politics of Mental Health in the Twenty-First Century*. New York: Springer, 179.

⑦ 〔法〕贝尔纳·格朗热:《抑郁症》,李颖译,北京:中央编译出版社,2013,第 82 页。

充分的评估。①

2. 心理治疗

心理学和精神分析认为诱发抑郁症的因素包括个人的性格特征和心理状况,因此,通过心理治疗可以改善和缓解患者的抑郁症状。20世纪中后期,语言和讲述逐渐成为心理治疗的基本形式。心理学认为病人有关创伤体验的记忆可以通过治疗师和患者之间交流被唤醒,并在心理治疗师的帮助下获得疏解和消散。当抑郁症作为精神类疾病的一种被疾病分类系统确定下来后,有关抑郁症的心理治疗方法也获得了发展的空间。一些过去并不被认为是疾病的问题,在新的疾病界定框架下被认为是疾病或者心理障碍,比如妇女绝经前的烦躁不安,产后抑郁症和妊娠期抑郁症、社交恐惧症、儿童暴饮暴食等。

以美国为例,在1980年之前心理咨询或心理疗法还鲜有人知,但到了90年代初,美国人接受心理咨询和治疗的比例便达到了13.3%。② 从1970年至1995年,美国精神卫生专业人员数量翻了两番。精神卫生专业人员也越来越多承担起处理犯罪、社会破坏、越轨行为的心理咨询和治疗工作。仅1994年在加利福尼亚州就有13800名执业的临床心理学家、13000名社会工作者、21600名婚姻家庭指导顾问和6500名精神病医生。③ 事实上,北美现在有比消防员和邮递员更多的心理治疗师,数量甚至是牙医的两倍。④

就我国的情况来看,由于抑郁症在我国医学领域及民众中获得普遍性认知的时间较晚,心理疗法运用于抑郁症临床治疗的时间更晚,直到现在仍不能说心理治疗已经在民众中获得了普遍的接受。在2000年之前,我国的心理咨询服务基本以精神专科医院的医疗服务为主,营利性的社会心理咨询机构还寥寥无几,原因之一是专业的心理咨询师严重短缺。⑤ 2002年4月,《上海市精神卫生条例》生效,从立法上明确了营利性心理咨询服务的地位,并确立了机构登记注册、人员资质许可等制度,此后多地的地方精神卫生立法也借鉴了上海的设计,推动了社会心理咨询机构的兴起;同年7月,原劳动保障部的咨

---

① [法]贝尔纳·格朗热:《抑郁症》,李颖译,北京:中央编译出版社,2013,第132页。

② Horowitz, A. (2002). *Creating Mental Illness*. Chicago: The University of Chicago Press, 37.

③ Cushman, P. (1995). *Constructing the Self, Constructing America*. New York: Da Capo Press, 48.

④ Kitzinger, C., & Perkins, R. (1993). *Changing Our Minds: Lesbian Feminism and Psychology*. New York: New York University Press, 124.

⑤ 钱铭怡等:《我国未来对心理咨询治疗师需求的预测研究》,《中国心理卫生杂志》2010年第12期,第942-947页。

询师国家职业资格考试正式启动,此前该职业已被正式纳入国家《职业分类大典》成为一项独立职业,这推动了心理咨询师队伍的壮大。① 不过,虽然有大量持证的心理咨询师,但真正从业的比例非常少。在我国大约90多万名持证的心理咨询师中仅有3~4万人从事心理咨询行业(专职或兼职)的心理咨询工作,90%以上持证的心理咨询师都未从业。② 与我国1600多万患有严重的精神和心理障碍疾病的患者③,以及1.9亿患有不同程度精神或心理障碍的患者相比④,我国心理咨询师的人员缺口大约有43万。⑤

　　就心理治疗本身,目前用于治疗抑郁症的心理疗法有很多,比较常用的包括认知行为疗法(Cognitive behavioral therapy)、人际关系疗法(Interpersonal therapy)、正念认知疗法(Mindfulness-based cognitive therapy)、接纳与承诺疗法(Acceptance and commitment therapy)、精神分析(Psychoanalysis)、心理咨询(Counseling)和叙事疗法(Narrative therapy)等。⑥ 心理疗法被认为是与抑郁症药物治疗互补的治疗方案,并且在处理非忧郁型抑郁症方面被认为更有效果。不过,在药物治疗仍然占主导的当下,心理疗法的有效性并没有被普遍认可。

　　3. 其他治疗方法

　　在临床治疗中医生也推荐一些非医疗的治疗方法。⑦ 比如对于心理运动减慢、没有主动性、犹豫不决、忧伤、缺乏精力、缺少欲望和乐趣的患者,可尝试使用让病人活跃起来的疗法,散步、娱乐或多做运动是经常被推荐的方法。也有医生建议可以去旅行、换换环境、去乡村休养。也有一些调整生物节律的方法,如早起,或在秋冬时节多晒太阳。还有一些食疗方案,比如补充维生素等。⑧ 不过这些疗法的有效性和普遍适用性还未有共识,因此这些治疗方案

　　① 谢斌:《心理咨询行业在中国的困局与出路》,《心理学通讯》2018年第3期,第175-176页。
　　② 周婧:《社会上的心理咨询服务现状与对策研究》,西南大学基础心理学博士学位论文,2010,第3页。
　　③ 张晨:《精神疾病话语的媒介呈现及框架变迁》,武汉大学新闻学博士学位论文,2014,第2页。
　　④ 张晨:《精神疾病话语的媒介呈现及框架变迁》,武汉大学新闻学博士学位论文,2014,第4页。
　　⑤ 周婧:《社会上的心理咨询服务现状与对策研究》,西南大学基础心理学博士学位论文,2010,第3页。
　　⑥ [澳]格雷姆·考恩:《我战胜了抑郁症》,凌春秀译,北京:人民邮电出版社,2015,第36页。
　　⑦ 临床使用的医学疗法中,除了药物治疗,还有电休克疗法(或电击疗法)和经颅磁刺激疗法,这些方法存在比较多的争议,在此不详述。参见[澳]格雷姆·考恩:《我战胜了抑郁症》,凌春秀译,北京:人民邮电出版社,2015,第33页。
　　⑧ [法]贝尔纳·格朗热:《抑郁症》,李颖译,北京:中央编译出版社,2013,第103-104页。

并没有成为医学话语的主流。

另外,虽然当前使用的抑郁症的治疗方案是在医学研究和临床实践中形成的,但医学界仍然主张抑郁症的治疗必须要建立在全面的临床评估的基础上,以便找出致病的原因对症下药。由于抑郁症通常不是单一原因引起的[①],因此,各种疗法之间并不冲突,在决定哪一种方法为最佳选择之前,可能会经历不同治疗方案的尝试。[②] 同时,以医生、家庭和社会共同参与和支持的"生物—心理—社会"治疗观应该始终贯穿于对抑郁症原因分析和对抑郁症的治疗当中。[③]

这些年,社会支持的概念及其在抑郁症治疗中的作用越来越受到关注。虽然它并不被医学话语所看重,也无法通过医学话语进行界定,但无论是抑郁症病理学研究还是临床医生并不否认,甚至十分强调社会支持对帮助抑郁症患者克服生活困难的意义。1983 年,美国心理学者曼纽尔·巴雷拉(Manuel Barrera)提出六类社会支持方式:物质帮助、提供服务、表示关爱、给予建议、提供信息和共同参与活动。[④] 这些社会支持对于抑郁症患者的治疗来说同样有益。

最后,家人和朋友对抑郁症患者的理解和支持对抑郁症的康复也很重要。实际上,孤独感和社会隔离感早已被认为是可以引发抑郁症的重要因素。[⑤]与其他具体身体部位损伤的疾病不同,抑郁症患者的精神痛苦看不见、摸不着,也难以描述,进而抑郁患者常被说成是"装病",或者"太矫情",也有很多人认为抑郁症只要努力自救或意志力坚强就能克服。如果持有这些观念的人恰好是抑郁症患者的亲友,这对于抑郁症患者的康复十分不利。因而,医学界(无论是脑科学还是神经科学)持续不断地对抑郁症进行研究,最主要的希望就是推广如此的认知:抑郁症是一种真正的疾病,患者无能为力地承受着痛苦,亲友们需要懂得这种反应是由于病情造成的,而不是因为患者缺乏意愿或者"无病呻吟"。[⑥]

结 语

在医学领域,抑郁症一般被化为用医学术语讲述和阐释的包括疾病表现、

① [法]贝尔纳·格朗热:《抑郁症》,李颖译,北京:中央编译出版社,2013,第 108 页。
② [澳]格雷姆·考恩:《我战胜了抑郁症》,凌春秀译,北京:人民邮电出版社,2015,第 36 页。
③ [法]贝尔纳·格朗热:《抑郁症》,李颖译,北京:中央编译出版社,2013,第 129 页。
④ Barrera, B., & Ainlay, S. L. (1983). The Structure of Social Support: A Conceptual and Empirical Analysis. *Journal of Community Psychology*, 11(2), 133-143.
⑤ [法]贝尔纳·格朗热:《抑郁症》,李颖译,北京:中央编译出版社,2013,第 125 页。
⑥ [法]贝尔纳·格朗热:《抑郁症》,李颖译,北京:中央编译出版社,2013,第 127 页。

病理分析和治疗方案在内的一系列疾病话语。用以呈现抑郁症话语的语言也是一种高度技术性的生物科学语言,它根植于对语言、生物学、经验之间关系的一种自然科学式的看法。① 医学的主要任务就是研究、诊断及理性地处理疾病,所使用的方法常常是通过将病人的症状联系到它们在身体组织及其功能的源头来解释疾病。因此,在临床上,医学的所有分科共享着一种独特的医学"解释学",一种对医学解释的绝对理解。② 按照这一范式,疾病是内在于生物性身体中的;不论躯体化表现是否明显,比如无论是看得见的某种癌细胞的迅猛繁殖,还是看不见的精神分裂或抑郁表现,医学寻求的都是生物性的、普遍的,并最终超越社会和文化情境的身体损伤。③ 当代医学提供的就是对疾病的客观的、科学化的描述,表现为通过检视身体、实验检查或成像技术,形成某种具有专业门槛的符号体系,医学界的疾病话语即是遵循这种知识生产逻辑而来的。④

　　纵观人类的发展历史,在古老的医学话语中一直都可以找到与抑郁症或抑郁相关的描述。现代医学在不同的学科领域建构着抑郁症的核心病征,突出抑郁症作为独立疾病进行诊疗的意义,最终将抑郁症作为一个独立的病种确定下来。抑郁症确立后,在医学界、临床医疗和药企的推动下,抑郁症的确诊率、治疗率都有了大大的提高,抑郁症研究在医学界的地位也得到了大幅度的提升。此后,在国家公共卫生部门和大众传媒科学知识普及和健康传播的推动下,抑郁症话语逐渐从医疗领域进入到公共话语空间中,获得了越来越多的"可见度"。只是从专业门槛较高的医学领域进入公共话语空间,形成通俗化或大众化的社会疾病话语或疾病文化,不是简单的医学话语的溢出或者复制,而是经历了一个复杂的社会建构的话语生产过程,这其中大众传播媒介是抑郁症社会话语最主要的生产主体。

　　① 〔美〕拜伦·古德:《医学、理性与经验:一个人类学的视角》,吕文江等译,北京:北京大学出版社,2010,第 11 页。

　　② 〔美〕拜伦·古德:《医学、理性与经验:一个人类学的视角》,吕文江等译,北京:北京大学出版社,2010,第 11 页。

　　③ 〔美〕拜伦·古德:《医学、理性与经验:一个人类学的视角》,吕文江等译,北京:北京大学出版社,2010,第 11 页。

　　④ 〔美〕拜伦·古德:《医学、理性与经验:一个人类学的视角》,吕文江等译,北京:北京大学出版社,2010,第 13 页。

第二章　框架"疾/痛"：新闻故事中的抑郁症话语

我没有从媒体的抑郁症报道中获得过任何有益的帮助。

——抑郁症患者

新闻不仅是一种媒体的话语实践活动，也是一种具有框架（frames）功能的话语文本。新闻文本与其他的媒体内容文本不同，它有真实性、客观性和维护公共利益的专业主义要求；它的生产受到社会系统中各个因素和媒体组织新闻生产常规（routines）的影响，包括以新闻价值标准来选择事件，以故事化的叙事来讲述事件，以框架策略来给予消息源以媒体身份（media standing）和观点倾向等。这些特性都使得新闻具有显著的"元话语"特性，即一种特殊的叙事范本框限着装进其中的事件（events）和议题（issues）。因此，对新闻报道中抑郁症"如何被言说"的分析，对于全面理解抑郁症媒体话语的形貌和新闻文本中抑郁症话语的生产逻辑具有启发意义。

第一节　新闻对疾病话语的建构——"元话语"的视角

尽管学术界对"新闻"的定义有不同的认知，如"信息说""事实说"或"报道说"[①]，但无论如何争议，大都围绕一个关键词——"事实"展开。[②] 潘忠党教授

[①] 在对新闻的不同理解中，以"信息说"（宁树藩）和"报道说"（陆定一）两种观点为主。学者尹连根说：给新闻下定义，似乎是几代新闻学者的一个理论情节，直至现今。基于建构论的理解，尹连根提出"新闻是一种对于现实的建构性呈现"，并在福柯知识与权力的理论基础上，将权力观引入，提出新闻是"现实权力关系新近变动的建构性呈现"。参见尹连根：《现实权力关系的建构性呈现——新闻定义的再辨析》，《国际新闻界》2011年第4期，第55-61页。

[②] 在有关新闻的诸多定义中，"事实"是一个核心要素。比如"凡是有趣味的事情，都是新闻"（约瑟夫·普利策）；"新闻是新近发生的事实的报道"（陆定一）；"新闻是报道（或传播）某种事实的信息"（宁树藩）。

区分了作为文本的新闻和作为实践的新闻,但其中都包含了"事实"这一核心要素。"作为文本的新闻(news)是可验证(verifiable)事实的呈现(无论呈现的形式如何,最终都表现为新闻文本);作为活动的新闻是观察、记录、查核、传递事实并建构意义的社会和文化实践。"① 而后者,更多是指新闻业(journalism),"它是一个由历史地形成的体制和伦理规范所结构和制约的行业(occupation)"。② 英国学者查勒比(Jean K. Chalaby)通过对英国报业的历史分析,也提出新闻业是"以事实为基础的话语实践"的观点。③

"以社会事实为基础"包含了新闻是社会事实之反映的反映论路径,话语实践又指出了新闻文本话语建构的本质。如学者黄煜所言最为本体的新闻概念如其名所示,为"新近之事,如是我闻"。一方面,它应是与时俱进、与技术发展共进、恒久弥"新"的文化产物;另一方面,新闻是社会、历史的产物。④ 如今,在建构论基础上理解新闻与社会事实之间的关系已是被学术界普遍接受的取向,二者结合所形成的对新闻的理解可以表述为新闻是用其特有方式来描述社会事实的话语实践活动。⑤ 这种特有的方式构成了新闻作为一种特殊的话语实践文本的"元话语"特性。

这种"元话语"特性分别由内生和外在两个层面的因素所决定。在内生层面,对"新闻是什么"的本源的界定从根本上决定着新闻的"元话语"特性,比如上述各位学者提到的"事实""可验证""信息"等。新闻专业主义作为新闻业独立性和管辖权宣称的话语资源一直试图给"新闻应该是什么"赋予内涵和(限定)。在外在层面,相当多的学者都认识到了新闻并不能以其理想的状态存在,新闻无论是从"真实性"上还是"客观性"上都只是对专业主义的追求。因为符号学、社会学和文化分析等领域的研究都发现,作为文本的新闻,其生产过程受到诸多因素的影响,这些影响因素通过特定的渠道和机制作用于新闻从业者,并最终将这些影响烙在新闻文本中。这种相对稳定的,并总是在新闻

---

① 潘忠党:《在"后真相"喧嚣下新闻业的坚持——一个以"副文本"为修辞的视角》,《新闻记者》2018年第5期,第6-18页。

② 需要强调的是新闻业指代的是"行业",而不是"产业",但在我们的日常使用中,常常有强调"产业"的偏向,从而造成"新闻业"更多关注经营问题。

③ 潘忠党:《在"后真相"喧嚣下新闻业的坚持——一个以"副文本"为修辞的视角》,《新闻记者》2018年第5期,第6-18页。

④ 徐来、黄煜:《"新闻是什么"——人工智能时代的新闻模式演变与新闻学教育之思》,《全球传媒学刊》2017年第4期,第25-39页。

⑤ 郑忠明:《新闻事实的本体结构与新闻客观性——基于批判实在论的解释》,《国际新闻界》2020年第2期,第144-164页。

文本中形成烙印的因素,成为形构新闻"元话语"的力量。我们需要对这些力量进行分析,以此才能了解新闻的"元话语"结构是什么,以及会对所报道之事件和议题产生如何的影响。

一、"元话语"以及作为"元话语"的新闻

元话语(meta-discourse)最早是一个语言学概念,对其的研究可以追溯到20世纪60年代。1959年,美国语言学家哈里斯(Zelling S. Harris)最早提出元话语概念,认为元话语聚焦语篇生产者、使用者和语篇本身之间的关系,为受话者解读语言使用和语篇分析提供一种方法。[①] 英国语言学家肯·海兰(Ken Hyland)对其进行阐发,成为元话语研究的集大成者。他将元话语置于社会语境中,强调元话语能促进语篇与语境的相互作用,进而实现交际双方的有机互动。[②] 此后,越来越多的研究者开始关注元话语问题,将元话语视为"有关话语的话语"问题进行探讨。比如范德·科普尔(Vande Kopple)认为,元话语是"有关话语的话语",是"有关交际的交际",它与命题内容无关,主要用于引导读者组织、分类、解释和评价文本所传递的信息。[③] 也就是说,元话语是引导人们理解某种"文本是什么"(不是"文本内容是什么")的概念。

美国学者卡尔森(Matt Carlson)将元话语的概念引入新闻研究当中,提出"元新闻话语"理论(theory of meta journalistic discourse)。他认为"元新闻话语"概念源于语言学对"对象语言"和"元语言"的分类[④],当人们讨论一个对象时,所使用的语言被称为对象语言,而当人们谈论语言本身时,所使用的语言被称为元语言。如果把元语言的分类运用于新闻领域即可看到:当人们通过新闻来认知世界时,这时的新闻可被视为一种复杂的"新闻话语"(news discourse);当人们谈论新闻自身时,这种"关于新闻的公开言说"则被视为"元新闻话语"。[⑤] 卡尔森的"元新闻话语"理论主要指后者,即关于新闻的话语。

---

① 何中清、闫煜菲:《元话语研究30年——发展、问题和展望》,《北京科技大学学报(社会科学版)》2020年第1期,第22-29页。

② Hyland, K. (2005). *Metadiscourse*. London: Continuum.

③ Koppple, W. J. V. (1985). Some Exploratory Discourse on Metadiscourse. *College Composition and Communication*, 36(1), 82-93.

④ 转引自王辰瑶:《反观诸己:美国"新闻业危机"的三种话语》,《国际新闻界》2018年第8期,第25-45页。

⑤ Carlson, M. (2014). Gone, but not Forgotten: Memories of Journalistic Deviance as Metajournalistic Discourse. *Journalism Studies*, 15(1), 33-47. 转引自王辰瑶:《反观诸己:美国"新闻业危机"的三种话语》,《国际新闻界》2018年第8期,第25-45页。

作为元话语的新闻影响并指引着人们如何理解和评价新闻文本所传递的有关社会事件和议题的信息。在这一点上,元话语与文本的体裁(genre)有些类似,即特定体裁携带着这类文本体裁固有的信息,将事件或议题装进新闻文本中必定与装入其他文本体裁中所形成的内容大有不同。人们通过新闻看到的世界,是在这种元话语结构中的符号世界。

　　作为元话语的新闻的文本特性主要来自于对新闻这一话语实践类型本源(或应然)的界定。新闻专业主义是对新闻应然界定的主要话语资源。新闻专业主义理念及其操作化要求奠定和形构着"新闻应该是什么",这一点也正是卡尔森所言的"元新闻话语",即关于"新闻是什么"的话语。从新闻专业主义的视角来看,新闻之所以能够作为一种特殊的话语文本,并作为具有一定专业性的话语实践行业存在,源于其从业者及其利益相关者对职业独立性和专业主义的宣称。

　　潘忠党教授在其《在"后真相"喧嚣下新闻业的坚持》一文中提到:新闻专业主义是探讨新闻从业者群体如何作业,如何表述自己在其中践行的理念,如何运用专业主义的职业理念来建构这些话语实践,如何以这样的话语实践服务公众、建构职业群体的认同,是新闻专业主义理念的核心。[①] 作为"主义"存在的新闻业首先是在理念和价值层面的追求,它包括一套定义媒介社会功能的信念,一系列规范新闻工作的职业伦理,一种服从政治和经济权力之外的更高权威的精神,以及一种服务公众的自觉态度。[②] 同时还是一种实践或操作手法和准则,这些准则包括真实、准确、客观、平衡、公共利益原则等。"客观性"(objectivity)是准则的核心,虽然它是基于美国新闻业在特定的历史条件下形成并得到阐述的,但作为认识论准则,它已为学界和业界所共享。[③]

　　"客观性"原则是描述"新闻应该是什么"的核心,也成为新闻实践"边界工作"的标准(以此区别新闻与言论、新闻与广告、新闻与娱乐之间的差别),以此划定新闻与包括新闻源在内的"业外人士"之间的职权范畴的程序。[④] 其中

---

① 潘忠党:《在"后真相"喧嚣下新闻业的坚持——一个以"副文本"为修辞的视角》,《新闻记者》2018年第5期,第6-18页。

② 潘忠党、陆晔:《走向公共:新闻专业主义再出发》,《国际新闻界》2017年第10期,第91-124页。

③ 潘忠党、陆晔:《走向公共:新闻专业主义再出发》,《国际新闻界》2017年第10期,第91-124页。

④ Revers, M. (2013). Journalistic Professionalism as Performance and Boundary Work: Source Relations at the State House. *Journalism*, 15(1), 37-52.

"事实性网络"的建设，以及客观性的仪式性演示等①，都是对客观性原则的制度化确认。在这个意义上，可以说没有事实，即没有所谓的新闻。②

　　然而，在新闻专业主义理念中对客观性的尊崇和强调有多强，对其的质疑和诟病的声音就有多大。在对新闻的论述中，至少有三个来自不同领域的研究对新闻元话语中的客观性提出质疑，并揭示出诸多影响新闻客观性的要素，这些要素通过不同的机制，以不同的方式影响着现实状态下"新闻是什么"以及"能够是什么"的元话语特性。这三个领域分别是：语言学和符号学领域、新闻生产社会学领域和文化研究领域。

　　（1）语言学、符号学及叙事研究的视角。语言学是基于符号学的一门学科，如今也一般统称为符号学。符号学是探讨能指与所指如何构成符号，并通过符号系统的使用如何生成意义的学科。按照现代语言学理论的奠基者索绪尔（Ferdinand de Saussure）的理解，语言是一扇通向外部世界的窗户，人们可以通过它看见外部世界。③ 而当人们通过语言来认识外部世界时，语言便成为认识世界的中介。因此，任何使用语言的行为（即言语行为）必须要符合符号系统的结构要求，才能够达成有效的意义表达（即意义被熟知符号系统的人所理解）。"这样，词语以及话语（即词语的组合，它更是严格地由句法关系而不是外部世界决定的）构成了一个语言的世界，对它的任何操作并不能从外部事物中找到合法性依据。"④如徐亮教授所言，在新闻报道中使用"妓女"或者"性工作者"似乎称呼的是同一个对象，但通过这两个词人们所"看见"的东西不一样。因为语言根本无法与事物形成一对一的关系。⑤

　　从语言学来看，建立在符号运作系统上的新闻文本，其真实性和客观性是不可能实现的。但这是否就意味着新闻真实性是无意义的呢？当然不是。新闻的真实性通常并不是在符号学层面上来对新闻实践作出要求的。比如对于事件发生的时间、地点、人物、过程及事实性结果，这些要件以常识为根据进行

---

　　① Tuchman, G. （1978）. Professionalism as an Agent of Legitimation. *Journal of Communication*, 28(2), 106-113.

　　② 潘忠党、陆晔：《走向公共：新闻专业主义再出发》，《国际新闻界》2017 年第 10 期，第 91-124 页。

　　③ 徐亮：《新闻文本的文学性与新闻专业主义的相对性》，《新闻与传播研究》2008 年第 2 期，第 54-59＋95 页。

　　④ 徐亮：《新闻文本的文学性与新闻专业主义的相对性》，《新闻与传播研究》2008 年第 2 期，第 54-59＋95 页。

　　⑤ 徐亮：《新闻文本的文学性与新闻专业主义的相对性》，《新闻与传播研究》2008 年第 2 期，第 54-59＋95 页。

准确性判断是完全可以做到的。在这一点上,与真实相对的是虚假新闻,即无中生有编造事实或伪造事实要件。但从另一个层面,从新闻的选择、因果逻辑的搭建、要件堆积所生成的意图或"言外之意"的层面看,作为话语运作的新闻,赋予了事件太多的"附加物",它是某种有意图的话语构造。在这一层面,任何新闻都是有倾向性的。而新闻通过叙事和框架(frames)来实现倾向性的表达或形成某种并没有被意识到的倾向性。①

在符号学和语言学的视角下,作为语言作品的新闻既无法从根本上保证客观真实,也不可避免地卷入到文学性的操作中。② 叙事学理论为进一步理解新闻作为语言文本的叙事结构提供了启发。叙事学发端于文学研究,但罗兰·巴尔特(Roland Barthes)超出文学研究,认为"叙事存在于神话里、传说里、寓言里、童话里、小说里、史诗里、历史里、悲剧里、正剧里、喜剧里、哑剧里、绘画里、彩绘玻璃上、电影里、连环画里、社会新闻里、会话里"③。叙事理论为探讨新闻的叙事结构提供了启发,这种叙事结构也可被视为一种新闻的元话语。20 世纪后期,有关新闻叙事的研究越来越丰富。在一些传播学研究者眼里,"报纸新闻、电视和广播报道都具有与小说相同的叙事结构"④,在电视盛行的年代,有学者认为电视是最主要的社会故事的叙事者。⑤

当然,新闻叙事与文学叙事有着明显的不同,但这种不同不是根本性的,只要进入到语言,进入到讲述和叙事,新闻就是发生在我们时代的各种各样的故事。⑥ 比如对战争、冲突、谋杀、灾难等突发事件的报道,对选举、会议、仪式

---

① 这里是指新闻的倾向性有些是有意所为,以客观性为幌子,生产有倾向性的新闻框架;有些可能是无意识的,这种倾向性的形成可能由于新闻生产常规(routines)、新闻生产者的文化观念、意识形态或新闻理念等因素造成。在新闻框架研究中,有相当多方面的研究成果。也是在这一基础上,我们没有选择使用"偏见"一词,偏见隐含着某种对主观故意的批评意含,与结构主义基础上的倾向性或框架有所不同。

② 徐亮:《新闻文本的文学性与新闻专业主义的相对性》,《新闻与传播研究》2008 年第 2 期,第54-59+95 页。

③ [法]罗兰·巴尔特:《叙事作品结构分析导论》,见《西方文艺理论名著选编(下)》,伍蠡甫、胡经之主编,北京:北京大学出版社,1987,第 473 页。转引自徐亮:《新闻文本的文学性与新闻专业主义的相对性》,《新闻与传播研究》2008 年第 2 期,第 54-59+95 页。

④ 徐亮:《新闻文本的文学性与新闻专业主义的相对性》,《新闻与传播研究》2008 年第 2 期,第54-59+95 页。

⑤ [美]罗伯特·C.艾伦编:《重组话语频道》,麦永雄、柏敬泽译,北京:中国社会科学出版社,2000,第 45 页。

⑥ 徐亮:《新闻文本的文学性与新闻专业主义的相对性》,《新闻与传播研究》2008 年第 2 期,第54-59+95 页。

性事件的报道,对经济、金融、商业等领域的报道,对新知识、新发现、新技术、新创造的报道,这些不同领域、不同条线的新闻,无不是在一定的叙事结构中生产出来的故事文本。只是新闻故事与文学故事相比,它从文本类型上,突出的一个特点是"非虚构"(或者纪实)。为了保证新闻的非虚构性,除了我们前文提及的,保证交代事件的各要件不能虚构外(即事实真实),还存在叙事方式上的一些特点,比如,纪实型叙事通常不做心理描写,即使是解释人物心理,也会"通过不肯定的、假设的谨慎语气使心理解释变得委婉一些"[①];将文本作者(通常是记者编辑)隐藏在幕后,作者的意图不能呈现在文本中,以彰显新闻的客观性;叙事不能有明显的倾向性,比如报道冲突事件需要为保持平衡而给冲突各方同等的发言机会等。

自 20 世纪 60 年代人文社科领域出现了语言学转向后,新闻作为一种结构主义的话语实践方式逐渐受到认可。早期的新闻学研究认为只要遵循客观性原则和新闻产制的规范和伦理,新闻便能客观地反映社会现实。[②] 但持建构主义立场的学者则对此观点提出了批评。建构论强调真实(reality)具有多面性与可塑性(plastic)——多面性乃因真实是透过各种符号和语言系统传达的,可塑性则因真实可延伸(stretched)或制作(shaped),已符合人们特殊工作的行动目标。[③]

沿着符号学和语言学的路径,学者们发现无论是用文字、声音,还是图片、影像来呈现新闻,它必然是一个经历符号编码或语言组装的过程,这是一个用语言符号来"建构"或"表征"社会现实的过程。[④] 因此,新闻并非报道事实,而是对"事实"的选择、安排、解释等"意义化"的过程。[⑤] 在语言学和符号学视阈内,作为话语实践文本的新闻受到语言或符码系统的结构框限,并且为了可读性和通俗性的要求,它是一种包含了时间、地点、人物、事件若干要素的故事化的叙事。

符号学在语言的使用和叙事层面揭示了新闻元话语的特性,即一个社会事件若要转化成新闻文本必须要经过基于语言符号的叙事过程。这一点在受

① [法]热拉尔·热奈特:《热奈特论文集》,史忠义译,天津:天津百花文艺出版社,2001,第 136-137 页。
② 臧国仁:《新闻媒体与消息来源:媒介框架与真实》,台北:三民书局,1999,第 14 页。
③ 臧国仁:《新闻媒体与消息来源:媒介框架与真实》,台北:三民书局,1999,第 25 页。
④ 翁秀琪等:《新闻与社会真实建构:大众媒体、官方消息来源与社会运动的三角关系》,台北:三民书局,1997,第 67 页。
⑤ 张锦华:《媒介文化、意识形态与女性:理论与实例》,台北:正中书局,1994,第 94 页。

到新闻专业主义诟病的"新新闻主义"和"非虚构写作"中表现得更为明显。法国文学批评家热拉尔·热奈特(Gérard Genette)从对历史文本的探讨出发,提出"没有任何'情节化'痕迹、没有任何小说手法的完全严谨的史记,都是不存在的"①,"'虚构化'的手段数十年来已经深入到某些纪实叙事形式中,如通讯或新闻调查(即美国所谓的'新新闻主义'以及'非虚构'等衍生体裁)"。②他指出,通讯报道完全可以拥有虚构叙事的全部要件,新闻要完全避免文学性是不可能的。③

从结构主义语言学出发,将新闻文本视为叙事的观点与新闻生产社会学的观点也有一致。比如舒德森(Michael Schudson)认为"新闻记者所写的字词,是作为故事出现在报纸上或荧屏上的。既不是政府官员或者文化团体本身、也不是'现实'自身魔术般地变成了字母符号,而是有血有肉的新闻记者逐词逐句地组织成我们称之为新闻的故事。是新闻记者制造了新闻"。④ 塔奇曼(Gaye Tuchman)也认为"说一则新闻报道是一个故事,是恰如其分的(no more,but no less),既非贬低新闻,亦非指控它为虚构,而是要提醒大家:就像所有的公共文献(public documents)一样,新闻是被建构了的现实,拥有它自己内在的有效性"⑤。只是,塔奇曼所言的内在有效性更多是从社会学的视角,将新闻作为一种在新闻机构中(新闻机构是社会组织的一种类型)生产出来的内容产品。

(2)新闻社会学的研究视角。社会学者迈克尔·舒德森认为如果说符号互动论或者建构论(比如 Molotch & Lester、Tuchman 及其他人的著作)是新闻生产的一种理论来源的话,那么组织理论或科层制理论(bureaucratic theory)可以作为一种补充。一方面,新闻可以看作社会生产的"现实",另一方面,也可以看作某种社会组织制造的产品,如其他制造品一样。⑥ 在这方面,社会学领域的研究提供了丰富的成果。

社会学对新闻生产过程的关注,可追溯到"把关人"理论。"把关人"概念

---

　　① [法]热拉尔·热奈特:《热奈特论文集》,史忠义译,天津:天津百花文艺出版社,2001,第150页。

　　② [法]热拉尔·热奈特:《热奈特论文集》,史忠义译,天津:天津百花文艺出版社,2001,第149页。

　　③ 徐亮:《新闻文本的文学性与新闻专业主义的相对性》,《新闻与传播研究》2008年第2期,第54-59+95页。

　　④ [美]迈尔克·舒德森:《新闻生产的社会学》,选自[英]詹姆斯·库兰、[美]米切尔·古尔维奇编:《大众传媒与社会》,杨击译,北京:华夏出版社,2006,第164-187页。

　　⑤ Tuchman, G. (1976). Telling Stories. *Journal of Communication*, 26(4): 93-97.

　　⑥ [美]迈尔克·舒德森:《新闻生产的社会学》,选自[英]詹姆斯·库兰、[美]米切尔·古尔维奇编:《大众传媒与社会》,杨击译,北京:华夏出版社,2006,第164-187页。

最早由社会心理学家库尔特·勒温(Kurt Lewin)在 1947 年的一个研究中提出。他的研究发现在食物的购买和消费过程中,家庭主妇起着"把关人"的作用。社会学家大卫·曼宁·怀特(David Manning White)将"把关人"的概念引入到对新闻业的探讨中。怀特通过对美国一家小型报纸编辑工作的研究提出"'新闻'在传播事实上是多么的主观,它是多么地依赖'把关人'自身的经验、态度和期望"。① 怀特发现了新闻生产环节的"把关人"现象,那些基于"写作单调"、"版面不够"或"政治倾向明显"而被放弃的新闻选择过程实际上是编辑的把关行为。"把关人"的概念对于窥见新闻生产过程的权力机制具有启发意义,只是怀特将"把关"视作编辑个人的偏好和选择行为被后来的一些研究者所不认同。典型的如瓦尔特·吉尔伯(Walter Gieber)。吉尔伯通过对多位电报编辑工作的研究发现编辑们的新闻选择具有相似的选择标准,他们通常"考虑的是生产目标、组织管理以及编辑部的人际关系"②,而他们的新闻选择诉诸的并非是政治,而只是照章办事而已。③ 与吉尔伯观点类似的还有布里德(Warren Breed),布里德通过对新闻编辑室的参与式观察,他发现有 6 项社会控制因素影响着编辑方针的执行。④

"把关人"理论为后续将新闻内容的生产与控制作为核心议题的新闻生产研究提供了基础。塔克曼、甘斯等人通过进入新闻组织内部,对新闻生产的过程做了更为深入的研究。他们发现了影响新闻生产的多重因素,而不仅是某个编辑记者把关的孤立行为。这也正是 20 世纪 70 年代兴起的第一波新闻室民族志研究所竭力论证的观点。⑤ 通过进入新闻编辑室的研究,学者们更侧重对把关(gatekeeping)过程中的各种结构性力量进行分析,并使用具有过程意味的动词——"把关"来代替名词意义的"把关人"。⑥ 在这个转变中,帕梅

---

① White, D. M. (1950). The "Gate Keeper": A Case Study in the Selection of News. *The Journalism Quarterly*, 27(4): 383-390.

② Gieber, W. (1956). Across the Desk: A Study of 16 Telegraph Editors. *Journalism & Mass Communication Quarterly*, 33(4), 423-432.

③ [美]迈尔克·舒德森:《新闻生产的社会学》,选自[英]詹姆斯·库兰、[美]米切尔·古尔维奇编:《大众传媒与社会》,杨击译,北京:华夏出版社,2006,第 164-187 页。

④ Breed, W. (1955). Social Control in the Newsroom: A Functional Analysis. *Social Forces*, 33(4), 326-335. 转引自白红义:《媒介社会学中的"把关":一个经典理论的形成、演化与再造》,《南京社会科学》2020 年第 1 期,第 106-115 页。

⑤ 白红义:《媒介社会学中的"把关":一个经典理论的形成、演化与再造》,《南京社会科学》2020年第 1 期,第 106-115 页。

⑥ 白红义:《媒介社会学中的"把关":一个经典理论的形成、演化与再造》,《南京社会科学》2020年第 1 期,第 106-115 页。

拉·休梅克(Pamela J. Shoemaker)是个重要学者。

　　休梅克认为无论是怀特个人行动的"把关人"观点,还是吉尔伯强调外部约束力量而将个体的作用"降到最低"的"把关人"观点①,都是不全面的。她试图为心理的主观倾向找到社会结构的动因,为权力、资源的分布找到在个体操作层面的表现和运用。② 1991年,休梅克出版《把关》一书。在此书中休梅克提出一个包括个体、传播常规、组织、媒介外社会/制度、社会系统等多个层面的新的把关模型(gatekeeping model)。③ 此后,休梅克不断完善把关理论,并将视野扩展至新闻内容生产中的控制因素。1991年,休梅克与史蒂芬·里斯(Stephen D. Reese)合著的《中介信息:大众传媒内容影响理论》(*Mediating the message:Theories of influences on mass media content*)一书出版。④ 在此书中,休梅克与里斯提出了一个影响媒介内容生产的五因素层级模型(见图2-1),两位作者认为"把关"就是挑选、写作、编辑、定位、安排调度、重复或者修改那些即将成为新闻的信息的过程⑤,而五层级模型中的诸多"力量"(forces)一起发挥着"把关"作用,决定着一个潜在的新闻事件是否能够通过"关口"成为新闻,以及成为怎么样的新闻。

　　休梅克和里斯提出的影响新闻生产的五层级模型几乎汇总了所有对新闻内容形成"把关"作用的要素。这些要素终会通过组织规范、新闻常规、消息源、记者编辑的新闻理念等机制和渠道影响新闻生产。当这些要

　　① 滕育栋:《回到原典:重新探究把关人理论的学术思想史理路——纪念休梅克〈把关人〉出版25周年》,《新闻传播》2011年第12期,第56-57＋59页。
　　② 滕育栋:《回到原典:重新探究把关人理论的学术思想史理路——纪念休梅克〈把关人〉出版25周年》,《新闻传播》2011年第12期,第56-57＋59页。
　　③ [美]帕梅拉·休梅克:《大众传媒把关(中文注释版)》,张咏华译,上海:上海交通大学出版社,2007。
　　④ 1991年,休梅克和里斯出版了《中介信息:大众传播内容影响理论》一书,此书在1996年同名再版(New York:Longman)。2004年第三版出版时,更名为《21世纪的中介信息:媒介社会学的视角》(Mediating the message in the 21st century:a media sociology perspective)(New York:Routledge)。在第三版中,作者对内容作了比较大的修改,但"五层级模型"的主要内容并没有实质性的变化。
　　⑤ Shoemaker, P. J., Vos, T. P., & Reese, S. D. (2009). Journalists as Gatekeepers. In Wahl-Jorgensen, K., & Hanitzsch, T. (eds.). *The Handbook of Journalism Studies*. New York:Routledge,73-87.

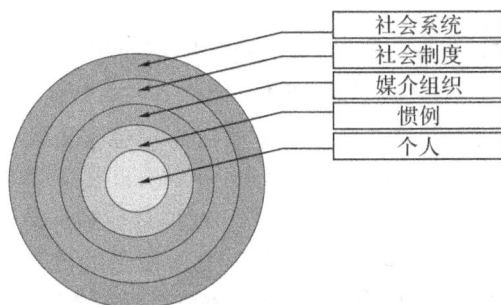

图 2-1　休梅克和里斯的五层"把关"模型①

素所形成的影响以某种相对稳定的形式,通过一定的新闻生产流程对新闻文本生产发挥作用时,可以说它们共同形构了新闻的元话语结构。

在五层级模型中,休梅克和里斯按影响内容生产的重要程度(由高到低)排列,分别是系统(Social Systems)、社会制度(Social Institutions)、媒体组织(Media Organizations)、新闻工作惯例(Routine Pratices)和新闻工作者的各种素质(Individuals)。(1)社会系统的影响包括意识形态、经济体系、文化、社会控制方式等。不同社会制度对传播内容的影响难以相互衡量和比较,比如在政治方面,各国根据不同的安全和宣传需要对新闻生产的控制不同。(2)在媒介以外,对新闻内容产生影响的主要是各种社会制度。这些社会机构可分为三大类:新闻源方面的机构(如利益集团、公共关系公司等)、收入源方面的组织(如广告商)、技术进步方面的组织(如各种传播科技公司等)。(3)媒介组织自身对新闻生产的影响,包括所有权形式(最为主要),媒介组织的规模大小、结构和分工状况,媒介存在的目的(经济目的和意识形态目的等),组织内部的政策或观念,媒介的经营压力等。(4)记者和编辑的日常工作方式、工作惯例对新闻生产的影响,包括新闻报道的条线体系、公关渠道、对官方信息源的依赖、新闻价值的判断标准等,这些因素对新闻内容有着无形而持久的影响力。(5)虽然新闻工作者的内在素质对新闻内容的影响被认为最不重要,但影响作用却最为直接。这些要素包括个人背景、工作经历、性别、种族、教养、价值观和政治宗教信仰、职业道德、角色定位等等。休梅克认为这些个人素质对具体的新闻内容会有影响,但整体上新闻内容已经被其他四个层次(特别是制

① Shoemaker, P. J., & Reese, S. D. (2014). *Mediating the Message in the 21st Century: A Media Sociology Perspective (third edition)*. New York: Routledge, 9.

度层次)决定了。①

　　这些要素对媒体新闻生产的影响，揭示了新闻作为一种话语实践文本的元话语特性。这些特性包括：条线新闻是媒体日常新闻的主要来源；官方消息源更多进入媒体论坛；为提高生产效率而使用倒金字塔的写作方式；对广告主、政治权力和利益团体的批评性报道难以曝光；以某领域专家的评价代替记者的主观评价以彰显新闻的客观性；(受到截稿日期和经营压力的限制)深度报道和调查性报道是新闻生产的"大餐"，而非报道的日常；为了防止新闻官司，在新闻报道中常常对那些具有争议性或有可能会惹上新闻官司的细节进行模糊或舍弃处理；以重要性(多从人物的重要性来判断)为标准简化新闻选择的难度，使得老百姓的日常生活难以成为新闻故事；而老百姓的生活若想成为新闻故事需要有更多的反常性要素；新闻报道框架基本不去挑战主流文化和价值观念，非主流群体的文化形态和价值观念往往难以在媒体中获得呈现等等。受到这些新闻元话语特性的影响，人们若要透过新闻来了解社会现实时，所能洞悉的只是那些被新闻报道框架的，受到这些元话语特性规训的现实。

　　从新闻生产社会学的视角来审视媒体抑郁症内容的生产，新闻的元话语特性所产生的影响或可包括：相比于抑郁症疾病本身，具有新闻价值的事件更容易被报道、抑郁症议题中更多采纳医学专家的观点和专业知识支持、与抑郁症相关的议题主要来自于健康或医疗条线、对抑郁症的归因采取简化的特点等。这些影响形成了本研究的部分研究假设。

　　(3)文化研究路径。兴盛于 20 世纪七八十年代的新闻社会学总体上聚焦的是新闻生产中的社会结构、组织常规要素，对新闻从业者的素质、价值观念和社会文化等因素比较忽视，这一点在 20 世纪 90 年代后发生了变化。随着文化范式和意义维度在传播学研究中逐渐受到重视②，新闻社会学的研究加强了对文化要素的分析，这一取向也主要受到了文化人类学的影响。

---

　　①　以上对休梅克和里斯五层级模式各具体因素的编译，参见陈力丹：《美国传播学者休梅克女士谈影响传播内容的诸因素》，《国际新闻界》2000 年第 5 期，第 79 页。
　　②　陈楚洁在《意义、新闻权威与文化结构——新闻业研究的文化—社会路径》一文中详细论述了新文化史研究的"文化转向"对社会学的影响，以及"传播学研究的文化路径"兴起的脉络。作者提到在 20 世纪 80 年代和 20 世纪 90 年代的交接期，随着西方新社会运动(如环保运动、反核抗争等)的频发，社会学者开始关注社会抗争中的文化因素，也考察大众媒体与新社会运动互动中的"框架共鸣"(frame resonance)等议题。文化视角开始被吸纳进入媒介社会学的分析之中。参见陈楚洁：《意义、新闻权威与文化结构——新闻业研究的文化—社会路径》，《新闻记者》2018 年第 8 期，第 46-61 页。

美国人类学家克利福德·格尔茨(Clifford Geertz)认为"文化是一种通过符号在历史上代代相传的意义模式,它将传承的观念内嵌于象征形式之中,通过文化的符号体系,人与人得以相互沟通、绵延传续,并发展出对人生的知识及对生命的态度"[①]。文化的视角重视记者的新闻生产与读者和社会文化之间的互动关系,这些复杂的互动关系形构着人们对新闻文本和新闻业的理解。1973年,詹姆斯·凯瑞(James Carey)提出了"作为文化的传播"这一概念,在将格尔茨的文化阐释路径移植到传播学研究当中起到了重要的推动作用。

从新闻生产的视角,舒德森认为对新闻的文化描述有助于解释新闻中一般化的形象和刻板印象,比如损人利己的股票经纪人或长年酗酒的工人。[②]新闻报道中出现的种族和"异类"也是媒体报道受社会文化影响的重要方面。比如有研究发现"英国的文化传统含有对外国人的贬损,尤其是对黑人",而媒介在这样的文化环境中运行,将不得不使用这样的文化符号。[③]英国学者弗兰克·皮尔斯(Frank Pearce)有关同性恋报道的研究发现,同性恋常被视为社会"异类",也因此可为新闻故事提供可能引发争议的话题,但同时,新闻叙述往往又出于保护或加强社会传统道德秩序的目的,而将同性恋的故事变成"一个负面的参照点……通过叙述一个道德故事从而巩固传统的道德价值观的机会。通过这些方式,社会体系中的紧张可以得到处理,可以被'约定俗成化'"。[④]皮尔斯所描述的是20世纪70年代英国媒体对同性恋报道的状况,随着时代的发展,社会文化对于同性恋的态度变化也会影响媒体报道中刻板印象的变化。比如在一项1996年针对美国同性恋报道的研究发现,相比50年前,同性恋者在新闻中出现的数量多了很多,并且以更为"常规的"新闻主题代替了道德故事框架,虽然报道不能完全摆脱反同性恋的偏见,但总体上还是公正的。[⑤]

文化对新闻生产的影响还表现在新闻选择上。舒德森认为对于记者来

① Geertz, C. (1973). The Interpretation of Culture. *Journal for the Scientific Study of Religion*, 13(2), 1389-1394.

② [美]迈尔克·舒德森:《新闻生产的社会学》,选自[英]詹姆斯·库兰、[美]米切尔·古尔维奇编:《大众传媒与社会》,杨击译,北京:华夏出版社,2006,第164-187页。

③ Hartmann, P., & Husband, C. (1974). *Racism and the Mass Media*. Lanham: Rowman & Littlefield, 24.

④ 转引自:[美]迈尔克·舒德森:《新闻生产的社会学》,选自[英]詹姆斯·库兰、[美]米切尔·古尔维奇编:《大众传媒与社会》,杨击译,北京:华夏出版社,2006,第164-187页。

⑤ Alwood, E. (1996). *Straight News: Gays, Lesbians, and the News Media*. New York: Columbia University Press, 305.

说,他们如何知道所看到的事件能够成为新闻,这是个模棱两可的问题。斯图亚特·霍尔(Stuart Hall)曾经试图从文化视角对记者们经常谈论的"新闻价值"或"新闻敏感"作出界定,他认为:①

> "新闻价值"是现代社会中最为晦涩的意义结构的一种。所有"真正的新闻记者"被假定是拥有它的,但是很少有人能够或者试图去识别或定义它。新闻记者说起"新闻"时,好像是事件选择了它们自身。更有甚者,他们说起什么样的新闻故事"最有意义",什么样的"新闻角度"最显而易见时,好像天赐神启一般。在每天发生的成千上万的事件当中,只有相当微小的一部分作为"潜在的新闻故事"而崭露头角,并且这一小部分当中,也只有很少的一些能够作为当天的新闻真正得到生产。我们似乎面对了这样一种"深层的结构",作为一种用来选择的装置,这种结构即使对那些非常专业地懂得如何操作这种装置的人来说,也是不透明的。

从文化视角来看,构成"新闻价值"判断的标准和过程太复杂、太不透明,舒德森认为这绝非是"意识形态"或"常识"这样的术语所能概括的。在某些方面,对它的判断可能早已深深地根植于一个社会文化或人类意识当中了,比如父权制或男性至上的观点。②

文化路径的研究通过对新闻价值的判断、对热点事件和关键时刻的阐释、对人物或群体的道德叙述来构造新闻文本的元话语结构。这其中包括对能够成为新闻的反常性、重要性、接近性的理解以及在操作中将其内化为新闻"应该如此"的文本特性。理查德·霍加特(Richard Hoggart)认为,新闻建构过程中最重要的过滤装置就是"我们所呼吸的文化空气,我们社会的整个意识形态氛围,它们会告诉我们有些事情是可以说的,而另外一些是不能说的"③。而影响新闻价值判断和新闻生产的"文化空气",部分是由统治集团和权力机

---

① Hall, S. (1973). *Encoding and Decoding in the Television Discourse*. Birmingham, UK: Centre for Cultural Studies, University of Birmingham, 181. 转引自[美]迈尔克·舒德森:《新闻生产的社会学》,选自[英]詹姆斯·库兰、[美]米切尔·古尔维奇编:《大众传媒与社会》,杨击译,北京:华夏出版社,2006,第164-187页。

② [美]迈尔克·舒德森:《新闻生产的社会学》,选自[英]詹姆斯·库兰、[美]米切尔·古尔维奇编:《大众传媒与社会》,杨击译,北京:华夏出版社,2006,第164-187页。

③ [美]迈尔克·舒德森:《新闻生产的社会学》,选自[英]詹姆斯·库兰、[美]米切尔·古尔维奇编:《大众传媒与社会》,杨击译,北京:华夏出版社,2006,第164-187页。

构制造的，还有相当部分是在各种社会语境中自发产生的。

　　另外，媒体身份（media standing）和框架理论也提供了从文化视角透视新闻元话语特性形成机制的理论资源。这一机制整合了前述作为社会组织的新闻机构的新闻生产常规及社会因素的影响，也反映了作为阐释群体的记者[①]如何将社会文化、意识形态和自我的职业意识进行协商从而渗透在一个具体议题和事件的报道框架中的。美国社会学家威廉姆·甘姆森（William Gamson）认为新闻话语具有其自身的文化逻辑，它不是被动地反映社会舆论，媒体通过提供一套阐释话语和框架影响公众对公共事务的理解。[②] 不同议题和社会事件的卷入主体若想影响议题的报道框架，需要通过进入媒体论坛（media forum）获得媒体身份的方式争取到话语机会（discourse opportunity）。在传统的新闻生产社会学中，卷入主体常被作为新闻报道中的消息源（news source）进行分析。但是，在甘姆森看来，消息源并不是理所应当地进入媒体报道当中的，它需要一个争取进入媒体话语论坛并被授予特定身份的过程。[③] 虽然结构性的因素能够影响，甚至决定不同主体进入媒体论坛的话语机会，但新闻媒体可以通过新闻选择[④]、地位授予（status conferral）[⑤]、是否给予发言机会等方式在不同组织或个人的媒体身份建构中发挥重要作用。[⑥] 结合媒介社会学的视角，媒体身份的授予和建构是新闻生产者的主观判断与新闻生产常规、媒体制度、一个社会的政治运作及文化环境等因素的共同作用。[⑦]

　　当社会组织或个人在媒体论坛中获得媒体身份后，他们才能获得可能的

　　① Zelizer，B.（1993）．Journalists as Interpretive Communities．*Critical Studies in Mass Communication*，10(3)，219-237．

　　② Gamson，W. A.（1988）．The 1987 Distinguished Lecture：A Constructionist Approach to Mass Media and Public Opinion．*Symbolic Interaction*，11(2)，161-174．

　　③ Ferree，M. M.，et al.（2002）．*Shaping Abortion Discourse：Democracy and the Public Sphere in Germany and the United States*．Cambridge，UK：Cambridge University Press，86．

　　④ Roth，A. L.，& Haar，E. L. V.（2006）．Media Standing of Urban Parkland Movements：The Case of Los Angeles' Taylor Yard，1985-2001．*City & Community*，5(2)，129-151．

　　⑤ Lazarsfeld，P. F.，& Merton，R. K.（1948）．Mass Communication，Popular Taste，and Organized Social Action．In：Bryson．L.（ed.）．*The Communication of Ideas*．New York：The Institute for Religious and Social Studies，95-118．

　　⑥ Ferree，M. M.，et al.（2002）．*Shaping Abortion Discourse：Democracy and the Public Sphere in Germany and the United States*．Cambridge，UK：Cambridge University Press，89．

　　⑦ Gamson，W. A.（2004）．On a Sociology of the Media．*Political Communication*，21（3），305-307．

发声(voice)机会。甘姆森认为组织或个人的声音能够在报道中出现,是他们影响报道框架的重要方式。不过,新闻生产者仍能够通过选择和重组机制、凸显(排序)或抑制策略左右议题的报道框架。① 而新闻框架一方面代表了新闻生产者或媒体组织对社会事物的主观思考架构,是其观察和反映世界的基础,另一方面,框架也是刻板印象或意识形态等"偏见"的主要来源,使得人们只能按图索骥,无从发挥创意。② 这一观点亦如詹姆斯·艾特玛(James Ettema)指出的,新闻对社会特别事件的报道所采取的框架,并非都依赖于组织常规的社会建构,还会诉诸与读者间的文化共鸣(cultural resonance),既凸显事件的重要性,也使事件报道具有仪式和神话色彩,使读者接受记者的叙事是真实可靠且重要的。③

只不过一个社会中的文化、价值观是变化流动的,它对新闻生产和报道框架的影响也会发生变化。总体来说,影响报道框架变化的因素主要有以下几个方面:公众对议题或事件的认知的变化(比如同性恋议题)、已有的对某类事件和议题报道的阐释范式的变化、权威部门对某事件和议题的舆论导向的变化等。这些因素也会影响新闻元话语特性的变化。比如,当社会对抑郁症的包容度越来越高,不再将其作为精神病对待,那么媒体对抑郁症的报道框架也会发生变化。又如已有报道中所形成的自杀事件的抑郁症归因框架,会成为抑郁症与自杀关系的报道范例。

总之,新闻具有不同于其他媒介内容产品的特殊性,它是对社会事件和社会现象的真实反映,事件真实是必须要遵守的职业准则。也正因为具有如此的特性,使得人们通常会以真实性和客观性的标准来审视新闻,这一特性也被视为新闻的元话语特性。为此,为了保有职业权威和维护职业边界,新闻专业主义理念对这一元话语特性的实践规范进行了约定,比如事实核查、多方佐证、客观中立、第三人称、报道平衡等。然而,从建构论的视角来看,新闻不是如其职业共同体所宣称的是世界真实、客观的反映,它是一个被视为"阐释群体"的话语实践工作者在作为组织机构的新闻编辑室中,依照一定的职业规范、生产常规以及与组织目标和外部压力共同协商下生产出的内容产品。从语言学、媒介社会学和文化分析等领域对新闻文本生产过程的揭示,学者们发

① 臧国仁:《新闻媒体与消息来源:媒介框架与真实》,台北:三民书局,1999,第51页。
② 臧国仁:《新闻媒体与消息来源:媒介框架与真实》,台北:三民书局,1999,第51页。
③ Ettema, J. (2005). Crafting Cultural Resonance: Imaginative Power in Everyday Journalism. *Journalism*, 6(2), 131-152.

现在实践中,新闻元话语会受到各种各样因素的影响而偏离理想状态,这些因素也会形构和影响新闻的元话语,比如生产契合新闻价值、截稿时间、市场目标、压力团体、文化观念等因素要求的新闻。

从新闻的元话语特性出发来审视抑郁症议题的新闻报道,我们试图对如下问题展开探讨:哪些新闻价值要素促使作为疾病的抑郁症转化为新闻故事?这些被新闻故事包装的抑郁症话语呈现出如何的特征?这些话语特征与作为医学知识的抑郁症话语有着如何的不同?我们希望通过对这些问题的探讨来呈现新闻报道中的抑郁症话语,并揭示新闻报道中抑郁症话语的建构逻辑。

二、新闻报道中的抑郁症及其话语建构

由于新闻报道有着特定的元话语特性,因此,新闻中的疾病话语并非(总)是以疾病知识传播为中心的。除了一部分专门介绍某一疾病研究或临床领域重大突破的健康类或科技类新闻外,大部分的疾病都是伴随某一个具有新闻价值的人物事件的发生而被媒体报道。[①] 已有的对媒体与抑郁症关系的研究,常常不将新闻与其他类型的媒体文本相区别。虽然多数研究也是针对新闻文本,但要么无视新闻文本的特殊性,要么将媒体视为一个总体性的话语论坛,将其他的文本类型或者话语实践类型都包括在内。

比如有研究通过对新浪网、凤凰网这两个新闻网站中与抑郁症相关的报道分析发现,网站对于抑郁症的报道更加表现出娱乐化和猎奇框架,在报道中偏向于报道公众人物而非普通患者的情况,在致病因素的探讨中也不对抑郁症产生的社会因素进行讨论。[②] 这种情况在电视媒体中也有存在,有研究通过对电视新闻中的抑郁症议题的分析发现,我国电视新闻报道中对抑郁症污名化的现象尚未祛除。其中的原因有以下几点:一方面抑郁症的报道尚未引起主流媒体的注意,对抑郁症的传播多集中在健康栏目中;另一方面,电视媒体对抑郁症的报道存在失范现象,如对抑郁症的报道聚焦于更具"耸人听闻性"的自杀报道,缺乏对抑郁症患者的关爱,对抑郁症患者的隐私也不够尊重

---

① 当然以健康知识传播为中心的疾病话语也需要媒体的生产过程,只是健康知识的生产与新闻生产受到不同元话语结构的影响,呈现出不同的生产机制与话语特征。知识传播框架下的抑郁症话语将在第五章详述。

② 宁菁菁、黄佩:《福柯权力理论下的抑郁症他者形象——以网站对抑郁症的报道为例》,《北京邮电大学学报(社会科学版)》2013年第2期,第25-30页。

等。① 在一个针对《南方都市报》抑郁症报道(2000—2016 年)的分析也发现,对抑郁症的个案报道多在"自杀"和"犯罪"议题中,有关抑郁症知识的传播缺乏专业性,对患者形象的建构存在刻板化问题。② 还有学者通过对 2000 年至 2008 年我国医疗健康类报纸、大众化报纸以及机关党报三种不同类别报纸中与抑郁症相关的报道的分析,发现在这些报道中,抑郁症尚未成为主流的议题,报道内容尚停留在提供一些简单的健康信息,报道中塑造的抑郁症患者形象多为危险的、具有暴力倾向的负面形象。③ 还有学者通过对 2004—2009 年的《人民日报》《新京报》《健康报》中抑郁症患者形象的报道分析,发现在三类报纸中,抑郁症患者的形象多被塑造为负面的或受难者形象,这也导致民众对于抑郁症患者易形成刻板印象,尤其是对于知名人士自杀行为的大量报道会引起民众对抑郁症产生消极认知,甚至引发效仿行为。④ 这些研究虽然大部分都是针对新闻文本的分析,但并未关注到新闻文本的元话语特性对抑郁症话语建构的影响这一问题,类似的情况也存在于国外的一些研究中。

在国外,有研究者发现在一些媒体报道中有浪漫化抑郁症或使用文学化的痛苦美学的叙事方式。在这些媒体文本中,抑郁症要么是"天才的"疾病,要么被描述为一种彻底的绝望和缓慢的死亡方式。⑤ 美国学者帕特丽夏·盖斯特-马丁(Patricia Geist-Martin)等人指出尽管抑郁症已经相当普遍,但在美国文化里精神疾病仍然是个禁忌性话题。而且抑郁症患者常常会受到责备,认为病人能单纯通过自身的努力来摆脱困境,将抑郁症的病因归结于病人自身的软弱。⑥ 克罗尔(Michael Kroll)等人通过对比德国几家报纸 1990 年和 2000 年的抑郁症报道发现,十年间,关于抑郁症的报道并没有发生实质性变化:对于抑郁症的描绘依然停留在观察的层面而非病理分析角度,读者无法从

① 任金州、康云凯:《我国电视媒体健康传播视角下的抑郁症》,《今传媒》2015 年第 3 期,第 4-6 页。

② 李翔:《都市类报纸抑郁症议题报道研究——以〈南方都市报〉为例》,武汉大学传播学硕士论文,2017。

③ 董伟:《健康传播视角下抑郁症报道研究》,《新闻世界》2010 年第 5 期,第 91-93 页。

④ 王翠:《国内报纸对抑郁症患者的形象呈现研究——以〈人民日报〉、〈新京报〉、〈健康报〉的报道为样本》,《新闻世界》2010 年第 6 期,第 88-89 页。

⑤ Chambers, T. L. (2002). Malignant Sadness: The Anatomy of Depression. *Journal of the Royal Society of Medicine*, 95(1), 52-53.

⑥ [美]帕特丽夏·盖斯特-马丁等:《健康传播:个人、文化与政治的综合视角》,龚文庠、李利群译,北京:北京大学出版社,2006,第 191-196 页。

报道中获得有关抑郁症的完整认知,也无法获得与抑郁症相关的知识内容。[①]
克拉克(Juanne Clarke)关注儿童抑郁症的报道,作者通过分析 1983 年至
2008 年北美报纸的报道内容,认为这些报纸中描绘的儿童抑郁症倾向于天
生,症状单一并缺乏治疗,父母应对儿童抑郁症的措施只局限于带孩子去看医
生。[②] 另有学者通过内容分析方法对美国 ABC(American Broadcasting
Corporation,美国广播公司)、NBC(National Broadcasting Company,美国全
国广播公司)、CBS(Columbia Broadcasting System,哥伦比亚广播公司)这三
大广播网对抑郁症和焦虑症的报道分析发现,不同的消息源会对这两大疾病
的报道框架产生影响。[③]

　　上述研究中无论是对新闻报道未能有效地传播抑郁症疾病知识的批评,
还是对新闻中抑郁症报道框架的揭示,均没有注意或重视这些问题与新闻元
话语特性之间的关系。1993 年,美国社会学者芭比·泽利泽尔(Barbie
Zelizer)借鉴文学理论提出了"阐释社群"的概念,并从记者群体所使用和表达
的共享话语(shared discourse)和群体阐释方式去透析新闻业的文化意义。[④]
泽利泽尔认为,记者作为阐释群体团结起来,利用共享话语对热点时刻(hot
moment)和关键事件(critical incidents)进行阐释,从而确立自己的实践标准
和边界。[⑤] 一旦某些事件被选择、被报道并被赋予意义,便会形成某种范式的
文化权威。[⑥] 在真实性这一新闻元话语特性的包装下,使得这种文化权威具
有了仪式和神话色彩。[⑦] 如此便使得读者不再留意新闻背后的元话语结构的

　　① Kroll, M., Dietrich, S., & Angermeyer, M. C. (2003). The Presentation of Depression in German Daily Newspapers. *Psychiatrische Praxis*, 30(7), 367-71.

　　② Clarke, J. N. (2011). Childhood Depression and Mass Print Magazines in the USA and Canada: 1983—2008. *Child & Family Social Work*, 16(1), 52-60.

　　③ Myrick, J. G., Major, L. H., & Jankowski, S. M. (2014). The Sources and Frames Used to Tell Stories about Depression and Anxiety a Content Analysis of 18 Years of National Television News Coverage. *Electronic News*, 8(1), 49-63.

　　④ 陈楚洁:《意义、新闻权威与文化结构——新闻业研究的文化—社会路径》,《新闻记者》2018 年第 8 期,第 46-61 页。

　　⑤ Zelizer, B. (1993). Journalists as Interpretive Communities. *Critical Studies in Mass Communication*, 10(3), 219-237.

　　⑥ Zelizer, B. (1993). Journalists as Interpretive Communities. *Critical Studies in Mass Communication*, 10(3), 219-237.

　　⑦ Ettema, J. (2005). Crafting Cultural Resonance: Imaginative Power in Everyday Journalism. *Journalism*, 6 (2), 131-152. Zelizer, B. (1993). Journalists as Interpretive Communities. *Critical Studies in Mass Communication*, 10(3), 219-237.

框限,而将新闻文本所呈现的符号世界视为议题或事件的真实面貌。而对于研究者来说,揭开新闻这一元话语特性及其对于抑郁症议题的框限作用,便显得极为重要。

第二节   抑郁症在我国媒体话语论坛的可见度

根据凯博文的研究,至少在 20 世纪 80 年代末期,抑郁症在我国还是一个不被普遍知晓的疾病。此后,随着西方精神病学的引入,抑郁症首先在我国精神医疗领域获得了认可。而后在多方力量的推动下,抑郁症获得了越来越高的知晓度,在媒体话语论坛也获得了越来越高的可见度。

一、抑郁症在我国媒体话语论坛的可见度

为了探讨抑郁症在媒体话语论坛的可见度问题,我们以"慧科中文报纸数据库"中收录的我国大陆地区发行的中文报纸为来源,用"抑郁症"为关键词,以"题目"为检索项进行样本搜集。[①] 通过上述检索条件,共获得样本(自 2000 年 1 月 1 日起至 2016 年 12 月 31 日止)14122 篇。[②]

从图 2-2 可见,从 2000 年开始到 2016 年,我国报纸媒体中抑郁症的可见度总体呈增加趋势。2009 年,年报道量破千,此后持续增加,至 2014 年到达顶峰,随后的两年有所回落,但相比十年前,报道的总量还是增加了不少。以数量最多的 2014 年来计算,平均每天报道数量为 4.6 篇。这一数字虽然对于一个疾病话题来说已不算少,但以数据库收录的千份以上的报纸数量来看[③],这个平均值是非常低的。

另外,由于我国报纸媒体在办报主体、报纸定位、行政级别、经营策略等方面均有不同。从新闻生产的差异程度上看,学术界常常将报纸媒体分为党政

---

①   尽管有些报道可能在题目中并没有提及"抑郁症",而正文中有所提及。但出于对可见度的考虑,标题是凸显议题可见度的重要指标,为了样本更为聚焦和分析的便利,本研究只选取了标题中带有"抑郁症"字样的报道。

②   第二章和第三章用了一样的样本检索方法,只是在不同的问题研究中进行了文本分类,为了阅读的完整性,将在附录中对各章(第五章除外)的研究方法,取样、变量设置和编码等问题做统一交代,在各章的内容中不再单独插入研究方法。

③   据慧科数据库的简介,慧科共收录了 1000 多份报纸,具体数据及报纸列表未公布。

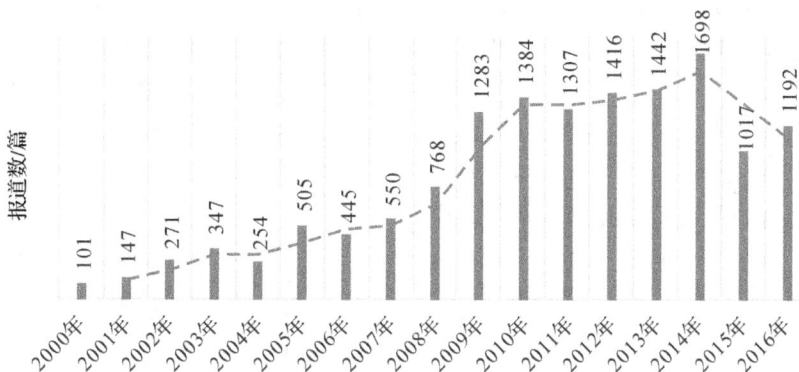

图 2-2　抑郁症在我国媒体话语论坛的可见度变迁

机关报（也常被简单称为"党报"）、市场化定位的报纸及行业类报纸。① 在操作上，对于党报的分类，本文以"中国共产党新闻网"作为参考进行分类，《人民日报》（中央级）、《浙江日报》（省级）、《杭州日报》（市级）可归入此类；对于市场报的分类则主要将面向市场化发行的、大众化的报纸列为此类，如《新京报》《都市快报》《南方都市报》等；行业报主要是在行业内发行，内容以行业动态和行业资讯为主，主办单位多为行业机构。针对抑郁症议题，行业报主要指健康类行业报，如《健康时报》《当代健康报》《生命时报》等，也包括一些其他行业的报纸，如《中国科学报》。

　　通过对不同类型报纸中抑郁症可见度的分析发现，市场化报纸中抑郁症的可见度最高，17 年里一共有 11405 篇报道，占到总数的 80％以上，行业报中抑郁症的可见度最低，仅有 462 篇，占总数的 3.3％，党报中抑郁症的可见度也不高，有 2255 篇，占总数的 20％不到。由不同媒体的数量分布看，市场类报纸是我国抑郁症可见度最高的媒体类型，原本被认为报道疾病信息较多的行业类报纸对抑郁症内容的报道十分不足，党报对抑郁症话题的关注也不是很多。

　　从年度分布上看（见图 2-3），由于市场化报纸所报道的抑郁症议题的数量占了绝大多数，因而它的数量变化几乎决定了所有样本年度分布的变化。2014 年市场化报纸的报道量达到顶点，随后在 2015 年有一个比较大的下降。

---

　　① 也有学者将更加秉持新闻专业主义理念的报纸单独分出。但由于新闻专业主义在我国媒体场域中的使用存在争议，也与市场化媒体之间存在交集。因此，笔者认为"新闻专业主义"难以作为一个可操作化的概念用于媒体分类当中。

党报的报道量则是在 2012 年达到顶峰，也是在 2015 年有明显下降。行业报的报道量总体较低，在 2005 年达到报道数量的最高值，在随后的几年里起伏不大。市场化报纸总数多、起伏较大的原因与之更依照市场规律生产内容有关，比如在有与抑郁症相关的事件发生时，给予较高的关注，在缺乏类似事件发生时，数量就降低。党报在一定程度上也有如此的新闻生产规律，但这一点在行业报上就没有明显的体现了。

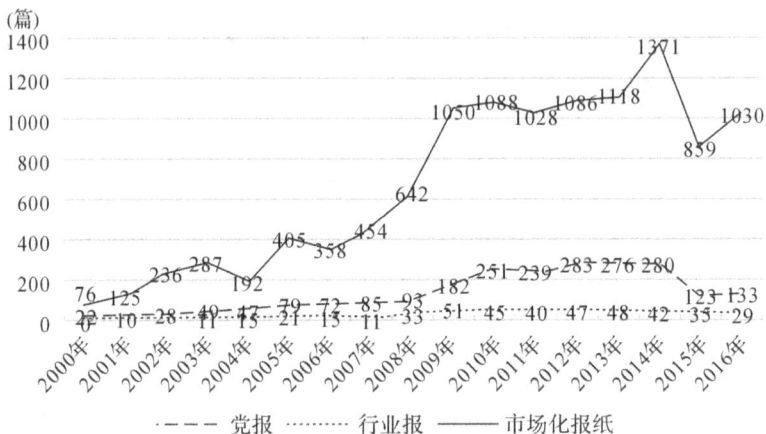

图 2-3　抑郁症在不同类型报纸中的可见度变迁

　　总体来看，抑郁症在我国报纸媒体中所获得的可见度，自 2000 年开始是不断增加的，但平均到每个报纸对抑郁症报道的数量并不算多。从不同类型的报纸来看，面向大众阅读的市场化定位的报纸给予抑郁症的可见度最高（数量占到了 80% 以上），而这类报纸对民众对抑郁症的知晓率影响最为重要，所以可以推论民众对于抑郁症的知晓或者了解程度会受到媒体报道的影响。

二、新闻报道中抑郁症的可见度

　　为了单独考察新闻报道中的抑郁症话语，我们对所搜集到的样本进行了新闻文本与科普文本两种不同文本类型的分类。① 新闻文本是指消息发布或

---

　　①　由于抑郁症是与疾病和健康关系紧密的议题，在媒体内容中除了会出现在新闻报道中，还常常出现在健康知识的科普文本中，这在不少媒体的健康类版面（栏目）和专门的健康类媒体（比如《健康报》）中比较常见。这两种类型的文本虽都是媒体内容，但所使具有的元话语结构和产制方式不同，故对样本进行两种信息类型的分类，分别进行考察，针对科普文本的分析将在第三章进行。

事件报道的文本类型，媒体科普文本则不以某个事件为中心（但不排除以某个事件或疾病案例为由头或被提及），主要以介绍疾病、提供疾病预防和治疗相关知识为主的文本类型。按照这一分类标准进行分类统计，结果显示，在14122篇样本中，新闻文本有5326篇，占总数的37.7%，科普文本有8796篇，占总数的62.3%。

　　单独看新闻文本的年度分布（见图2-4），结果显示，从2000年开始，不仅与抑郁症相关的新闻报道在数量上呈上升趋势，在报道总量的占比上，也呈现不断提高的趋势。从数量上看，从2000年到2014年，十几年里有关抑郁症的新闻报道数量持续增加（除了2012、2013年有些降幅）。2000年只有4篇有关抑郁症的新闻报道，2014年这一数字上升到了731篇。从年度占比上看，新闻报道最早在抑郁症相关的媒体内容中占比非常低，仅有4%（2000年），到2011年，占比接近50%。不过总体上，抑郁症相关的新闻报道在样本总量中的占比一直不足一半，从2006年到2016年的10年里，平均占比在四成左右。可见，抑郁症话题在媒体报道中仍然以科普信息为主，这也与抑郁症作为疾病话语的基本特性有关。但也应看到，由于抑郁症会引发自杀或其他"反常"事件，这一特性使得与抑郁症相关的事件常常具有比较高的新闻价值。因此，抑郁症在新闻报道中的可见度也越来越凸显。

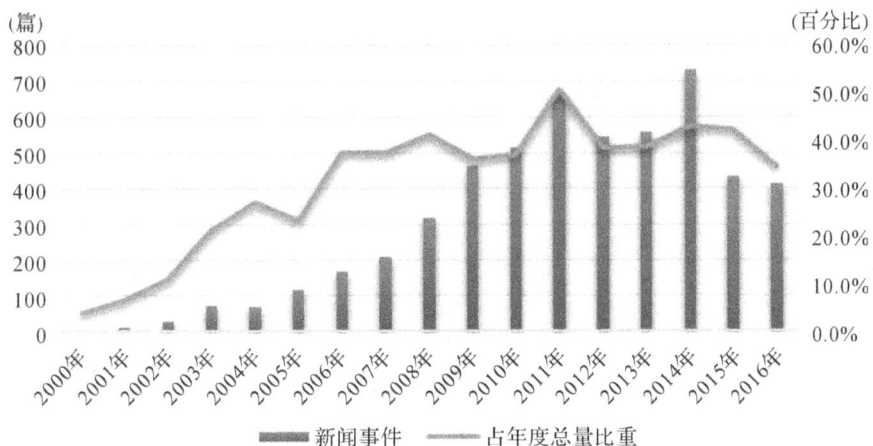

图 2-4　抑郁症在新闻报道中的可见度变迁

三、不同类型报纸新闻报道中抑郁症的可见度

具体到不同类型报纸的新闻报道，抑郁症的可见度也有明显差异。在5326篇的新闻报道中，市场化报纸的报道有4406篇，党报有900篇，行业报有20篇，分别占总数的82.7％、16.9％和0.4％。市场化报纸在新闻报道中占比最多，行业报的占比最少，这一结果在一定程度上契合了不同类型报纸的定位。新闻报道并非行业报刊载的主要的内容形式，市场化报纸更多关注新闻事件，进而与抑郁症相关的新闻报道在市场化报纸中的占比较高。党报的"喉舌"定位使其并不着重关注和报道与疾病和民众生活相关的新闻，因此，针对抑郁症的新闻报道数量也不是很多。

从报道数量的变化趋势上看（见图2-5），党报与市场化定位的报纸在变化趋势上基本一致。从2003年开始，党报的报道数量持续增加，到了2014年达到顶峰，2015年之后有比较大的下降。由于市场化报纸和党报的定位都是新闻媒体，因而，当有重大的新闻事件发生时，尽管党报并不主要关注民众生活领域，但只要新闻事件具有足够的新闻价值，党报也会参与报道。这一点在2014年表现得比较明显，市场化报纸和党报在报道数量上均有明显上升，这与当年发生了与抑郁症相关的重要事件有关。

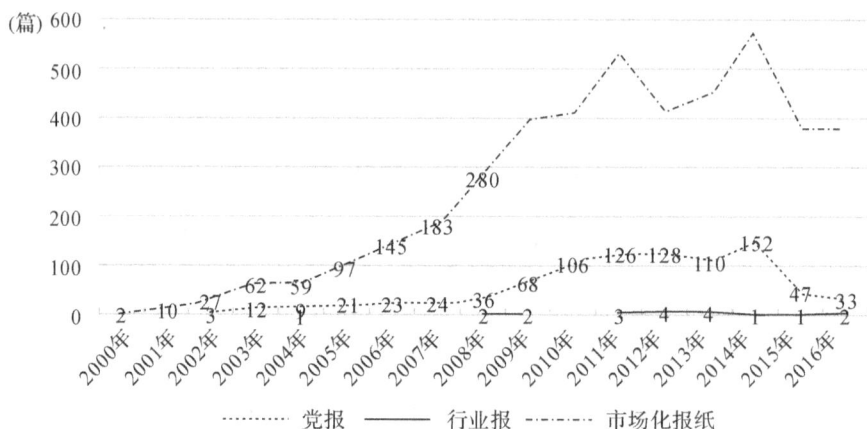

图 2-5 抑郁症在不同类型报纸新闻报道中的可见度变迁

　　2014 年 1 月 4 日,中国中铁股份有限公司总裁白中任在家中意外去世,被媒体报道"白中仁同志近来患有抑郁症"[①]。这一事件被媒体报道后引起了极大的关注,"抑郁症"一词也频繁在有关白中任的报道中出现。另外,2014年 8 月 11 日,美国著名影星罗宾·威廉姆斯被媒体报道在家中死亡,并在报道中援引来自警方的消息源:"警方初步判断他因抑郁症自杀。"[②]这两则事件当中都包含了新闻"元话语"的要素:名人(重要性)和死亡(突发和反常)。据不完全统计,有关这两件事件的报道,在 2014 年就有 100 多篇,这使得 2014年的报道数量显著增加。与此形成对比的是,行业类报纸在 2014 年的报道数量没有明显的变化,仍然说明行业类报纸并不着重于报道新闻事件,其内容生产逻辑与大众化的新闻媒体有所不同。

四、不同体裁新闻报道中抑郁症的可见度

　　虽然我们常把"新闻"视为一个统称的话语实践活动和文本类型,但实际上,新闻文本在体裁上又常分为报道与评论两大类,报道中又包含消息类报道、调查性报道或特稿等。虽然这些不同体裁的文本都被视为新闻,但不同体裁所蕴含的"元话语"特性及话语实践活动准则也有不同。消息类报道是对主要事实信息的传达;评论则注重意见表达;特稿更加注重故事性和细节描写,以求能够从情感上唤起受众的共鸣;调查性报道则更讲究调查的逻辑和举证的确凿,具有"揭黑"和监督功能。这些不同的体裁对议题、事件、人物的呈现和建构效果不同。

　　因此,为了考察新闻内部细分的文本类型对抑郁症话语的建构差异,我们又按照新闻体裁,将所搜集到的样本进行分类:事件报道(包括消息和深度调查)、评论和人物特稿。不同体裁报道数量的历年统计见表 2-1。

表 2-1　抑郁症在不同体裁新闻中的分布

年份	事件报道(篇)	评论(篇)	人物特稿(篇)	年度总量(篇)
2000 年	4	0	0	4
2001 年	10	0	0	10
2002 年	26	2	2	30
2003 年	65	3	6	74

---

① 刘溪若:《中国中铁总裁家中意外去世》,《新京报》,2014 年 1 月 6 日。

② 于丹丹:《你用一生逗人欢笑 这次为何让我们泪流》,《扬子晚报》,2014 年 8 月 13 日。

续表

年份	事件报道(篇)	评论(篇)	人物特稿(篇)	年度总量(篇)
2004 年	61	2	6	69
2005 年	99	5	14	118
2006 年	147	8	13	168
2007 年	182	5	20	207
2008 年	277	6	35	318
2009 年	411	6	48	465
2010 年	477	8	30	515
2011 年	606	4	55	665
2012 年	479	7	60	546
2013 年	501	3	56	560
2014 年	681	3	47	731
2015 年	391	3	39	433
2016 年	365	2	46	413
合计	4782	67	477	5326

由表 2-1 可见,从数量上看,消息报道在有关抑郁症的新闻报道中所占比例最高,有近 90% 的比例;人物特稿约占 9%;评论只有 67 篇,仅占 1% 的比例。从报道体裁的分布看,对抑郁症的报道仍以事件为主,尽管抑郁症是疾病话语,但仍然是在有与抑郁症相关的事件发生时才会被新闻媒体所关注。而以患者为主的人物报道,在样本中的比例还不足一成。如此的分布也更明显地体现了新闻文本的"元话语"特性对抑郁症话语建构的规制作用。大众传媒常用讲故事的方式建构社会议题,哪怕是对疾病这一医疗专业领域的议题,仍然以讲故事的新闻生产为主。[①] 因此,用"讲故事"的方式来建构抑郁症话语是新闻媒体抑郁症话语建构的主要特性,也是与医学场域抑郁症话语建构逻辑的最主要的不同。

另外,评论的占比少,也由抑郁症话语的特殊性所决定。通常,新闻评论多是集中于对某个关涉公共利益事件或现象的意见表达。[②] 从主流的观点

---

① 陈欣钢:《身份、关系、角色:医疗改革媒介话语中的医患建构》,《现代传播(中国传媒大学学报)》2015 年第 5 期,第 46-50 页。

② 赵振宇、张强:《新闻评论的正义观初探》,《国际新闻界》2013 年第 11 期,第 34-46 页。

看,抑郁症仍然是与个人身体和健康相关的疾病话语,更多是私人领域的事务,通常不太能引起新闻评论的选题兴趣,除非抑郁症已成为一种显著的社会问题而引发了比较严重或普遍的"反常性"事件的发生。虽然,流行病学和疾病社会学已经将精神类疾病与社会结构因素进行了勾连,也有了相当多的论述,但要从某个具体的新闻事件出发,对抑郁症作出社会结构层面的归因或评价,对于新闻评论这种话语实践活动来说仍十分困难。

从不同体裁的新闻报道在年度总报道量所占比例的年度分布来看(见图 2-6),除了2000—2001年只有抑郁症相关的事件报道外,其他年份各种体

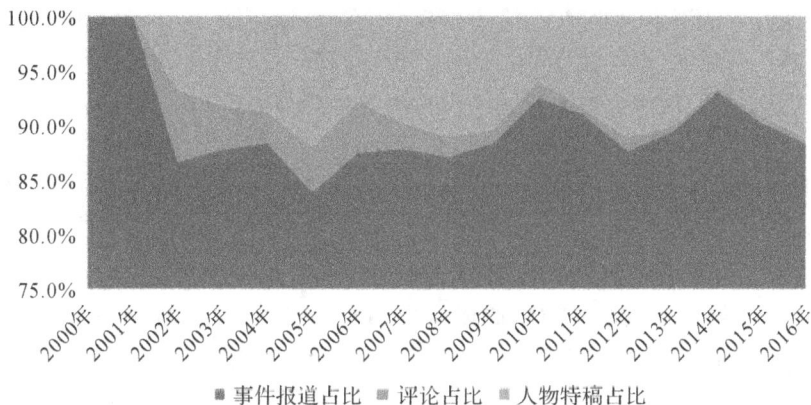

■ 事件报道占比　■ 评论占比　■ 人物特稿占比

图 2-6　不同体裁新闻中抑郁症报道的年度分布

裁的新闻报道都有,只是仍然以事件报道占大多数。评论在数量上没有减少,但在年度总量占比上呈现持续减少的趋势。人物特稿和事件报道在占比上呈现此消彼长的状况,但从历时性上看,这二者的平均占比没有呈现出变化。也可以说,在 2000 年之后的十多年的时间里,不同抑郁症在新闻体裁中的可见度没有发生可观察到的规律性的变化。

第三节　新闻报道中的抑郁症故事

新闻是一种特殊的、具有典型叙事性的文本类型,通常是包含有时间(when)、地点(where)、人物(who)、发生了什么(what)以及为什么发生

(why)(5W 要素)的故事(story)讲述。① 但抑郁症本身是一种疾病，并不能构成故事，因此，抑郁症若想进入新闻文本当中通常需要依托于某个人物事件的发生，成为故事中的要素被呈现。那么，对抑郁症所依托的人物故事的分析，便可描摹出哪些人的、哪些与抑郁症有关的事件能够被新闻生产者所捕捉，这些事件中的哪些要素又会被选中和组装，进而生产出具有某种框架的新闻故事，这是窥见新闻实践活动如何建构抑郁症话语的有效路径。

一、"谁的故事"：新闻报道中的抑郁症患者

在医学话语中，抑郁症患者有特殊的人口统计特征，比如女性比男性患抑郁症的几率更大、老年群体的抑郁症状况比较严重、患有其他慢性病的患者多伴有抑郁症(在医学上称为"共病")、贫困人口患抑郁症的比例更高等(参见第一章)。那么，媒体报道中的抑郁症患者存在如何的特征，媒体建构的患者形象，或者说哪些患者更容易进入媒体的新闻实践是考察媒体抑郁症话语建构逻辑的一个重要方面。

1. 新闻报道中抑郁症患者的性别

图 2-7 呈现了新闻报道中抑郁症患者的性别分布。从统计结果可见，新闻报道中抑郁症患者的性别以男性居多，占到了 58%，女性有 38%，另有 4% 的报道样本中没有提及患者性别。根据世界卫生组织(WHO)2017 年发布的《抑郁症与其他精神疾病的全球报告》(简称"抑郁症报告"，下同)显示，在全球人口中，抑郁症的女性发病率为 5.1%，男性发病率为 3.6%，女性要明显高于男性。② 就我们国家的情况看，2019 年，北京大学第六医院黄悦勤教授等在《柳叶刀·精神病学》杂志上发表文章称我国女性抑郁症患者占 65%，远高于男性的 35%。③ 然而，从对我国媒体抑郁症报道中抑郁症患者的性别分析来看，男性抑郁症患者反而在新闻报道中占到多数，与实际上女性患者比例高于男性这一事实不符。由此可见，新闻报道中抑郁症患者的性别可见度存在结构性的不平等，这与男性本身具有更高的社会能见度有关，也与男性在媒体报

---

① 关于新闻选择的价值要素，不同的学者和著作有不同的论述，但通常包括这么几个要素。参见[美]门彻：《新闻报道与写作》，展江等译，北京：世界图书出版公司北京公司，2013，第 66 页。

② World Health Organization (2017). *Depression and Other Common Mental Disorders : Global Health Estimates*. https://www. who. int/mental_health/management/depression/prevalence_global_health_estimates/en/，最后访问日期：2020 年 5 月 4 日。

③ Huang, Y., et al. (2019). Prevalence of Mental Disorders in China : A Cross-Sectional Epidemiological Study. *The Lancet Psychiatry*, 6(3), 211-224.

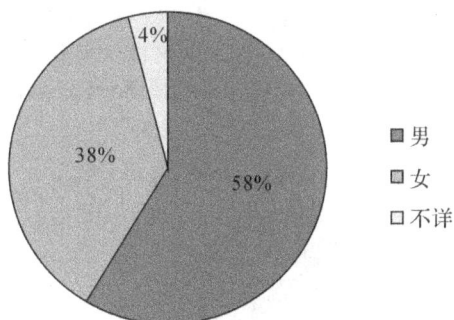

图 2-7　新闻报道中抑郁症患者的性别分布

道中的高"出镜率"有关，即新闻更倾向报道男性故事，尤其是"成功"男性的故事。比如有学者对 1996 年我国 8 家主流报纸新闻版新闻的统计发现，在 10801 条有新闻人物出现的新闻中，男性占 83.19％，女性占 16.81％；在有言论被引述的主要新闻人物中，男性占 91％，女性占 29％；在正面报道显示出主动作用的主要新闻人物中，男性为 82.28％，女性为 17.71％。[①] 可见，男性在新闻报道中所占的比重显著高于女性，虽然与抑郁症有关的新闻报道与其他新闻报道相比，男女性的"出镜率"差距没有那么大，但依然以男性为主。

2. 新闻报道中抑郁症患者的年龄

从抑郁症患者的年龄分布上看，根据世界卫生组织发布的"抑郁症报告"显示，抑郁症的发病率会随着年龄的增长而增长，55～74 岁，男性抑郁症患病率超过 5.5％，女性的患病率超过 7.5％；60～64 岁的女性为高危人群，发病率接近 8％。[②] 我国的情况是，我国 67％的抑郁症患者年龄在 35～64 岁之间，50～64 岁这个年龄段的抑郁症患者占比最高，有 37％。从 65 岁以下抑郁症患者的数量分布来看，呈现出年龄越大患者比例越高的趋势（见图 2-8）。

通过对我国新闻报道中抑郁症患者的年龄统计，我们发现新闻报道中的抑郁症患者的年龄分布（见图 2-9）与实际患者的年龄分布也存在差异。首先，在 65 岁以上的老人这个年龄段，新闻报道中的抑郁症患者要明显少于这个年龄段的实际患病率（二者的比例分别是 2.6％与 16％）。新闻报道中

①　卜卫：《媒介与性别》，南京：江苏人民出版社，2001，第 29 页。

②　World Health Organization (2017). *Depression and Other Common Mental Disorders*：Global Health Estimates. https://www.who.int/mental_health/management/depression/prevalence_global_health_estimates/en/，最后访问日期：2020 年 5 月 4 日。

23～40岁这个年龄段的患者占比最高，有 47％；其次是 41～64 岁这个年龄段，有 42％的比例，这二者之和有 89％。就这两个年龄段的对比来看，也不符合年龄越高患病率越高的规律。这说明能够引起新闻报道关注的人群与抑郁症自然患病年龄群不同。

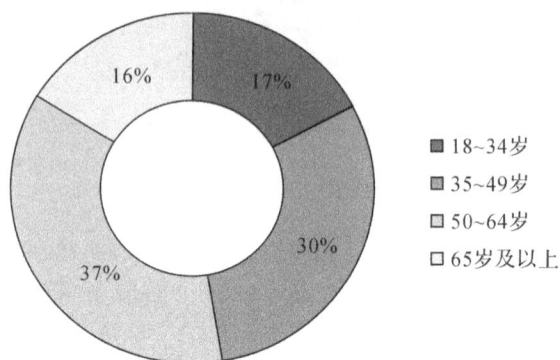

图 2-8　中国抑郁症患者的年龄分布①

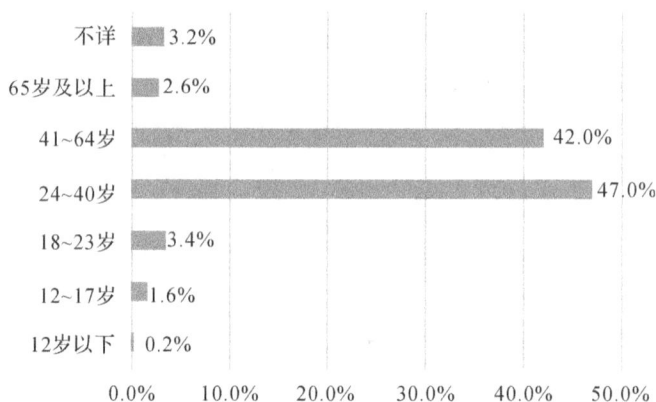

图 2-9　新闻报道中抑郁症患者的年龄分布

　　另外，基于近年来抑郁症患病年轻化的趋势，一些低龄的抑郁症患者也开始引起媒体的注意，比如中小学生和大学生。这些年龄段的孩子因为学业的

_____

　　① 数据来源：Huang，Y.，et al. (2019). Prevalence of Mental Disorders in China：A Cross-Sectional Epidemiological Study. *The Lancet Psychiatry*，6(3)，211-224.

压力、青春期以及大学的就业压力等，被临床发现是抑郁症的易感人群。①
2010年，我国有研究者开展了"中国青少年心理健康状况调查"，结果显示抑
郁现象在青少年中普遍存在，三成的青少年有不同程度的抑郁，其中严重抑郁
状况的比例高达13.1%。② 也有研究者通过对2462名13～22岁的青少年学
生的调查发现，青少年的抑郁症患病率高达16.9%，13～17岁组的抑郁症患
病率显著高于18～22岁组，性别之间无显著性差异。③ 也有通过对全国9个
地区选取的9～18岁的汉族儿童和青少年的调查发现我国青少年抑郁症的总
检出率为14.81%，男女生抑郁症的检出率分别为15.35%和14.43%。农村
地区儿童和青少年抑郁症的检出率(16.41%)高于城市(13.23%)。④

　　作为对比，我们也考察了青少年龄段抑郁症患者在新闻报道中的存在状
况。根据我们的统计发现，新闻报道中的抑郁症患者处于初中以下年龄段(按
我国法定初中入学年龄12岁计算)的比例约有0.2%，处于中学(含初中和高
中)年龄段的抑郁症患者比例约有1.6%，处于大学阶段的抑郁症患者比例约
有3.4%。在这几个年龄阶段，随着年龄的增长，被报道的抑郁症患者的比例
逐渐增加。但总体来说，青少年抑郁症患者在新闻报道中的可见度不高，尤其
是大学以下年龄段的青少年。这说明青少年抑郁症尚不足以成为高显著度的
新闻报道议题。

　　3. 新闻报道中抑郁症患者的职业

　　已有研究发现经济收入状况与罹患抑郁症的可能性存在相关，即收入状
况越差的群体越有可能因过重的生活压力而罹患抑郁症。在我国，也有多项
研究发现农村的抑郁症患者比例高于城市。⑤ 由于新闻报道中不大提及人物
的收入状况，而职业是反映收入状况的重要指标，因此我们对新闻报道中出现
的抑郁症患者的职业状况进行了统计。

　　从我们的统计结果(见图2-10)可以发现，大部分的报道并没有提及抑郁

---

　　① 丁文清等：《中国学龄儿童青少年心理健康状况Meta分析》，《宁夏医科大学学报》2017年第7
期，第785-791+795页。

　　② 中国青少年心理健康调查课题组：《中国青少年心理健康报告》，北京：中国科学技术出版社，
2013，第4页。

　　③ 刘贤臣等：《青少年抑郁症状的年龄性别差异》，《中国行为医学科学》1997年第1期，第30-
33页。

　　④ 王熙等：《中国儿童青少年抑郁症状性别差异的流行病学调查》，《中华流行病学杂志》2013年
第9期，第893-896页。

　　⑤ 这方面的研究可参见桂立辉：《浏阳市农村居民抑郁症流行病学研究》，中南大学社会医学与
卫生事业管理博士论文，2010，第5页。

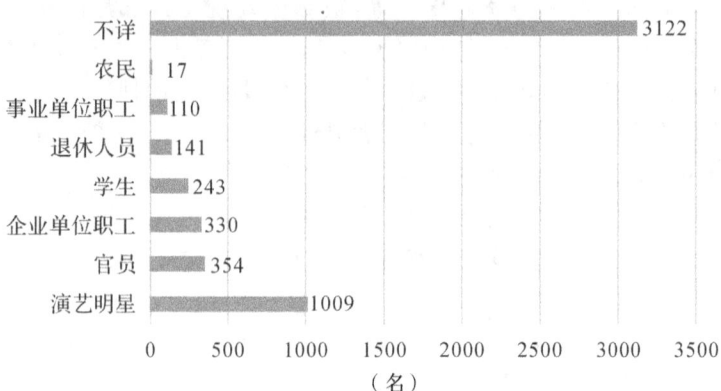

图 2-10   新闻报道中抑郁症患者的职业分布

症患者的职业,在提及职业的报道中,只有 17 篇报道提及的抑郁症患者的职业状况为农民(以农业为生活来源)。与之形成鲜明对比的是,演艺明星抑郁症患者被报道的数量有 1009 篇,另有 354 篇报道中提及的抑郁症患者为政府官员,其次是企业单位工作人员(其中包括企业高管)。可见,新闻天然对政要、名人、有钱人投注更多的关注,在我们对抑郁症的研究中也有明显体现。在被报道的抑郁症新闻中,罹患抑郁症的演艺界明星在有明确提及职业信息的新闻报道中占大多数。另外,由于退休人员被认为是有工资的老人,这些老人与无业老人或农村老人有很大差别,至少在住房和经济状况上要好于他们。在我们的统计中,有 141 篇提及了退休老人的抑郁症患者,远远高于 17 篇的农村患者的报道数量。

除去职业不详的样本,可以看到,在明示了抑郁症患者职业的报道中,并不遵循收入状况越差越有可能罹患抑郁症的临床规律。反倒是越重要、越显赫的职业身份在抑郁症患者的新闻报道中拥有越多的可见度。越多的曝光越会给人以这部分人更容易患抑郁症的假象,从而让人们忽视普通人罹患抑郁症的状况。这也是新闻的"元话语"特性影响新闻报道中抑郁症话语建构的体现。

二、"什么故事":抑郁症新闻报道中的事件主题

作为精神疾病的抑郁症之所以备受关注,也源于其持续不断的负性情绪会引发较强的自杀意念和自杀行为。在抑郁症的疾病表现中,着重提及的严

重的抑郁症后果也是自杀企图和自杀行为。① 有一些报告称抑郁症（尤其是躁狂症）还会有其他一些极端行为，比如反抗压力的伤人或杀人行为。② 而这些行为恰恰是构成新闻价值的要件，抑郁症之所以能够吸引新闻报道的关注很大程度上也是由于这些极端事件的发生。为了考察自杀与抑郁症之间的关系以及抑郁症报道的事件主题，我们对抑郁症新闻报道中是否提及"自杀"或"伤人"等事件要素对样本进行了统计。结果显示在所有样本中（见图 2-11），有 34％的报道中的事件主题是"自杀"，另有 8％的事件主题是"杀人或伤人"，此二者合计有 42％的比例。虽然从数值上看这一比例尚未过半，但从抑郁症话题的丰富性上看，对这些极端事件的报道在此话题中的比例已经不低了。

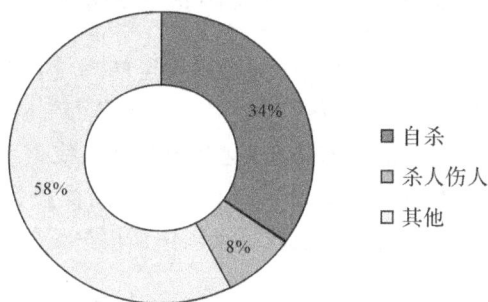

图 2-11　新闻报道中抑郁症患者涉及的事件主题分布

　　另外，自杀或伤人这类极端事件的报道往往会比其他事件带来更好的传播效应，也会给受众带来抑郁症与自杀之间强关联的印象，尤其是自杀者为"名人"的情况下，这种效应会更强。比如，2003 年华人影星张国荣、2009 年歌手陈琳、2016 年歌手乔任梁的自杀事件等，在这些自杀事件的报道中媒体基本都明确提及了抑郁症或对自杀行为作出抑郁症归因，有些在标题中直接写出并强调因抑郁症导致的自杀行为。比如 2016 年"天才史学少年"林某的自杀，被多家媒体报道，也都在标题中明确作出抑郁症归因，如《新京报》的《曾出版史学专著高中生林嘉文因抑郁症离世》③，《华商报》的《西安 18 岁史学奇才

---

① 姜能志等：《抑郁症伴发自杀的相关因素研究进展》，《精神医学杂志》2012 年第 6 期，第 478-480 页。

② Rapaport, M. H., Clary, C., Fayyad, R., & Endicott, J. (2005). Quality-of-Life Impairment in Depressive and Anxiety Disorders. *American Journal of Psychiatry*, 162(6), 1171.

③ 参见《曾出版史学专著高中生林嘉文因抑郁症离世》，新京报网，http://www.bjnews.com.cn/news/2016/02/24/394978.html，最后访问日期：2020 年 5 月 4 日。

因抑郁症离世,曾出版两本专著》等。① 在这些事件报道中,一方面名人要素会被强调,另一方面,在新闻报道中也会使用特殊的修辞来突出人的特殊性或事件的不寻常性,比如"高校教师""天才少年"等,这些也都体现着新闻更关注具有"反常性""重要性""特殊性"的人物事件的元话语特性。

总之,抑郁症的高自杀倾向是引发媒体关注的重点,但在报道中如何建构二者之间的关系?媒体如何搭建因抑郁症诱发的自杀行为这一因果逻辑和证据链,对新闻生产来说是一个操作化难题。对这一问题的分析也可进一步折射出媒体话语实践中抑郁症的建构逻辑,我们将在第四章详述这一问题。

三、"故事从哪儿来":抑郁症新闻报道的故事来源

除了够有轰动效应的突发事件外,媒体报道的大量事件是需要记者花力气去寻找消息来源的。但为了节约时间和人力成本,新闻机构设立了各种新闻生产制度以应对消息源匮乏的状况,这其中包括条线记者制度、热线制度、爆料人制度、通讯员制度等,这些制度不仅影响着新闻报道的消息来源②,也影响着哪些消息源可以作为话语主体进入媒体话语论坛并对事件或议题的报道框架产生影响。③

抑郁症作为一个疾病议题与医疗领域关系密切,通过对抑郁症报道消息来源的分析可以窥见医疗领域或医疗部门与媒体在新闻生产消息来源上的合作机制,从而透视与抑郁症相关的故事通过什么路径进入媒体话语论坛,也就是抑郁症故事从哪里来的问题;以及,医疗领域如何通过消息源来影响媒体的抑郁症话语建构(这一问题也通过后面对专家引语的分析来体现)。

从对抑郁症故事的消息源的分析可见(见图 2-12),记者自采的消息来源高达 95％的比例,政府通报的消息源有 4％,而来自医疗机构的消息源只有1％。从这一消息源分布来看,在与抑郁症相关的新闻报道中,记者在报道中的自主性较高。这一结果也与抑郁症作为疾病话语的特性有关,它关乎个体

---

① 参见《西安 18 岁史学奇才因抑郁症离世 曾出版两本专著》,华商网,http://news. hsw. cn/system/2016/0225/357902_3. shtml,最后访问日期:2020 年 5 月 4 日。

② 比如在政治议题或贪腐议题的报道中,来自官方的消息源占到报道的绝大多数,记者在这类议题报道中的自主性较弱。参见李东晓:《居间政治:中国媒体反腐的社会学考察》,北京:中国传媒大学出版社,2012。

③ 这里的"消息源"仅指新闻线索的来源,不指报道中可以作为引语使用的广泛的消息源。但在新闻生产社会学的研究中,消息源也包括后者。在此没有包括,是希望与后面的专家引语的分析相区别。

的身体和健康，与权力，尤其是政治权力和经济权力较远，进而官方通报的消息来源占比也不高。医疗机构作为直接接触抑郁症患者的诊疗部门，在新闻报道中的消息源比例只有1％。这说明，医院信息发布或医疗条线不是记者获取抑郁症故事消息来源的主要渠道。这或许由于医院的信息发布或医疗条线中发布的抑郁症信息本来就少；以及，医院官方发布的信息也大多不是病例故事，不符合新闻报道对讲故事的要求。① 记者自采的新闻占比较高从一个侧面也说明，与抑郁症相关的报道总体上属于一般性的社会新闻，更依赖于记者的发掘、调查和采写。

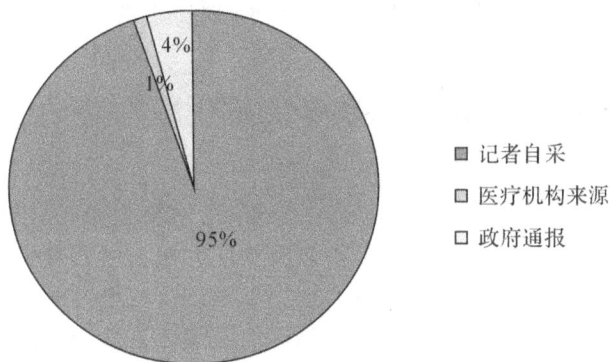

图 2-12 抑郁症新闻报道的消息来源分布

　　通过上述对新闻故事中抑郁症患者的人口"画像"和事件主题的分析可以发现，在与抑郁症相关的新闻报道中，新闻元话语结构在报道中起着框限作用：进入报道的抑郁症患者具有重要性和较高社会影响力等特点；农村和老人等社会弱势群体的抑郁症故事被报道的比例相对较低，尽管这部分人罹患抑郁症的可能性更大；虽然女性是抑郁症的更易感人群，而且临床统计也显示，抑郁症患者的女性比例要显著高于男性，但在新闻报道中，男性抑郁症患者拥有更高的可见度。从人口统计特征上，拥有较高收入的中青年男性，尤其是演

___

　　① 通常在医疗机构的信息（公开）发布中，只有在发生了极端事件（如医疗事故）或医学研究的重大发现时，才会对关涉某类疾病的事件或信息进行发布。抑郁症作为慢性的精神类疾病，不太符合如此的信息特性。另外，新闻报道的故事化模式，通常要求有具体的人物故事。在医院的疾病信息发布中，出于对患者隐私的保护，通常不会公布病例（个别情况除外，如医疗纠纷）。医疗机构虽是疾病话语的专业生产部门，但在将专业话语转化成社会话语的过程中，与新闻媒体扮演的角色和话语生产机制是不同的。二者虽有合作，但新闻媒体不是医疗机构的传声筒，媒体有自己的有关疾病话语的生产逻辑。这一点在后面的章节还会涉及。

艺界名人的抑郁症故事最能吸引新闻媒体的关注。另外，越是"耸人听闻"的抑郁症事件越是更容易被新闻报道所关注，比如自杀、杀人或伤人事件等。与抑郁症相关的新闻故事并非主要来自于医疗卫生领域，更多是记者的自采稿件，可见抑郁症新闻生产的产制受到条线制度的影响不大，它更多是一种社会新闻而非"健康新闻"或"疾病新闻"。

然而，尽管是专注于事件报道，但抑郁症仍然主要作为一种疾病出现在报道中，因此，在新闻报道中必然会涉及抑郁症的疾病话语。那么，新闻故事如何呈现抑郁症这一疾病？新闻报道中的抑郁症话语与医学领域的抑郁症话语有何异同？是具体考察新闻如何建构抑郁症疾病话语的重要方面。

第四节　新闻故事中的抑郁症疾病话语

根据第一章的分析，在医学领域，作为疾病的抑郁症话语主要在三个方面展开：疾病（症状）表现、疾病病理分析以及治疗方法。以人类健康为目标，医学界在探索疾病以及生产疾病知识时也主要围绕这三个方面展开。因此，我们也将从这三个方面对新闻文本中抑郁症的疾病话语进行分析，以此与医学领域的抑郁症话语及其生产机制展开对比。

一、新闻故事中抑郁症的疾病表现（症状）话语

判断一个疾病是否发生的首要标准便是从疾病表现（症状）入手，医学当中的判断标准包括从患者主诉出发的病理分析，也包括通过各种科学的检验方法和检测仪器对偏离正常的生物学指标的分析。对于抑郁症这类精神疾病来说，生物学检测往往不能做出疾病诊断，那么从症状描述判断就显得更为重要。在医学上，根据不同的医学分类标准，对抑郁症的症状描述有很多，包括体重显著减少或增加、失眠或嗜睡、精神运动亢进或迟缓、持续性感到疲劳或缺乏能量、无价值感和/或内疚感、做决定犹豫不决、反复想到死亡或有自杀企图等（具体参见第一章）。为此，我们也对新闻报道中是否提及抑郁症疾病表现，或是哪种疾病表现（躯体的或非躯体的）进行了分类（统计结果见图 2-13）。

根据统计我们发现，在有关抑郁症的新闻报道中，有 88% 的报道中没有提及任何抑郁症的疾病表现，仅有 12% 的报道提及了抑郁症的疾病表现。其中，有 8% 的报道中提及了躯体化的疾病表现，4% 的报道提及了非躯体化的

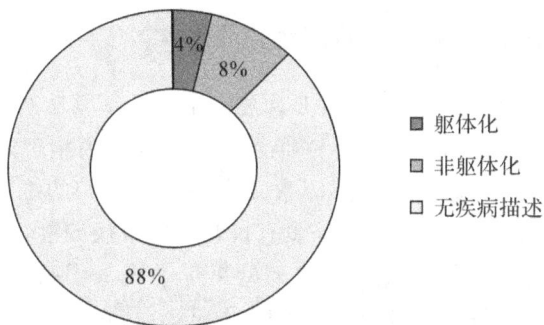

图 2-13　新闻报道中对抑郁症疾病表现的呈现

疾病表现。疾病表现的躯体化(somatization)描述是医学领域对于病痛表达的专业术语。它主要是指一种特殊的精神问题反应倾向,即当人们遭遇心理不适时,以躯体痛苦代替心理痛苦进行表达,也被称为"心理问题的躯体化"。[①] 疾病的躯体化表达具有显著的国家、民族和文化差异。[②] 中国人一向倾向于用躯体症状来表达心理或精神问题,正如凯博文在湖南医学院进行的研究发现,患者们往往以头痛、耳鸣、失眠、心慌、胸闷、慢性疼痛、咽喉阻塞等躯体障碍作为主诉,到医院的内科或其他治疗躯体疾病的诊室就医,这些病人中至少有一半没有被检出抑郁症或神经衰弱等精神或心理疾病。[③] 虽然抑郁症伴随着一些躯体化的症状,但是仅有躯体化的描述不足以全面呈现抑郁症的疾病表现。在我国新闻报道中提及抑郁症疾病表现的报道比例很低,仅有12%,但非躯体化的描述比躯体化的描述又高出一倍。这一结果说明,相比于凯博文在我国进行研究的 20 世纪 80 年代,人们对于抑郁症作为精神类疾病的非躯体化认知有了很大的提高,媒体的报道是这方面的有力体现。

　　但从 88% 的报道中都没有提及任何抑郁症的疾病表现可以看出,新闻报道对抑郁症的建构重点并不在于疾病本身,而是新闻事件的报道。这一点又再次佐证了,在新闻报道中,受到新闻元话语的框限,疾病知识的讲解和传播并非新闻报道的主要目标,进而并不对疾病本身做更多的阐释。

---

　　① Weissman, M. M. (1996). Cross-National Epidemiology of Major Depression and Bipolar Disorder. *The Journal of the American Medical Association*, 276(4), 293-299.

　　② 汪新建、吕小康:《躯体与心理疾病:躯体化问题的跨文化视角》,《南京师大学报(社会科学版)》2010 年第 6 期,第 95-100 页。

　　③ [美]凯博文:《苦痛和疾病的社会根源:现代中国的抑郁、神经衰弱和病痛》,郭金华译,上海:三联书店,2008。

二、新闻故事中抑郁症的病因话语

致病因素是疾病话语另一个重要构成。依据医学领域对抑郁症病因的病理学分析(参见第一章)，我们将导致抑郁症的因素分为生理因素、身体因素、社会或生活压力因素、家庭或情感因素几类。根据我们的统计(如图 2-14 所示)，在 53％的抑郁症新闻报道中并没有提及任何致病因素，有 36％的报道中提及了社会或生活的压力因素，有 11％的报道中提及了家庭或情感因素，另有 16 篇报道提及了生理上或身体上的因素，占比不足 1％。

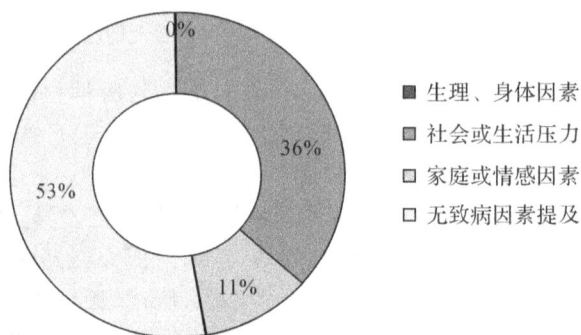

图 2-14   新闻报道中对抑郁症致病因素的呈现

从新闻报道中对抑郁症致病因素的描述可以看出，由于新闻生产并非医学领域疾病知识的专门生产，它更倾向于回避医学专业术语和致病因素分析。尽管已有的医学研究发现生理(或器质性病变)因素是抑郁症重要的致病因素(见第一章)，但因为新闻生产更专长于新闻故事的讲述，要做疾病致病原因的分析需要依赖更具医学权威的专家或医学检查做出，新闻从业者并不具备这方面的资质。因此，由于缺乏生物学病因的充分证据，新闻报道常常非常谨慎地处理生理或身体因素的归因。而社会因素或其他压力因素，无需严谨的因果举证，并且在已有的有关抑郁症的研究中，也有了大量的证据支持了"压力"作为抑郁症致病因素的存在。因此，在新闻生产中，对于非医学专业的记者来说利用压力因素来做致病原因的解释框架是不会出错且简单化的归因方式。类似地，家庭和情感因素也无需医学检验证明，也比较容易被作为归因框架来使用。同时，压力因素、家庭和情感因素更有利于"讲故事"，是可以构成新闻故事的冲突点，进而成为新闻报道的重点。这些特点也体现出新闻元话语特性对抑郁症新闻报道框架的影响。

三、新闻故事中抑郁症的治疗话语

治疗方案也是疾病话语的重要构成，无论是医学界的研究，还是疾病知识的传播，其目标都是为疾病防治服务的。从健康传播的视角来看，治疗方案能够有效地帮助人们识别并预防疾病，也是媒体疾病知识传播的重要内容。根据医学界对抑郁症的研究，药物治疗、心理治疗和综合治疗方法是当前临床使用和提及较多的抑郁症治疗方法。以抑郁症的医学治疗方法为依据，我们将抑郁症的治疗方案分为药物治疗、心理咨询、社交支持、社会救助四类。药物治疗和心理咨询分别对应医学中的药物治疗和心理治疗。在其他治疗方案中，社会交往对抑郁症患者的支持、社会其他机构（比如学校或用人单位）对抑郁症患者的救助服务也多有提及，进而我们主要选择了对这四类新闻报道中抑郁症的治疗话语进行分析。

依据上述标准对新闻报道中抑郁症的治疗话语进行分类，统计结果显示（见图 2-15），在所有的新闻报道样本中，有 74％的报道没有提及任何治疗方案，有 16％的报道中提及了心理咨询方案，7％的报道提及了药物治疗方案，2％的报道提及了社交支持，另有 1％的报道提及了社会救助。

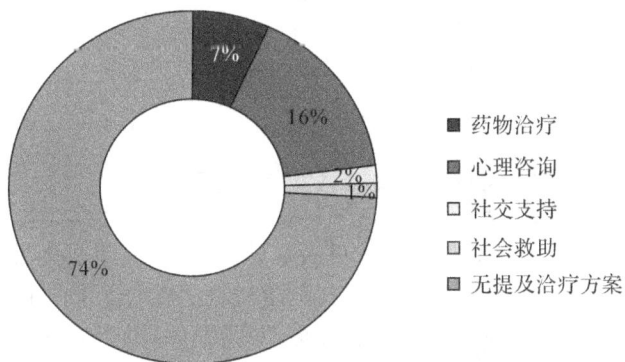

图 2-15　新闻报道中对抑郁症治疗方案的呈现

从对治疗方案的分析，我们再次发现了新闻"元话语"特性对抑郁症新闻报道的影响。即在新闻报道中，由于新闻更专长于讲述故事，并不专注于疾病知识的传播，无论是疾病表现、致病因素，还是治疗方案，这些疾病知识均不是新闻报道的重点。因此，尽管治疗方案是抑郁症疾病话语的重要构成，但在新闻故事中给予的可见度非常低。在 26％提及治疗方案的报道中，心理咨询被最多提及，而药物治疗方法仅在 7% 的报道中被提及。这一结果与医学界对抑郁症治疗方法的推荐并不一致。近年来，在抑郁症的医疗话语中，药物治疗是最主要推荐的治疗方法。新闻报道中对药物治疗的忽视，并不一定是新闻报道更加推崇心理咨询，而是相对于药物治疗，心理咨询疗法更加笼统，也不需要专业的医学知识解释或者描述。而药物治疗如果要详述，则需要专门的药物说明和用药方案推荐。对于新闻报道来说无需、也无法做到专业的药物解释和推荐，简单化的报道策略使得心理咨询这一治疗方法在新闻报道中获得了较多的可见度。

另外，疾病治疗是一个与费用紧密相关的问题，对于普通民众来说，就医看病费用是重要的经济压力来源。在我国，心理咨询行业刚刚兴起，心理咨询还没有被完全纳入医保制度当中①，而商业咨询机构的收费比较高，并未被普通民众完全接受。因此，医疗费用也是与疾病治疗紧密相关的话题。因此，我们还对新闻报道中是否提及抑郁症治疗费用和医保制度问题进行了分析，以此来探究在与抑郁症相关的新闻报道中，是否存在离开个体故事而与社会议题勾连的框架方式。通过对数据的统计，结果显示在 5326 篇与抑郁症相关的新闻报道中，仅有 4 篇报道提到了抑郁症的治疗费用。这 4 篇提及治疗费用均是自费方式，以及这些费用为抑郁症患者和家庭带来了经济压力。此外，无一篇报道提及抑郁症治疗的医保制度。也就是说，在新闻故事的讲述中，与抑郁症相关的报道更多地关注人物故事本身，极少涉及医疗保障或医疗费用这些社会议题。

四、新闻报道中抑郁症的确诊信息来源

新闻报道的元话语特性要求新闻报道具有真实性，对于抑郁症这一疾病话题来说，确诊信息是保障疾病报道真实性和专业性的要求。那么，在与抑郁症相关的新闻报道中，新闻实践者通常会采纳哪些信源提供的确诊证据，既是新闻真实性的表现，也是窥见新闻如何通过与医学话语协商和合作以保障报道专业性的指标。

通过对样本中抑郁症确诊信息来源的分析（统计结果见图 2-16），我们发现，在与抑郁症相关的新闻报道中，有 36% 的报道中没有提及抑郁症确诊的信息来源或模糊化处理确诊信息来源。另有 64% 的报道中明确提供了确诊

---

① 如今已有一些医院开设的心理咨询治疗可以进入医保，但只是在部分城市的部分医院作为试点。参见朱香：《心理咨询终于纳入医保》，《中国科学报》，2016 年 10 月 28 日，第 3 版。

的信息来源,按所占比例的高低,证据来源分布为分别为官方机构(19％)、医疗机构(17％)、当事人(15％)、家属或亲友(13％)。官方机构主要指政府部门、警方、学校等机构,这一确诊消息源是新闻报道中占提供抑郁症确诊信息的主要来源。

　　由上述数据分布可见,在与抑郁症相关的新闻报道中,医疗机构并未占有新闻报道中提供抑郁症确诊消息源的权威地位。新闻报道基于新闻生产的便利性和可接近性原则,更多引述官方消息源,这一点在新闻生产社会学的传统研究中早有提出,在与抑郁症有关的新闻报道中亦有如此的表现。新闻文本的元话语特性并未改变抑郁症这一疾病话语的产制模式。其次,医疗机构提供的抑郁症确诊消息源的报道也有17％,说明媒体与医疗话语主体在有关疾病的确诊证据来源中有一定的合作,以保障新闻生产的专业权威性,但这种合作并非必要或普遍,这一点从仍有28％的报道的确诊证据仅来自当事人和家属或亲友这一消息源可以看出。

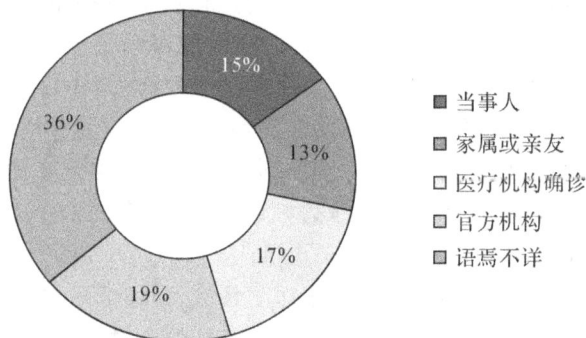

图 2-16　新闻报道中抑郁症患者的确诊信息来源

　　另外,由于不同类型的报纸及其定位接近消息源的能力不同,有必要对不同类型报纸在新闻报道中引述的抑郁症确诊消息源进行交叉分析,以便探究不同定位的媒体具有的元话语特性如何影响新闻报道中抑郁症话语生产的专业性保障。由于行业报的报道总数非常少(只有20篇),不具样本的充分性,因而将此类报纸删除。市场化报纸和党报的统计结果如图2-17所示。根据统计结果发现,对于市场化报纸来说,语焉不详的确诊信息的比例要明显高于党报,来自家属或亲友的确诊信息要高于党报;而党报来自官方机构、来自医疗机构和当事人的确诊信息比例要高于市场化报纸。这一结果既可以从专业性角度进行解读,也可以从机构信源的接近性上进行解读,即党报更讲求确诊

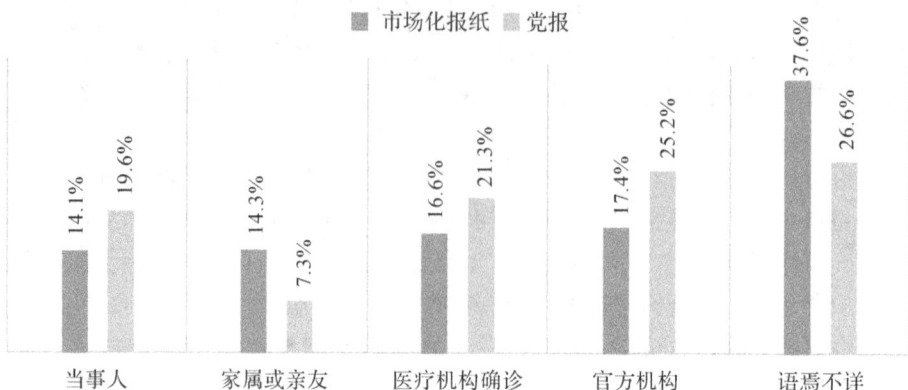

图 2-17　不同类型报纸新闻报道中抑郁症确诊信息来源对比

信息的专业性保障，或者在接近机构化的信息来源上比市场化报纸更有优势。

通过对新闻报道中抑郁症疾病话语的分析，我们发现由于受到新闻元话语特性的影响，新闻报道中的抑郁症话语建构与医学话语有着明显的不同。新闻报道以"讲故事"的叙事方式为主，更专注于人物故事的讲述，对疾病知识的呈现不足。不仅表现在有关抑郁症疾病症状表现、病因分析和治疗方法的信息提供较少，也表现在，在各部分疾病话语的呈现中出现了简单化、有利于故事讲述的报道偏向，比如更强调压力归因，心理咨询的治疗方式，更多只引用事件当事人及其家属的患病证据来源等。

如前所述，抑郁症话语主要形成于医学领域，当抑郁症这一原本在医学领域的疾病话语进入新闻场域，新闻的元话语特性便会对其发挥建构作用，医学权威与新闻专业权威之间便出现了合作和协商的问题。在这个时候，面对更加专业的疾病话语，新闻实践如何处理二者的关系？在关涉疾病和医学议题的新闻文本生产中，新闻生产者是将自己文本生产的主体身份更多地让位于医学专家（或医学话语）？还是仍然掌握主导权，以自己所熟悉的范式和有利于自己专业权威的方式来处理医学议题？透过对抑郁症新闻话语的分析也可对此问题窥见一二。

结　语

1995 年 Science 发表了题名为《流行病学面对其局限性》的新闻报道，文章开头论述道："关于健康风险的新闻近来铺天盖地，令人应接不暇，但似乎天生就矛盾重重。"①美国学者詹姆斯·A.特罗斯特(James A. Trostle)认为流行病学在大众传媒中频频出现,但是所提出的保持健康和避免疾病的建议似乎任意武断、瞬息万变。② 为什么媒体提供的疾病信息铺天盖地但矛盾重重、频频出现却任意武断? 以往的研究都只从健康传播的专业性上去探讨,批评媒体当中的健康信息质量不高,专业性和知识性不强,却并未关注新闻文本的元话语特性所带来的疾病或健康信息无法达到严谨的医学专业性的"原罪"。

新闻是具有元话语特性的一种话语实践活动,生成的是一种"人工化的产物"。新闻生产者依据真实性和客观性的专业主义要求,通过新闻价值标准来选择"有价值"的新闻事件,决定哪些事件要素可以进入新闻报道("把关"的过程),并使用语言、文字、音响、图片、影像等符号形式来"组织"和"建构"新闻文本。③ 新闻文本还需有叙事的特点,"讲故事"的方式使新闻文本不可避免地具有文学性的特点。

从新闻的元话语视角出发,通过对新闻报道中的抑郁症话语的分析,我们发现,进入新闻报道的抑郁症患者具有身份显著性和重要性的特点;男性患者高于女性患者,尽管从临床研究发现,女性抑郁症患者远远高于男性;从年龄构成看,中年人是重要的年龄构成群体,而青少年的抑郁症患者和老年抑郁症患者在新闻报道中的可见度不高;农村的抑郁症患者极少被报道等。在有关抑郁症的新闻报道中,记者仍处于主导位置,在处理医学专业问题时,基本上是采取回避的策略(当然,也有新闻故事通俗化和简单化的追求)。在新闻报道中比较少涉及抑郁症疾病表现、病理分析、治疗措施等医学专业知识。也不倾向于与社会问题相勾连,比如有关抑郁症的治疗费用与医保问题极少在与抑郁症相关的新闻故事中被提及。新闻文本中对"抑郁症"一词的使用也呈现出社会化倾向,对于是否医学标准上的抑郁症,仍有三成多的报道并不对其进行医学核实,也仅有不到两成的报道引述了医疗机构的确诊信息。其新闻报道中提及的抑郁症要素,依据新闻生产中消息源的接近性原则,更多引述当事人或家人、朋友提供的信息。

总体来看,新闻报道中的抑郁症话语并非致力于疾病症状描述、病理分析和疾病防治。"抑郁症"更类似于一个新闻故事的构成要素,出现在人物属性、

---

① Taubes, G. (1995). Epidemiology Faces Its Limits News. *Science*, 269(5221), 164-165＋167-169.

② [美]詹姆特·A.特罗斯特:《流行病与文化》,刘新建、刘新义译,济南:山东画报出版社,2008,第9页。

③ 参见[美]盖伊·塔奇曼:《做新闻》,麻争旗等译,北京:华夏出版社,2008。

事件归因或者事件后果的叙述当中。通过新闻报道中抑郁症相关议题可见度的提高,人们对这一疾病名词越来越熟悉,但并不意味着对这一疾病的医学知识有更多了解。传播医学知识并非新闻报道的必然功能,从新闻实践的特性来看,也无法很好地承担这一功能。另一方面,由于医学的专业门槛对新闻生产者的限制,新闻生产者在遭遇医学专业知识时更倾向于采取简单化的策略。台湾学者徐美苓认为对于与疾病医疗相关的新闻报道来说,记者需要在有限的时间内(截稿时间的限制)以简明的笔触将可能是极其复杂的科学知识和事件事实进行还原和呈现;再加上记者还需要考量新闻的"人情味""接近性""反常性"等新闻价值特性,这些要求自然会使新闻文本无法符合科学文本的要求。①

---

　　① 吴孟津、徐美苓:《忧郁症的生物医学真实、社会文化真实与新闻再现:以台湾的〈中国时报〉与〈苹果日报〉为例》,《传播与社会学刊》2011 年第 17 期,第 87-122 页。

第三章 防治"疾/痛":媒体科普传播中的抑郁症话语

对于抑郁症,我最讨厌听到的一句话就是"你有啥想不开的?"

——抑郁症患者

在媒体内容中,涉及健康或疾病的话语非常丰富。在新闻报道、科普文本、文学小说,甚至是医药广告中都充斥着大量与健康和疾病相关的内容。由于这些不同类型的媒体文本有着不同的生产者、生产常规和传播目的,对不同类型媒体文本进行统一处理往往会忽视基于不同文本生产常规和传播目的所造成的差异。第二章我们详细探讨了新闻报道中的抑郁症话语建构,希望窥见新闻文本的元话语特性及其生产常规对抑郁症话语建构的影响。在本章中,我们则希望就媒体疾病话语集中出现的另一类文本——健康知识的科普文本来探讨在健康传播框架下,媒体科普文本中抑郁症话语的呈现样态和建构逻辑。

第一节 知识生产、科普传播与大众传媒

美国传播学者埃弗雷特·罗杰斯(Everett M. Rogers)认为凡是人类传播活动中涉及健康内容的就是健康传播。[①] 狭义的健康传播是指通过各种渠道,运用各种传播媒介和传播方法,为维护和促进人类健康而制作、传递、分享健康知识的活动。[②] 因此,健康传播的内容核心主要是指健康知识的传播。对于大众传媒来说,这一界定指向的是媒体当中与健康相关的知识或内容的传播。

---

① Rogers, E. M. (1996). The Field of Health Communication Today: An Up-to-Date Report. *Journal of Health Communication*, 1(1), 15-23.

② 米光明、王官仁:《健康传播学原理与实践》,长沙:湖南科学技术出版社,1996,第 25 页。

在"健康传播"这一概念尚未正式提出之前,人们对关涉人类(个体或群体)健康而进行的信息传播活动的关注,分散在医学、心理学、社会学、教育学等领域,生产健康知识的主体以医学研究者、临床医护人员、健康促进或公共卫生部门等医学共同体为主。"健康传播"概念的提出并非概括了一个全新的人类传播活动形态,而是对关涉健康的信息传播行为的强调,是大众传播媒介兴起后对以大众传播媒介为生产主体和传播中介的健康传播活动的关注。

一、大众传媒的知识生产:知识社会学的视角

大众传播媒介兴起后,人类的健康传播活动发生了重大的变化。大众传媒构筑了一个巨大的公共话语论坛,健康传播从原有的医学领域和人际范围的医患沟通行为扩展到了大众传媒形成的公共话语论坛当中。在以大众传媒为中介的健康传播活动中,大众传媒不是对医学界健康知识和疾病信息的镜像转播,而是作为生产者参与到健康知识和疾病信息的生产当中,从而形成契合大众传媒工作人员生产能力的、适合大众传播媒介传播特性的、符合大众传媒目标受众接受旨趣的健康信息内容。因此,大众传媒的健康知识生产也受到媒体内容生产逻辑和受众旨趣的影响。

1. 知识社会学视域中的"知识"及其生产

知识社会学是关注知识如何在一个时代的具体社会语境中产生的学科分支。这一术语于 20 世纪 20 年代由德国哲学家马克思·舍勒(Max Scheler)提出,后被传播到英语学界,在卡尔·曼海姆(Karl Mannheim)那里得到了长足发展。舍勒把人类知识分为七类:神话与传说、民间语言、宗教、哲学、形而上学、数学、自然科学和文化科学等。他认为人们对知识的渴望和追求,是由对生活的各种先天动机决定的;人们的世界观取决于其知识结构,知识社会学的首要任务就是探求世界观的变换规律①,是"旨在剖析人类知识与社会地位/社会结构等因素之间的关系"。② 但是,无论是知识社会学的创始人舍勒和曼海姆,以及之后的学者罗伯特·默顿(Robert K. Merton)、塔尔科特·帕森斯(Talcott Parsons)、赖特·米尔斯(Charles Wright Mills)和沃纳·斯塔克(Werner Stark)等,他们所关注和分析的"知识"都是"理论思想"。这在伯格和卢克曼看来是不恰当或者说是不充分的。他们认为"理论思想"与社会中

---

① 金桂:《知识社会学》,《科学学与科学技术管理》1985 年第 11 期,第 40 页。

② [美]彼得·伯格、托马斯·卢克曼:《现实的社会建构:知识社会学论纲》,吴肃然译,北京:北京大学出版社,2019,第 280 页。

大多数人的生活以及他们所使用的"知识"不太相干,即便是与普通人的生活有联系,这种联系也是间接的、模糊的,它无法解释普通人在日常生活中调用知识的活动。于是,伯格和卢克曼改造了知识社会学的研究对象,将知识社会学的分析对象从高高在上的"理论思想"拉回到了日常生活知识,并由此展开了对"社会与人的关系"这一议题的探讨。①

伯格和卢克曼通过对涂尔干和韦伯有关"什么是社会"的讨论出发,认为"知识"就是对现实的建构,"而这一建构过程正是知识社会学的分析对象"。②也正是在这个意义上,伯格和卢克曼将"知识"从哲学和思想史的神坛上拉下,使其进入与普通人相关的生活世界。伯格和卢克曼论述到:

> 在我们看来,知识社会学必须关注一个社会中所有被当做"知识"的事物,而无须从任何角度去关心这些"知识"的终极可靠性。不管什么样的"知识",都是在社会情境中被发展、传播和维持的。在这样的过程中,一种理所当然的现实就凝结(congeal)在普通人面前,而这一过程正是知识社会学的关注点。换言之,知识社会学的分析对象就是现实的社会建构。③

如伯格和卢克曼的观点,知识无处不在,它关涉到人类对社会现实的认识、描述、分析和阐述等。因此,知识首先是语言和符号层面的,它是人类建构起来的一种指涉体系,用来认识和描述现实,并实现日常生活中与他人的交往和社会互动。它包括所有的语言、概念、表达、信息、思想观念,以及哲学、艺术、数学、医学等各类系统化的专门知识。④

伯格和卢克曼还强调,对于普通人来讲,知识在大多数时候是一些理所当然的东西,人们不会去琢磨"什么是真的""自己知道什么"之类的问题。⑤ 而对于社会学家来说则不同,社会学家需要搞清楚"知识"从何而来,以及在不同

---

① [美]彼得·伯格、托马斯·卢克曼:《现实的社会建构:知识社会学论纲》,吴肃然译,北京:北京大学出版社,2019,第280页。

② [美]彼得·伯格、托马斯·卢克曼:《现实的社会建构:知识社会学论纲》,吴肃然译,北京:北京大学出版社,2019,第3页。

③ [美]彼得·伯格、托马斯·卢克曼:《现实的社会建构:知识社会学论纲》,吴肃然译,北京:北京大学出版社,2019,第6页。

④ [美]彼得·伯格、托马斯·卢克曼:《现实的社会建构:知识社会学论纲》,吴肃然译,北京:北京大学出版社,2019,第19页。

⑤ [美]彼得·伯格、托马斯·卢克曼:《现实的社会建构:知识社会学论纲》,吴肃然译,北京:北京大学出版社,2019,第4页。

的社会中被认为理所当然的"知识"为什么会有不同。伯格与卢克曼有关"知识""现实"作为知识社会学研究对象的探讨为我们提供了有益的启发。但二人关于"知识"的界定着实过于宽泛,难以在经验研究中进行概念的操作化。毕竟在人们的常识理解中,这一"知识"概念将"数据""信息""常识"等也都包罗在内了。

　　虽然知识社会学确立不久,但从历史上看,人们对"知识"的探讨却早已有之。在西方,古希腊人将意见(opinion)与知识相区别,认为前者具有主观性,后者则相对固定。① 因此,知识具有一定的真理性。这一理解一直影响至今。如今人们对专门学科(如经济学、管理学等)知识的理解便是将知识放到了数据、信息、知识和智慧这样一个逐级上升的金字塔的上层,视知识为系统化的数据与信息,具有一定的真理性。② 英国历史学家彼得·伯克在《知识的社会史》里也有如此的界定,即知识是比数据和信息更高级的东西。③

　　知识具有真理性的观点在近现代遭遇了严厉的批判。尼采认为"最初的真理只是我们发明的隐喻,用来指代那些我们当时认为还算正确的知识。但是随着历史的推移,后来者逐渐忘记了这一隐喻的来源,误把一部分群体的真理当成了所有人的真理"④。马克思和恩格斯提出的"虚假意识"的概念更是将知识指向了统治阶级所制造的意识形态幻相。

　　福柯是后现代主义学者那里将知识的真理性批判得最为彻底的学者。福柯将知识与权力并置,认为知识是被权力生产出来的,知识通过权力的运作以证明自己的真理性,权力生产特定的知识、规则、观念、道德,甚至身体。⑤ 福柯在《知识考古学》中对"知识"做出过具体阐述:知识是由某种话语实践按其规则构成的并为某门科学的建立所不可缺少的成分整体,即知识是构成科学的成分;知识是在详述的话语实践中可以谈论的东西;知识还是一个陈述的并列和从属的范围,概念在这个范围中产生、消失、被使用和转换。⑥

　　福柯通过对疯癫作为疾病进入医学话语过程的分析,揭示了知识生产过

---

　　① [英]彼得·伯克:《知识社会史(上卷)》,陈志宏、王婉旎译,杭州:浙江大学出版社,2016,第12-13 页。

　　② [英]罗宾·柯林武德:《历史的观念》,何兆武译,北京:商务印书馆,1997,第 52 页。

　　③ 刘海龙:《作为知识的传播:传播研究的知识之维刍议》,《现代出版》2020 年第 4 期,第 23-31 页。

　　④ [英]李·斯平克斯:《导读尼采》,于岩译,重庆:重庆大学出版社,2014,第 40 页。

　　⑤ [法]米歇尔·福柯:《知识考古学》,谢强、马月译,北京:生活·读书·新知三联书店,2003。

　　⑥ [法]米歇尔·福柯:《知识考古学》,谢强、马月译,北京:生活·读书·新知三联书店,2003,第203 页。

程中话语权力的运作机制。福柯认为，直到 19 世纪，疯癫才被逐渐"医疗化"，"第一次获得了心理学的身份、结构和意义"。[①]"精神疾病"这个概念通过"特殊态度对待""投入道德意义""感知疯癫""对疯子本身的宽容"四个层次最终在医疗领域获得发展。[②] 这意味着，疯癫作为一种疾病是被建构、被确立起来，政治、法律、道德、医学都使用各种论述、实证分类将疯癫定义为精神疾病。[③]

法国学者皮埃尔·布尔迪厄(Pierre Bourdieu)和布鲁诺·拉图尔(Bruno Latour)从社会学路径出发关注传统的知识生产机构生产的正式知识。相比来说，布尔迪厄更重视高等学校中的知识生产，拉图尔则更重视自然科学实验室的知识生产。[④] 1979 年，拉图尔及其合作者出版了一部生物化学实验室内部运作的人类学著作——《实验室生活》，该著作阐释了从工作、互动到意义构建各个部分，显示了社会研究者从相对主义角度论述科学知识建构的可能性，也就是说，科学知识在很大程度上是科学家通过与人沟通或写作等方式创造出来的。[⑤]

拉图尔对科学知识的论述成为 20 世纪 70 年代科学知识社会学(Sociology of Scientific Knowledge，简称 SSK)的有力证据。科学知识社会学吸纳知识社会学建构论的思想，认为科学知识的产生也并非是科学发展自然决定的过程，也是建立在语言基础上的社会建构的产物，是科学家共同体利益的磋商，从而并不比社会科学或其他文化具有更多的真理性和优越性。[⑥]

从上述不同时代和不同学科取向的学者对知识的探讨，我们发现人们对知识的认识和界定经历了从具有崇高感和真理性的思想理论，到具有系统性和相对稳定性的专业知识，再到伯格和卢克曼所言的日常生活中的"知识"的过程。但无论是如何的界定，知识社会学揭示出的都是知识的建构性和相对性，即知识是在一定的社会条件下被建构起来的，无论是人文社科类的知识还

---

① ［法］米歇尔·福柯：《精神疾病与心理学》，王杨译，上海：上海译文出版社，2016，第 122 页。

② ［法］米歇尔·福柯：《精神疾病与心理学》，王杨译，上海：上海译文出版社，2016，第 132 页。

③ ［法］米歇尔·福柯：《疯癫与文明：理性时代的疯癫史》(第 2 版)，刘北成、杨远婴译，北京：生活·读书·新知三联书店，2003。

④ 刘海龙：《作为知识的传播：传播研究的知识之维刍议》，《现代出版》2020 年第 4 期，第 23-31 页。

⑤ ［英］马克·埃里克森：《科学、文化与社会：21 世纪如何理解科学》，孟凡刚、王志译，上海：上海交通大学出版社，2017，第 78 页。

⑥ 郑杭生、李霞：《关于库恩的"范式"——一种科学哲学与社会学交叉的视角》，《广东社会科学》2004 年第 2 期，第 119-126 页。

是看上去更加具有科学性的自然科学知识。同时，在一定时代，某些具有崇高感和专业性的知识在经过了社会化扩散过程后，会慢慢变成人们所熟知的常识。因此，专业知识的崇高感、真理性和稳定性具有一定的时代相对性。

根据知识社会学的观点，医学知识也可被视为社会建构的产物，因此，把医学知识与其生产主体、生产实践活动和知识生产的制度环境等因素区分开无疑是错误的，医学知识也是被社会环境形塑而成的。[①] 但医学知识又不同于日常生活中的"知识"，它更类似于拉图尔所言的科学知识，即它主要是由科学家共同体生产出的具有一定体系的专门知识。对医学知识生产作出贡献的科学家共同体包括高校和医学研究所的科研人员、临床医生、药物研发者等。对于抑郁症来说，如同我们在第一章所论述的，它主要由精神病学、心理学、脑科学等领域的科研人员和临床医生，以及与治疗相关的医疗专业人员和药物研发者共同生产。医学的专业性限制了它的进入门槛，即并不是所有人都具有生产这些专门知识的资质。这些领域的专业人员通过长时间的专业训练具有了生产专业知识的资质和权威性后，通过特定的知识生产方式（医学实验等）来生产与抑郁症相关的知识。

知识具有分享性和传播性。通过分享和传播，专业知识能够被更多的人所了解和掌握，从而不仅使更多的人从专业知识中获益，也使得专业知识逐渐被常识化。伯格和卢克曼尤其强调了知识的分享性和传播性，他们认为这是人们在日常生活中得以交流和社会交往的基础。[②] 只是专业知识具有比较高的进入门槛，知识的社会化和常识化过程比较缓慢。[③] 医学知识恰恰是这种具有较高进入门槛、专业性较强的知识。在这种情况下，医学知识想要获得广泛传播，被普通民众所了解，必须要经过一个转译的科普化的过程，大众传播媒介是实现这一转译的重要的生产主体和传播中介。

2. 大众传媒与知识生产

大众传媒与知识之间的关系早有学者论述过。从大众传媒的社会功能上讲，大众传媒具有知识传承的功能，这在诸多功能学派学者的论著中都有提

---

①　余新忠、杜丽红：《医疗、社会与文化读本》，北京：北京大学出版社，2013，第 42 页。

②　[美]彼得·伯格、托马斯·卢克曼：《现实的社会建构：知识社会学论纲》，吴肃然译，北京：北京大学出版社，2019。

③　职业社会学也涉及知识的生产问题，但它的知识更加特指各类专业知识。这里的专业主要是指大学的专业门类划分，它并不包含日常生活的常识类知识。职业社会学有关专业知识生产的论述可参见：Freidson, E. (2001). *Professionalism, the Third Logic: On the Practice of Knowledge.* Chicago: The University of Chicago Press.

及,在此不再赘述。当然,大众传媒不仅具有知识传承的功能,还具有生产知识的功能。在这方面,讨论最多的就是知识与新闻之间的关系。

对新闻的知识属性的讨论,最早可追溯至杜威、福特、帕克等人。1892年,杜威在筹办《思想新闻》时提出过知识新闻观[①],即将新闻视为一种"有机知识"(organized intelligence)[②],旨在促进知识的社会化(socialized intelligence)。他认为知识社会化的基本目标是将哲学作为工具以指明社会生活状况的意义,从而使哲学具有生命和价值,而不是集中化的知识垄断。也正是因此,杜威在《思想新闻》"夭折"后坚称其无意策划新闻革命乃至社会革命,"所要做的不是通过引入哲学而改变报业,而是通过介入报业而对哲学加以变革"。[③]

杜威有关"有机知识"的论述极大地影响了帕克。1940年,罗伯特·帕克(Robert Park)在《新闻作为一种知识》一文中正式将"新闻作为知识"进行论述。[④] 帕克引入实用主义哲学家威廉·詹姆士(William James)有关"感知的"(acquaintance with)知识和"理解的"(knowledge about)知识的分类,来探讨新闻的知识类型。[⑤] 帕克认为"理解"的知识基于我们对世界所提出的特定问题,特别是与科学研究所创造的那些正式的和逻辑的探究方法(formal and logical apparatus)相联,而"感知的"知识则基于个人经验的积累。帕克称它们组成了一个可以包括人类各种类型知识的连续光谱(continuum),新闻居于其间,它既不同于物理科学那样的系统知识,又不同于历史知识。但它与历史知识更接近,不同的是新闻只关注现时发生的单个事件,并不像历史那样从因果论和目的论上建立该事件与其他事件的联系。因此,帕克认为新闻是有关

---

① 孙藜:《作为"有机知识"的新闻:杜威和"夭折"的〈思想新闻〉》,《现代传播》2014年第2期,第47-52页。

② 也有翻译为"有机情报"。有关翻译差异的说明,参见孙藜:《作为"有机知识"的新闻:杜威和"夭折"的〈思想新闻〉》,《现代传播》2014年第2期,第47-52页。

③ 王金礼:《作为知识的新闻:杜威、帕克与"夭折"的〈思想新闻〉》,《学术研究》2015年第3期,第32-39页。

④ [美]E.M.罗杰斯:《传播学史:一种传记式的方法》,殷晓蓉译,上海:上海译文出版社,2012,第197页。

⑤ Park, R. E. (1999). News as a Form of Knowledge: A Chapter in the Sociology of Knowledge. In: Tumber H., (ed.). *News: A Reader*. Oxford: Oxford University Press, 11-15. 另外,对两种知识类型,也有翻译成知晓性的知识(acquaintance with)和理解性的知识(knowledge about)。参见白红义:《气候报道记者作为"实践共同体"——一项对新闻专业知识的探索性研究》,《新闻记者》2020年第2期,第75-88页。

短暂的、变动的、孤立的事件的"知识"。① 帕克对于"新闻作为知识"的认知不仅来自对新闻的思考,更来自于他对包括流言、八卦新闻和真人故事乃至小说、图片、连环画等报纸内容的观察。帕克一度将自己用知识阐释新闻的方式称为"知识社会学"(sociology of knowledge)。在此视野中,知识被视为一种关于原则和事实的陈述。②

如果将新闻视为一种知识形态的话,那么新闻实践就是一种知识生产实践,新闻媒体自然也是一种知识生产机构。③ 瑞典学者麦兹·埃克斯特罗姆(Mats Ekstrom)甚至认为,新闻业是当前这个时代最具影响力的知识生产机构之一。④ 正是在这个意义上,白红义等学者认为,"作为知识的新闻"有两重涵义,既指新闻报道为公众提供了"知识",也指新闻业本身就是一种"知识实践"。⑤ 其实,如果从伯格和卢克曼对知识的界定,新闻媒体自然是知识生产机构。但讨论的焦点在于,新闻实践生产的是什么样的知识?

有关新闻生产的是什么样的知识的讨论,大多在两条路上展开。一个是有关新闻是什么样的知识;另一个是新闻作为一个知识生产实践对其他专业知识进行加工和传播时,生产出的是什么样的知识。这两者之间不是完全分离的两个脉络,因为如我们在第二章论述的,有关"新闻是什么"的知识类似于新闻的元话语特性,它影响甚至决定着新闻对其他专业知识的生产和建构。

对于前者,学者们的探讨一直没有停止过。20世纪70年代出现的一批新闻室观察研究的经典文献已经对这一问题进行了诸多阐述。比如舒德森将新闻视为一种"公共知识"。⑥ 但这类研究的目的更多地是将新闻的社会功能界定在政治领域,关注的焦点在于新闻所提供的与公共利益相关的"公共知识"对于促进民主(democracy)运行的作用。而在其他专业知识的生产领域,

---

① 孙藜:《作为"有机知识"的新闻:杜威和"夭折"的〈思想新闻〉》,《现代传播》2014年第2期,第47-52页。
② 王金礼:《作为知识的新闻:杜威、帕克与"夭折"的〈思想新闻〉》,《学术研究》2015年第3期,第32-39页。
③ 白红义:《气候报道记者作为"实践共同体"——一项对新闻专业知识的探索性研究》,《新闻记者》2020年第2期,第75-88页。
④ Ekström, M. (2002). Epistemologies of TV Journalism: A Theoretical Framework. *Journalism*, 3(3), 259-282.
⑤ 白红义:《气候报道记者作为"实践共同体"——一项对新闻专业知识的探索性研究》,《新闻记者》2020年第2期,第75-88页;张伟伟:《"实践知识"与"表象知识"——作为"知识"的新闻与媒介社会学的研究演进》,《新闻记者》2018年第9期,第56-66页。
⑥ [美]迈克尔·舒德森:《新闻的力量》,刘艺娉译,北京:华夏出版社,2011,第3页。

对新闻或大众传播媒介所发挥的知识生产作用及其知识生产机制的探讨非常少。通常认为,一个特定领域的专业知识对于新闻生产者来说是有专业门槛的,记者们并不具有生产其他专业知识的能力,他们的工作更类似于搬运工,做专业知识的"二传手"。如此的观点其实又回到了杜威那里。因为杜威用知识社会化的视角来审视报纸与知识的关系,他认为报纸并不能生产(哲学)知识,但可以促进哲学知识的传播。

那么新闻中的专业知识到底该由谁来生产? 新闻业是原产地、还是转手者?[①] 对这一问题不同的学者有不同的认识。李普曼认为最好的情形下,新闻界也只能是"二传手"。因为,新闻要想生产"理解性"的知识,一方面代价高昂;另一方面,存在着诸如版面、篇幅、时间等等难以逾越的制约。新闻业只能像"探照灯光束"一样,"有选择地将聚焦点从一个事件移到另一个身上"。[②]

李普曼认为新闻只能作为知识"二传手"的观点,显然低估了新闻的知识生产功能。且不说,新闻生产场域中有诸多科技新闻、健康新闻、文化新闻等专业领域的新闻内容,就是在一般的社会新闻中也会涉及专业的知识内容,新闻生产者对于这些领域的知识也不是无能为力的。只是,我们也不能高估了新闻的专业知识的生产能力。在很多时候,新闻业扮演的只是将高门槛的专业知识作出适合大众阅读的科普化转译的工作,虽然可能对于这一专业领域的知识增长来说并无太多贡献,但这其中也必然包含着对专业知识的再加工或再生产。新闻对其他专业知识的生产功能则更多地表现在这个方面。新闻的这种知识生产功能在健康传播、科技传播领域已有了不少经验研究的支持。

那么,新闻如何生产其他专业领域的知识以及新闻从业者如何跨越门槛,掌握其他专业领域的知识并进行大众化转译的工作? 以色列新闻学者兹维·莱奇(Zvi Reich)将新闻业看作一种"两极互动型专业知识"(bipolar interactional expertise)。互动型专业知识的概念来自于哈里·柯林斯(Harry Collins),它是指"只掌握了相关学科的专业语言但不从事科学实验的专业知识,是通过运用语言与有经验的专家进行交流,从中获得的感悟或体会",这种专业知识是在与专家进行会话的过程中通过语言交流慢慢获得的知识。[③] 莱奇提出的"两极互动"是指新闻工作"一极对应的是受众,另一极对应

---

① 孙藜:《作为"有机知识"的新闻:杜威和"夭折"的〈思想新闻〉》,《现代传播》2014 年第 2 期,第 47-52 页。

② [美]李普曼:《公众舆论》,阎克文、江红译,上海:上海人民出版社,2002,第 266-268 页。

③ Collins, H. M., & Evans, R. (2002). The Third Wave of Science Studies: Studies of Expertise and Experience. *Social Studies of Science*, 32(2), 235-296.

的是消息来源。记者的角色就体现在将从消息来源处获得的信息快速有效、真实准确地传递到受众那里"①。学者白红义认为莱奇的这一概念准确地契合了记者的核心活动,但同时,他又认为专门负责报道某一知识领域条线的记者更有可能成为专家。比如,一些专业性较强的报道领域(如科技新闻),他们的工作不仅仅是将消息来源处获得的信息传递给受众那么简单。② 白红义通过对气候报道记者的访谈,对条线记者如何形成关于气候变化的专业知识进行了经验研究,呈现了新闻从业者一脚在新闻专业领域,另一脚在气象专业领域,如何兼具两个专业领域的能力,如何能够在新闻实践中生产出气象领域的专业知识。白红义的这一研究经验地分析了新闻实践者生产气象知识的逻辑,只是这一研究与其他几份研究类似,虽然涉及的是媒体对其他专业领域知识生产的问题,但关注的重点均是在新闻实践活动,即记者如何获得所报道领域的专业知识,并如何将这些专业知识运用到新闻生产中。③

然而,如我们之前所论述的,对于大众传播媒介来说,并非只生产新闻这一种话语文本,其他诸多媒体文本的知识生产功能和生产机制与新闻有着很大的不同,而对于这些不同文本,学界尚没有给予足够的重视。这其中就包括专注于专业知识生产和传播的科普类文本。本研究所关注的抑郁症也更多地出现在健康知识传播的科普文本中。

3. 媒体科普文本的知识生产

顾名思义,科普就是"科学知识普及"。这一概念更多运用于实践领域,在学术研究领域,尤其是传播学研究领域,"科普"较少作为学术概念出现。科学知识普及实践的目标在于对科学、医学、技术等领域专业知识社会化的推动,以促进普通民众了解更多的科学技术知识、提高科学素养。

国外对科学传播与社会普及的研究始于 19 世纪末,但早期的研究发展相对缓慢,直到 20 世纪 90 年代后才逐渐受到重视。新千年后,科学普及和传播工作呈现快速发展的趋势,国外有不少国家和地区开展了相关研究。其中,美国、英国、德国等发达国家最为突出,形成了一批关注科学传播的研究和实践

① Zvi, R. (2012). Journalism as Bipolar Interactional Expertise. *Communication Theory*, 22 (4), 339-358.

② 白红义:《气候报道记者作为"实践共同体"——一项对新闻专业知识的探索性研究》,《新闻记者》2020 年第 2 期,第 75-88 页。

③ 白红义:《气候报道记者作为"实践共同体"——一项对新闻专业知识的探索性研究》,《新闻记者》2020 年第 2 期,第 75-88 页。

机构。^① 凡庆涛等人通过对国外科学传播和普及的知识图谱研究发现,气候变化和医学是最受关注的科学议题。^② 医学领域的科普和研究工作得到了持续的关注,尤其是生物医学、再生医学、基因检测和干细胞研究等几个细分方向。有研究发现有关抗生素的科普活动有助于提高患者参与疾病治疗过程的决策。^③

　　大众传播媒介兴起后,大众传播媒介在科学知识普及中的作用受到关注,只是对媒体科普实践的关注更多是放在"科学/科技传播"的议题框架下。在科学/科技传播的框架下,研究者更多是把媒体视为一个整体的分析单元,对于新闻、科普、广告、文艺等具体的文本类型不做区分。比如,有研究将《国家地理》杂志定义为科普杂志,并认为它在科学传播中发挥着重要的作用。^④ 类似的还包括对《科学画报》杂志的研究。^⑤ 实际上,不同的媒体文本类型有着不同的元话语结构、传播目的和产制方式,将整个媒体文本作为一个总括的分析单元很难看出不同文本间的知识生产逻辑。

　　因此,本研究提出并使用"媒体科普文本"这一概念,以便着重探讨专门承载健康知识传播功能的一类媒体文本的抑郁症话语的呈现和生产问题。对于"科普文本"这一概念我们主要是对它作为研究对象进行限定(并不做学术史的考察),即媒体科普文本主要是指出现在媒体当中的,以传播科学领域专门知识为主要目标的文本类型。在话语实践上主要以介绍和传播科学知识为主,文本体裁以说明文为主,虽然可能穿插有事件(或案例)的讲述,但并不是以报道事件、调查和还原事件真相为主(以此与新闻文本相区别),同时也排除文学、文艺等故事类和散文类的媒体本文。就本研究所关注的抑郁症知识和报纸媒体的样本来源看,这类文本更多出现在健康类的行业报纸、综合类报纸的健康版面等。不过,并非所有出现在这些报纸和版面的与抑郁症有关的文

　　① 凡庆涛等:《国外科学传播与普及研究的知识图谱与热点主题——基于 SCI 和 SSCI 的文献计量分析(1999—2018 年)》,《科普研究》2019 年第 4 期,第 24-33＋111 页。
　　② 凡庆涛等:《国外科学传播与普及研究的知识图谱与热点主题——基于 SCI 和 SSCI 的文献计量分析(1999—2018 年)》,《科普研究》2019 年第 4 期,第 24-33＋111 页。
　　③ 凡庆涛等:《国外科学传播与普及研究的知识图谱与热点主题——基于 SCI 和 SSCI 的文献计量分析(1999—2018 年)》,《科普研究》2019 年第 4 期,第 24-33＋111 页。
　　④ 张章:《中美〈国家地理〉杂志科学传播下的内容选择策略》,《现代交际》2018 年第 24 期,第 68＋69 页。
　　⑤ 《科学画报》由"中国科学社"于 1933 年 8 月创办,是国内第一本图文并重的科普期刊。《科学画报》的出现,标志着画报作为一种新媒介被引入科学传播实践之中。参见曹培鑫、梁轩:《科学传播的中国语境:实践的历史与中西对话》,《现代传播(中国传媒大学学报)》2020 年第 3 期,第 42-46 页。

本都是科普文本，在这些报纸和版面的内容中也有一部分的新闻报道或其他文本，因此，我们在取样时主要依据上述标准对样本进行筛选。

另外，对于媒体科普文本在知识生产中的作用，究竟更类似于李普曼所说的知识生产的"二传手"，还是莱奇所说的"两极互动型专业知识"生产模式，学者们没有给予更多的阐释，也尚无研究的定论。在本研究中，我们也试图通过对媒体科普文本中抑郁症话语生产问题的研究来兼及探讨这一问题。

二、大众传媒与健康传播

一般认为，健康传播研究起源于 20 世纪 70 年代前后的美国。[①] 1971 年，美国"斯坦福心脏病预防计划（Stanford Heart Disease Prevention Program，SHDPP）"启动，被认为是健康传播运动的开端。1972 年，国际传播学会（ICA）成立了专门的"治疗传播兴趣小组（Therapeutic Communication Interest Group）"，使得健康传播在传播学研究领域获得了一席之地。1975 年，"健康传播学会（Health Communication Division）"成立，健康传播在传播学界的地位再次提升。20 世纪 80 年代以后，美国又发起了"预防艾滋病运动"，成为 80 年代后美国健康传播研究的重要议题。1989 年，健康传播专业期刊——《健康传播》（Health Communication）诞生，标志着健康传播研究有了专门的学术期刊，这大大推动了健康传播研究的丰富。

从半个世纪的发展来看，美国作为健康传播研究的发源地，主要有两个重点的研究方向："健康促进（health promotion）"和"健康服务传递（health care delivery）"。"健康促进"主要涉及大众传媒，如电视、报纸、电影等通过有效的信息传播方式和说服方式来推动民众加强健康意识、改善生活习惯、注重定期的身体检查等。"健康服务传递"则主要关注医患关系与人际传播，以及医患沟通如何影响病患的健康行为和疾病治疗等。[②] 虽然，健康传播研究关注的传播问题并非都有大众传播媒介的参与，但不可否认的是，在大众传播媒介兴起后，大众传播媒介对人们健康意识的树立、健康生活方式的形成和健康行为的改变，以及疾病防治、疾病知识普及等方面发挥了重要的作用，如此也使得以传播学为中心的健康传播研究迅速兴起。

就围绕大众传播媒介展开的健康传播研究来看，有两个方面的议题受到

① 张自力：《健康传播学：身与心的交融》，北京：北京大学出版社，2009，第 21 页。

② 钟晓书、魏超：《美国健康传播研究回顾》，《清华大学国际传播研究中心第四届中国健康传播大会优秀论文集》，清华大学国际传播研究中心，2009，第 220-225 页。

普遍的关注:一是,健康信息,尤其是媒体生产和传播的健康信息对人们健康行为的影响。此类研究多采用调查和实验的方法来探讨特定的健康信息对特定人群健康促进的影响,比如戒烟①、戒毒②、减肥③、养生④等。二是,健康信息的生产研究。这类研究多秉持建构论的立场,分析媒体对某些健康或疾病议题的呈现和建构,比如艾滋病⑤、糖尿病⑥、自闭症⑦、抑郁症⑧、自杀⑨等。

对于后者,还有一些针对媒体当中健康信息的类型和质量的探讨。有学者认为目前我国有比较多的健康类报刊(2014 年全国邮发目录的健康类报刊达 1129 种⑩),全国大多数的电视、广播、网站、平面媒体都开办或设立了与健康相关的频道、版块、栏目等,但媒体生产的健康知识存在质量粗糙、信息错误,以及有大量企业宣传和医药广告等信息,不能满足公众对健康知识的需求,甚至误导了疾病救治等问题。⑪ 董伟对 2000 年至 2008 年中国大陆健康卫生行业的专业报纸、大众类的报纸和党报三种不同类别报纸中抑郁症议题内容的分析,发现抑郁症尚未成为一个普遍化的媒体报道话题,报道的内容仅

① White, V. M., Durkin, S. J., Coomber, K., & Wakefield, M. A. (2015). What is the Role of Tobacco Control Advertising Intensity and Duration in Reducing Adolescent Smoking Prevalence? Findings from 16 Years of Tobacco Control Mass Media Advertising in Australia. *Tobacco Control*, 24(2), 198-204.

② Hornik, R., Jacobsohn, L., Orwin, R., Piesse, A., & Kalton, G. (2008). Effects of the National Youth Anti-drug Media Campaign on Youths. *American Journal of Public Health*, 98(12), 2229-2236.

③ Schifter, D. E., & Ajzen, I. (1985). Intention, Perceived Control, and Weight Loss: An Application of the Theory of Planned Behavior. *Journal of Personality & Social Psychology*, 49(3), 843-851.

④ 刘瑛:《互联网健康传播:理论建构与实证研究》,武汉:华中科技大学出版社,2013,第 12-13 页。

⑤ 陈丹:《中国媒介的大众健康传播——1994—2001 年〈人民日报〉"世界艾滋病日"报道分析》,《新闻大学》2002 年第 3 期,第 29-32 页。

⑥ 比如王宇、刘婷婷:《如何面对盛糖时代——中国都市媒体的糖尿病议题建构》,《2015 年度中国健康传播大会优秀论文集》,2015,第 137-145 页。

⑦ 比如金恒:《健康传播视野下大众媒体自闭症报道的议题呈现》,复旦大学硕士论文,2011 年。

⑧ 比如祝旸彤:《中国媒体抑郁症话语的建构与变迁》,浙江大学硕士论文,2017。

⑨ 比如路鹏程:《媒体自杀新闻的内容分析:一个精神健康传播的视角》,《新闻与传播研究》2005 年第 3 期,第 31-41 页。

⑩ 孟宪励:《健康类报纸的当下与未来》,《中国记者》2014 年第 1 期,第 33-35 页。

⑪ 陈明等:《健康类媒体履行社会责任简析——以〈健康时报〉为例》,《健康教育与健康促进》2015 年第 5 期,第 396-397 页。

在于提供一些表层的健康信息。① 也有学者关注互联网上的健康信息。比如有研究发现，互联网上的健康信息起到更多的医学科普功能，人们在疾病治疗和遭遇紧急的医疗问题时常常通过网络搜索获得有益的信息支持，直接影响到了他们疾病治疗的决策。② 但有研究发现我国大陆健康网站（如人民网健康频道、新浪网健康热线、健康中国网）中健康保健知识是最普遍、最基本的内容；虽然网站提供的健康保健知识内容多元，但这些网站上的健康保健知识内容大多来自报纸媒体。③

无论是将视角聚焦于媒体的健康信息对人们健康行为的影响还是媒体的健康信息生产，大多数研究也都将大众传播媒介视为一个统一的整体，虽有对电视、报纸、互联网等不同媒体类型的分别关注，但少有对不同类型媒体文本的分类。也有观点认为，虽然媒体中涉及健康的内容散落在各种不同的文本当中，但是并不能将所有类型的信息都视作健康传播，狭义的健康传播应专指在受众研究的基础上，制作和传递专门的以促进个人健康和公众健康为目标的信息传播活动。④ 对于大众传媒来说，这一界定其实指向的也是媒体当中与健康相关的专业知识或科普类信息。因此，直接进行面向大众的健康知识科普应是大众传播媒介参与健康传播的主要实践形态，也更契合狭义上对健康传播的界定。⑤

然而，尽管科普文本是大众传媒参与健康传播的主要内容形式，但在健康传播研究中专门针对大众传媒中健康科普类文本的研究非常少。在健康传播框架下，专门探讨媒体中的科普类文本，不仅源于前述的不同媒体文本的生产常规及传播目的不同，其意义还在于，媒体从业者并非健康和医学方面的专家，从专业管辖权来说，他们并不具备生产健康类信息的权威资质，那么大众传媒是以如何的身份、征用如何的知识资源、使用如何的生产常规以及生产出的科普文本具有如何的知识特性等，对这些问题的探讨对于深入了解大众传播媒介健康传播的实践逻辑也具有重要的意义。

基于此，在本章中，我们将使用知识社会学的理论资源，将媒体视为健康

---

① 董伟：《健康传播视角下抑郁症报道研究》，《新闻世界》2010 年第 5 期，第 91-93 页。

② Evers, K. E. (2006). Ehealth Promotion: The Use of the Internet for Health Promotion. *American Journal of Health Promotion*, 20(4), 1-7.

③ 徐晓君：《以互联网为平台的健康传播研究》，广西大学新闻学硕士学位论文，2007，第 33-35 页。

④ 张自力：《健康传播学：身与心的交融》，北京：北京大学出版社，2009，第 22 页。

⑤ 张自力：《健康传播与社会》，北京：北京大学医学出版社，2008，第 221 页。

知识生产的主体,将科普文本视为媒体健康知识传播的重要载体,对科普文本中的抑郁症话语及其生产逻辑进行探讨。具体的问题包括:在媒体的科普文本中抑郁症话语是如何被呈现的? 对抑郁症的致病因素、疾病表现、治疗方案等疾病知识是否/做了如何的阐释? 在科普文本中,媒体作为抑郁症的知识生产者是如何与医学领域的专家及医学领域的抑郁症知识进行互动的? 如何借助医学专业知识来构建抑郁症的科普文本? 以及,如何跨越专业门槛或如何征用医学专业权威生产出符合媒体传播逻辑和受众需求的科普文本?

第二节　我国媒体科普文本中抑郁症的可见度

抑郁症的议题其实更多出现在媒体的科普文本中。依据上述对科普文本的界定标准,本文共搜集到有关抑郁症的科普文本 8796 个,占搜集到样本总量的 62.3%($N=14122$)。① 从数据总量和占比上看,与抑郁症有关的科普文本的样本量要多于新闻文本,从一定程度上符合抑郁症更契合健康传播或科普议题的特点。媒体科普文本中抑郁症议题可见度的分布特征见如下分析。

一、媒体科普文本中抑郁症可见度的年度变迁

为了与新闻文本做一定的对比,我们将抑郁症在新闻文本中的可见度年度变迁与在科普文本中的可见度变迁均绘于图 3-1。从图 3-1 的分布变迁可见,从 2000 年开始,抑郁症在科普文本和新闻文本中的可见度都呈上升趋势。这说明,在我国报纸媒体构成的公共话语论坛中,抑郁症是一个不断被凸显的话题,无论是在新闻实践中还是在科普实践中。也说明,媒体的科普实践与新闻实践之间存在一定的关联,这种关联至少表现在抑郁症议题的可见度上。

一般来说,如有引起关注的与抑郁症相关的事件发生,无论是新闻报道还是健康类科普内容都会更集中地出现抑郁症话题。健康类科普内容的生产也会有"蹭新闻热点"的生产常规②,这一点在两条曲线的某些涨跌同步的趋势中得以呈现。但图 3-1 也呈现出两条曲线涨跌变化不一致的情况。比如2011年,与抑郁症有关的科普文本数量有明显下降,但新闻文本数量却有明显上升,2012 年又相反。这说明,新闻报道与科普传播在生产疾病话语时并不总

---

① 具体的研究方法的介绍见附录。
② 此观点来自于笔者对某报纸健康类版面编辑的访谈。

是遵循一致的变迁规律,如果说新闻事件的发生是新闻报道得以生产的由头,那么,科普文本则有不同的选题常规。为了更具体考察科普文本的选题常规,我们对科普文本中抑郁症议题的写作由头进行了分析。

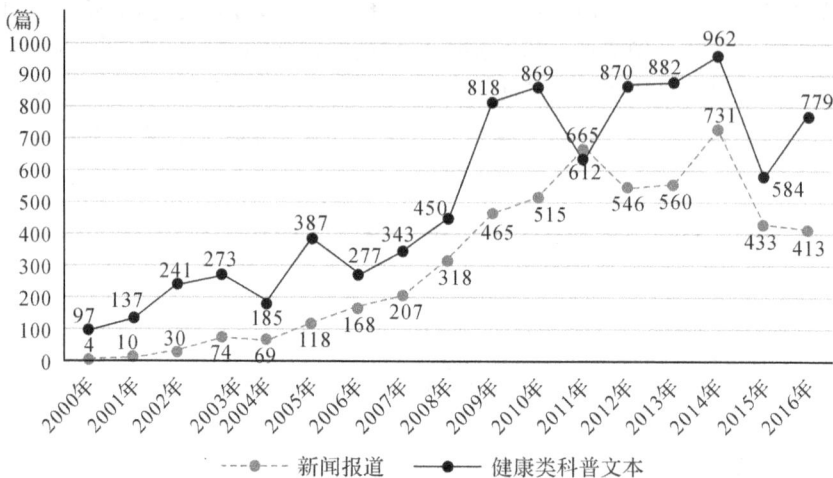

图 3-1　不同类型媒体文本中抑郁症的可见度对比

二、媒体科普文本中抑郁症议题的写作由头

科普文本不如新闻报道一样有新闻事件作为报道由头,那么,"媒体为何要生产并传播抑郁症知识"这一写作由头的问题便透露着媒体科普文本生产的逻辑。根据对媒体健康类内容生产者的访谈,我们了解到媒体对健康知识科普的内容生产通常会有些特定的选题策略,比如与某个疾病和健康问题相关的新闻事件发生或在某些特殊日子(如某些疾病宣传日、特殊季节①、节气等)会策划相关议题的内容生产。② 结合访谈和文本内容提及的写作由头,我们对科普文本抑郁症议题的写作由头进行了分类,统计结果见表 3-1。

---

① 赵静波:《晨服短效 β 受体阻滞剂治疗冬季抑郁》,《国外医学·精神病学分册》1995 年第 2 期,第 115 页。

② 内容来自笔者对《钱江晚报》健康版面记者的访谈。

表 3-1　科普文本中抑郁症议题的写作由头

写作由头	频率	百分比
无提及由头	1762	20.0
医学临床或科研的新发现、新进展	1526	17.3
广告（医院广告、心理咨询、药物推广）	1486	16.9
新闻事件、条线新闻	1397	15.9
疾病防治宣传日、纪念日、特殊节气	1202	13.7
病例介绍、疾病问诊	842	9.6
抑郁症调查报告	350	4.0
访谈或专稿	231	2.6
总计	8796	100

　　由表 3-1 的统计可见，在所有的与抑郁症相关的科普文本中，有 20％的样本没有提及任何的写作由头，剩下 80％的样本都提及了某个写作由头。其中，写作由头占比最高的是"医学临床或科研的新发现、新进展"，有 17.3％的比例。这一由头主要是指与抑郁症相关的在疾病诱因或诊疗方面的科研发现，比如"美国科学家将电极植入抑郁症患者大脑深处，通过微小电脉冲刺激成功地缓解了患者的症状，这一方法的效果比现有其他疗法更好"（《"起搏器"治抑郁症 效果超过其他疗法》，《新民晚报》，2005 年 3 月 7 日）。其次，还有由媒体报道的新闻事件（主要指突发事件）和条线新闻为由头的科普文本写作，占比有 15.9％。比如"5 月 4 日，杭州都市快报副总编徐行患抑郁症自杀，年仅 35 岁"（《抑郁症是常见病，千万别扛着！抑郁症并非绝症，八成可治愈！》，《江南都市报》，2014 年 5 月 9 日），以及，"在前不久召开的第七届全国心理卫生学术大会上，中国心理卫生协会秘书长、北京安定医院抑郁症治疗中心主任王刚教授，发布了'中国首次工作场所中的抑郁症'数据调查报告"（《70％的抑郁症患者因病请假》，《北京青年报》，2014 年 9 月 18 日）。这一由头体现了科普文本写作"蹭热点"的选题特点以及条线新闻（主要是卫生医疗部门）对科普文本写作的影响。这些写作由头也反映出媒体科普文本生产中的新闻性特点。

　　以疾病防治宣传日、纪念日或特殊节气为写作由头的占比有 13.7％。在这个类目中，除了上述"世界精神卫生日"之类的疾病防治宣传日外，还包括特殊的纪念日（比如张国荣逝世纪念日）、特殊的节气（比如春分、秋分等）。这一写作由头可被视为疾病科普类文本比较特殊的选题常规，尤其是对于抑郁症来说,季节和节气的选题明示或者暗含着季节与疾病发作的相关性。为了验证疾病宣传日和季节对科普文本抑郁症选题的影响,我们又对所有科普文本的发布日期按月份进行了汇总,统计结果如表 3-2 和图 3-2 所示。

表 3-2   科普文本中抑郁症议题的发表月份

月份	频率	百分比
1 月	500	5.7
2 月	468	5.3
3 月	703	8.0
4 月	734	8.3
5 月	710	8.1
6 月	606	6.9
7 月	656	7.5
8 月	786	8.9
9 月	1026	11.7
10 月	1167	13.3
11 月	772	8.8
12 月	668	7.6
总计	8796	100

由表 3-1 和图 3-2 可见,虽然与抑郁症相关的科普文本在每个月份发表的数量均有不同,但在 9 月和 10 月有明显的增多,其他月份之间的差别不及与这两个月份的差别明显。我们通过对内容的梳理发现,9 月和 10 月发表量大与 10 月 10 日是"世界精神卫生日"有直接关系,并且在 10 月 10 日前后会出现抑郁症科普内容生产的高峰。此外,其他的宣传日也有可能会与抑郁症的选题发生勾连。比如 2017 年 5 月 9 日《东方卫报》的一篇科普文章《昨天是世界微笑日 强颜欢笑或引发"微笑抑郁症"》,是借助"世界微笑日"为由头撰写的有关抑郁症的科普文章。

在季节为由头的选题上,我们在科普文章中也发现了明显的相关性。比如《要防"冬季抑郁症"平时多晒太阳、多运动》(《河北青年报》,2017 年 1 月 10日)、《谨防冬季抑郁症》(《兰州晨报》,2000 年 12 月 4 日)、《寒冷的冬季常使人的生理机能处于抑制状态,易导致抑郁症的发生——天寒心别冷 严冬莫忧郁》(《中国医药报》,1999 年 11 月 21 日),以及《俗话说"菜花黄,痴子忙",春季是抑郁症的多发季》(《重庆晨报》,2006 年 3 月 23 日)和《失眠、抑郁症夏

（篇）

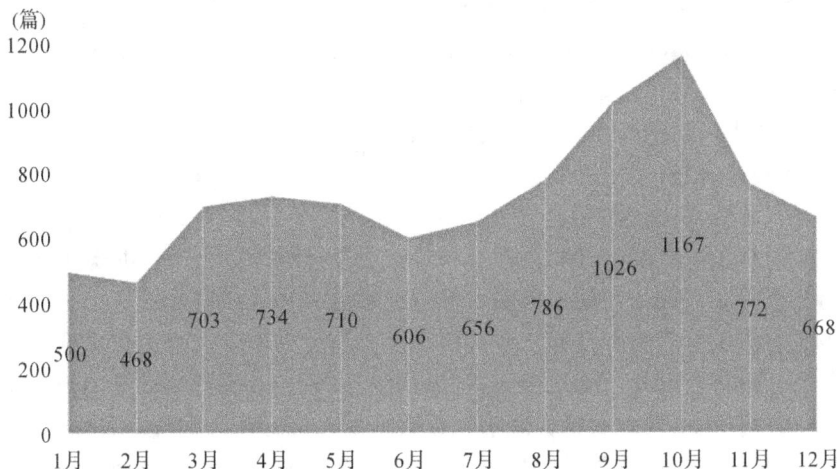

图 3-2 科普文本中抑郁症议题的月份呈现

季更应治》（《海峡都市报》，2009 年 7 月 7 日）、《天气转凉 抑郁症秋季高发》（《中国妇女报》，2003 年 11 月 3 日）、《15% 抑郁症初发在秋冬"秋季抑郁"爱袭高压人群》（《新闻晚报》，2005 年 11 月 14 日）等。但从这些季节相关的抑郁症科普文本的内容上看，除了夏季之外，其他三个季节均有认为与抑郁症的高发相关，如此的抑郁症与季节相关性的建构也使得媒体科普文本中抑郁症话语建构显得随意和缺乏科学性。

另外，疾病科普类文本特有的选题常规还包括病例的介绍，在抑郁症科普文本中，这一选题由头也有 9.6%。病例介绍既有临床医生或科研机构研究人员对病例的分析，也有以患者主诉为主的病例介绍。病例兼有故事性和病理分析的特性，故事性可以引起读者的阅读兴趣，病理分析可以传播疾病防治知识，是疾病科普类文本特有的写作常规。比如："来访者是一位 30 岁左右的年轻女性，婚前她有轻微抑郁，现在的婚姻不顺利，丈夫要求离婚，让她再次陷入抑郁情绪当中无法自拔。她感到脆弱和无助，生活陷入无边无际的茫然与黑暗里。她想挽留丈夫，寄希望于婚姻给她安全感。"（节选自：《不离婚，我会好好治疗抑郁症》，《信息时报》，2014 年 6 月 23 日）；以及，"实例：陈女士，28 岁，今年 8 月顺产一男婴，产后出现失眠、心烦，动不动就掉泪，认为丈夫不关心她，只关心小孩。产后 10 天，陈女士依然睡不着，对什么都提不起兴趣，甚至对自己的小孩也提不起兴趣。只觉得丈夫对她不好，有生不如死的感觉，冲动之下，陈女士打掉自己四个门牙，甚至一度要跳井自杀。张女士，今年 26

岁,独生女,6月产下一女婴,这使她和她的家人大失所望,家中一直期盼的是生男孩。产后第3天张女士出现失眠、惊怕、发呆、不语,对亲人的关心也不大理睬,有时独自流泪。"(节选自《产后抑郁症》,《汕头日报》,2006年11月27日)诸如此类以病例故事作为由头的科普文本写作可以很好地抓住读者的眼球,引起阅读兴趣。

另有两类占比较少的选题由头分别是"抑郁症调查报告"和"访谈或专稿",分别有4%和2.6%的比例。"抑郁症调查报告"是指医疗机构或非医疗机构发布的有关抑郁症的流行病学报告或者患者的人口统计特征报告。之所以将这类由头单列主要是基于对抑郁症疾病特性的考量。因为在对抑郁症的研究中有相当多学者认为社会因素(如贫困、失业、生活压力等)是抑郁症发病的重要致病因素,因此有机构或学者会对抑郁症进行流行病学调查,以呈现其在年龄、性别、职业、居住地区的分布特征,这类调查结果对于全面了解抑郁症具有重要意义,这类内容常常兼具新闻性和知识性的特征。在我们的研究中,也发现有350篇类似调查报告的发布,但总体比例不是很高。比如"我国老年人的心理健康问题凸显。由复旦大学牵头的健康风险预警治理协同创新中心联合山东大学课题组,共同开展了'老龄化对医疗卫生的挑战研究'"(节选自《城市过半空巢老人有抑郁症状》,《文汇报》,2015年4月30日)。

"访谈或专稿"主要是指由临床医生或科研机构专业人员撰写的有关抑郁症的专稿文章(以文章署名明示的作者身份为判断),或是,由记者对这些专家进行的访谈文章。这类文章可被视为媒体开辟的专门"领地"以供抑郁症诊疗或研究的专业人员就抑郁症发表看法和传播知识。在这类文章中,记者或媒体工作者往往退居后台或居于次要位置,医疗或科研专业人员具有较大的自由度和自主性谈论抑郁症和传播抑郁症知识,体现出医疗或科研专业人员在媒体话语论坛较高的专业权威性。只是通过我们的统计发现这类文章样本数量较少,只有231篇(占比2.6%)。可见,尽管是媒体科普文本,媒体从业者仍然在抑郁症话语建构中占据主导地位,医疗专业人员仍然需要通过媒体从业者或与他们合作才能够通过媒体撰写科普文本进行抑郁症知识的传播工作。这类文章如署名为"武汉市精神卫生中心王铭"的文章《"神经衰弱"诊断多不准确 超五成为抑郁症》(《大众卫生报》,2010年10月28日),以及,对上海市精神卫生中心院长、上海交通大学医学院精神卫生系主任徐一峰教授的访谈文章(《2015中国神经精神疾病周五问"心灵感冒":抑郁症》,《北京晨报》,2015年6月17日)。

最后,需要提及的是数量占比位居第三的软文广告,有16.9%的比例。

之所以将软文广告也纳入分析，原因在于通过我们的细查发现，抑郁症的软文广告大多以病例故事的形式出现，与案例介绍的文章非常类似。只是这类软文广告最后都会引导读者到某个医疗机构（或心理咨询机构）治疗，留有明确的电话、地址、科室名称或专家名字，或是提及病例治愈使用了如何的治疗方法（多以药物为主），附有明确的购买导引。这些软文广告通常篇幅较长，其中不乏大量对抑郁症病理和防治方法的介绍，虽然以广告为目的的信息在科学性和专业性上大打折扣，但这种软文形式的广告会对受众的认知产生较大影响，受众常常会不加区别地将此类信息作为科普文本对待。通过案例介绍入手进行药物和治疗方案推广是隐性医药广告的特有形式，这在抑郁症的医疗广告中也有明显存在。

比如《走出失眠、抑郁症精神障碍的困扰》（《海峡都市报》，2008 年 12 月 5 日）一文，首先对当前抑郁症的发病比例和危害性进行介绍，又通过病例呈现抑郁症的疾病表现以及不同治疗方法的有效性，这部分内容都与一般的疾病科普文本看似没有区别。但文章后面被引导到一种特殊的治疗方法，并提供具体的就诊地址和流程："武警福建总医院失眠、抑郁症、精神障碍治疗中心首家采用美国、日本、北京先进的诊疗设备，及专家组经过多年的探索和反复试验，研制出治疗失眠、抑郁症、精神障碍'无毒无害绿色新疗法'——'安神五步法'！经国内数万多例患者验证，有效率达 98％，不手术，不住院，让您摆脱精神疾病的困扰。预约热线：0591-＊＊＊＊＊＊＊＊（略）"如此则广告所提供的内容，对于一些没有鉴别能力的读者来说，会将广告推广的药物或治疗方法作为抑郁症的科普知识对待，这些被包装成科普文本的软文是医疗领域广告的常用形式。广告在抑郁症科普文本中占有相当的比例也说明市场是影响媒体抑郁症话语建构的重要力量，受到市场力量影响的科普知识在专业性和公共性上会大打折扣。

总之，除了广告和没有提及写作由头的文本外，媒体生产抑郁症科普文本的选题由头最多的是临床医学或科研领域出现了有关抑郁症的新发现、发生了与抑郁症相关的新闻事件或条线的新闻发布，与抑郁症相关的疾病防治宣传日或纪念日。前两个可被视为事件性由头，后一个可被视为时间性由头，事件性和时间性都是媒体文本的特有属性。如此看来，尽管是发挥健康知识传播功能的科普文本，也明显地体现出事件性和时间性这些新闻生产常规的特有属性。可以说，媒体科普文本生产也携带有新闻生产的特点。

三、不同媒体类型科普文本中抑郁症的可见度对比

由于我国报纸媒体在办报主体、报纸定位、行政级别、经营策略等方面的明显差异,有学者认为在研究报纸内容的产制特点时,需将报纸媒体分为党政机关报(也常被简单称为"党报")、市场化定位的报纸及行业类报纸三种类型(详见第二章的分类说明)。依据之前的分类标准将样本来源的报纸按类型进行分类,可以呈现出不同类型报纸科普文本中抑郁症的可见度状况。

统计结果显示市场化报纸中发布的抑郁症科普文本一共有 6999 篇,占总数的 79.6%($N=8796$);其次是党报,有 1355 篇,占总数的 15.4%;出现在行业报的抑郁症科普文本只有 442 篇,占总数的 5%。各类型报纸抑郁症可见度的年度变迁如图 3-3 所示。由于市场化报纸是抑郁症科普文本生产的主要媒体类型和传播平台,在数量上处于绝对的优势,市场化报纸中抑郁症科普文本的年度走势也基本决定着我国报纸媒体抑郁症科普文本的总体走势。从2000 年到 2016 年,市场化报纸中抑郁症科普文本的数量总体上呈上升趋势,虽然其中有几个年份较前一年有些下降,比如 2004 年、2006 年、2011 年和 2015年。相比来说,党报和行业报抑郁症科普文本的总量较少,年度变化不明显。

由于媒体科普文本也具有新闻产制的一些特点,那么特定类型的媒体是否新闻产制特点更为明显?我们又对不同类型报纸的新闻文本与科普文本中抑郁症的可见度变迁进行了对比。统计结果如图 3-4、图 3-5、图 3-6 显示。

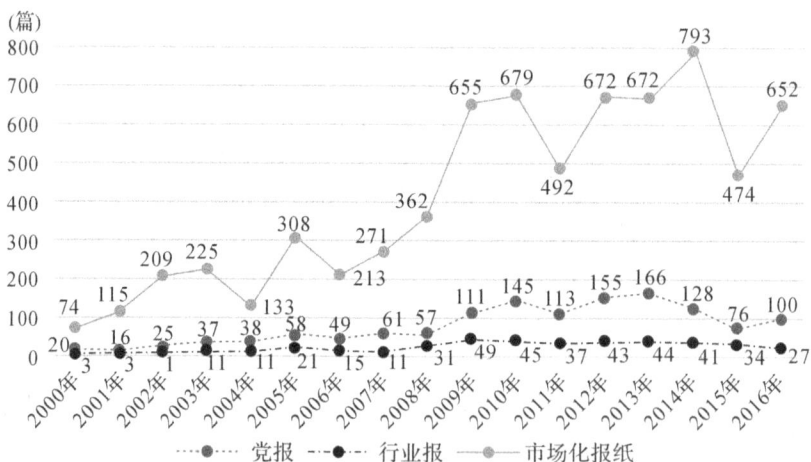

图 3-3　不同媒体类型科普文本中抑郁症的可见度对比

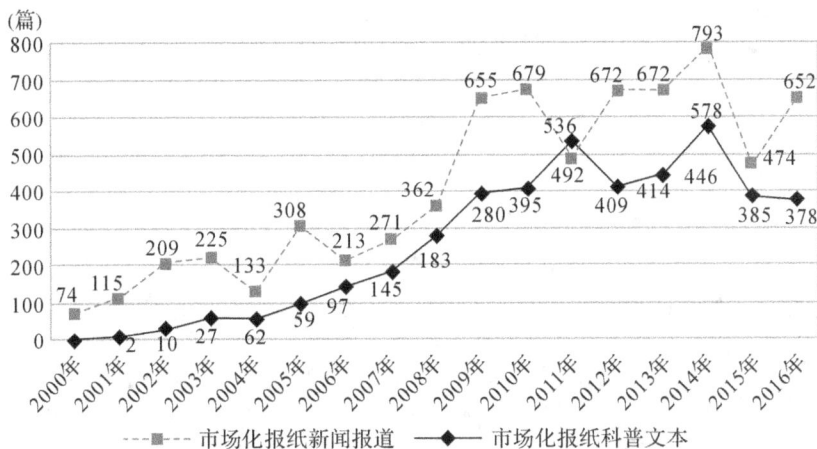

图 3-4　市场化报纸两类文本中抑郁症的可见度对比

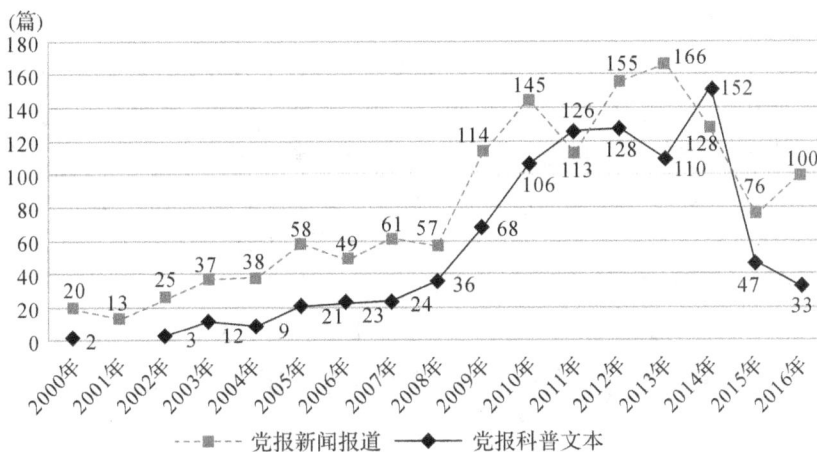

图 3-5　党报两类文本中抑郁症的可见度对比

　　从图 3-4 来看,市场化报纸的新闻文本和科普文本总体上有着大致一致的上升趋势(2011、2016 年除外)。党报中有关抑郁症的新闻文本与科普文本也呈现出大致一致的升降趋势(见图 3-5)。但在某些年份,如 2011 年、2013年、2014 年、2016 年,二者的升降趋势相反。可见,如我们前文所说,虽然抑郁症的科普文本选题存在着蹭新闻事件"热点"的情况,但这种生产常规并不时时发挥作用。而行业报的两类文本的变化趋势则没有太多的一致性。由图

(篇)

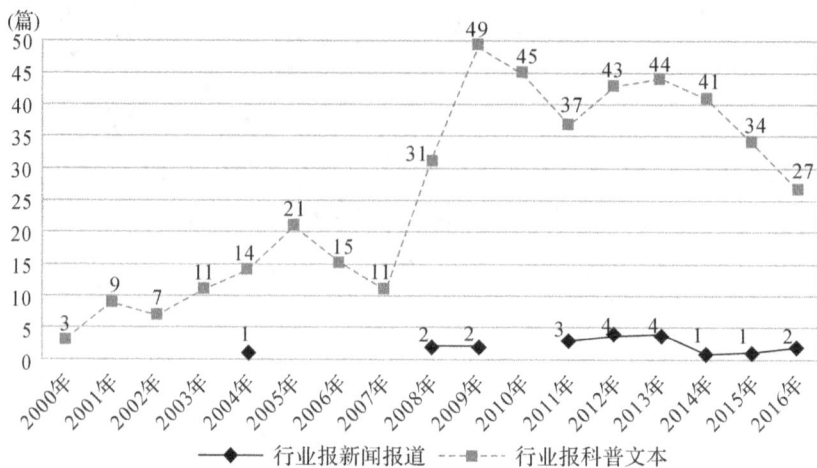

图 3-6　行业报两类文本中抑郁症的可见度对比

3-6 可见,行业类报纸对抑郁症的新闻报道要大大多于科普文本,并且,科普文本因为数量很低,也没有呈现出与新闻报道相对一致的变化曲线。由此说明,行业报虽然是专注于某个领域的专门信息(尤其是健康类的行业报看似更应该专注于健康信息的传播),但由于行业报的发行面是行业内部,行业报的定位更多是行业内部的业务交流和行业内的信息发布,大多面向公众发行,反而几乎不做知识科普的工作。由此也说明,媒体的话语实践活动与其媒体定位、受众定位和传播目的有直接关系。

第三节　媒体科普文本中的抑郁症疾病话语及其专业性保障

　　媒体科普文本是以传播科学知识为主要目标的文本类型。在科普文本中,有关疾病的症状表现、疾病病理和诊疗应是主要的知识内容。然而,正如我们之前提及的,疾病知识的主要生产场域为医学领域,媒体进行疾病知识科普时实际上经历了对医学知识的"二次加工"和再生产过程。在这一过程中,媒体如何处理艰涩的医学术语和专业的病理分析,以使科普文本适合大众的接收能力和阅读旨趣,是探讨媒体科普文本疾病话语生产逻辑的重要问题。为此,我们将对媒体科普文本中的抑郁症话语进行分析,以此与医学的抑郁症话语相比较,用以窥见媒体科普文本中抑郁症话语的生产逻辑,并试图探讨媒体科普文本中抑郁症话语生产的专业性保障问题。

一、媒体科普文本中抑郁症的疾病话语

基于疾病话语的主要构成,我们将从疾病(症状)表现、致病原因和治疗方案这几个维度对科普文本中抑郁症的疾病话语进行分析。此外,结合对媒体科普文本的细读,我们发现抑郁症科普文本并非单纯的疾病知识介绍,科普文本也有新闻叙事的特点,它常常会将疾病知识的介绍融入病例故事的讲述中,因此,结合前述对新闻文本的分析,我们还将对科普文本中提及的患者特征、医疗费用、是否引用患者话语几个维度进行分析,以此进一步透视媒体科普文本中抑郁症话语的特殊性。

1. 疾病(症状)表现

通过第一章我们对抑郁症医学话语的梳理可知,现在医学界对于抑郁症的研究至少存在精神分析、脑科学、心理认知分析等多学科的探讨,不同的学科对于抑郁症的疾病表现和病理有不同的见解。正是这些不确定性造成了抑郁症话语的多元性和复杂性。基于此,在媒体的内容生产中,如何确当地呈现抑郁症的疾病表现是抑郁症科普文本面对的问题。

通过数据分析,我们发现几乎所有抑郁症科普文本中都提到了至少一个抑郁症的疾病表现,比如失眠、心悸、无力、倦怠、烦躁、注意力不集中、缺乏行动力、丧失快乐感、自我否定,或更加躯体化的疾病表现,比如胃疼、头痛、胸口疼、四肢疼痛等。在抑郁症的科普文本中并没有出现凯博文所说的仅仅躯体化表达抑郁症病痛的情况,心理和精神症状的表达也有不少,不仅说明当前我国文化中对于抑郁症作为精神疾病的接受度有了一定的提高,也说明媒体科普文本认同并依从于医学领域对抑郁症的话语建构。面对如此多元的疾病表现,我们没有进行更为细致的分类编码,只对重度抑郁症可能会出现的自杀意念(或可导致自杀行为)这一疾病表现进行了着重的分析。[①]

在医学上,对于抑郁症与自杀之间的关系尚未有确定性的结论。但是已有的研究都支持抑郁症患者是自杀高危群体的结论。有研究表明抑郁症引起

---

①　对媒体如何建构抑郁症与自杀关系这一问题,在第四章还会有专门研究。

的自杀是非抑郁人群的 33 倍[1]；抑郁症病人中大约有 50％会出现自杀意念，25％在其一生中有自杀企图，15％最终自杀成功。[2] 通过我们对抑郁症相关的科普文本的分析发现，在所有 8796 个样本中，有 2962 个样本在内容中提及了抑郁症将导致自杀或产生自杀意念这一疾病表现，占样本总量的 33.7％。有超过三成的抑郁症科普文本中都提到了抑郁症的自杀后果，这一点支持并强调了医学话语中抑郁症与自杀之间的强关联关系。

　　另外，医学领域试图从抑郁症的病理层面寻求抑郁症为何更容易诱发自杀行为。有研究发现与其他抑郁症亚型相比，伴忧郁特征的抑郁症（约占抑郁症患者的 16％～53％[3]）自杀风险更高[4]，且治疗效果较差。[5] 此外，睡眠障碍，尤其是严重失眠[6]，有精神障碍阳性家族史[7]，认知功能损伤或认知功能障碍[8]，心理痛苦（Psychological Pain or Psychache）超出个体承受限度[9]等因素，是导致抑郁症患者有较强自杀意念或付诸自杀行动的主要因素。

　　根据这些医学研究的发现，我们将"是否提及自杀"这一变量与文本中提

[1]　Neacsiu, A. D., Rizvi, S. L., & Linehan, M. M. (2010). Dialectical Behavior Therapy Skills Use as a Mediator and Outcome of Treatment for Borderline Personality Disorder. *Behaviour Research & Therapy*, 48(9), 832-839.

[2]　胡泽卿等：《抑郁症与自杀》，《临床精神医学杂志》1997 年第 3 期，第 163 页。

[3]　Withall, A., Harris, L. M. & Cumming, S. R. (2010). A Longitudinal Study of Cognitive Function in Melancholic and Non-Melancholic Subtypes of Major Depressive Disorder. *Journal of Affective Disorders*, 123(1-3), 150-157.

[4]　American Psychiatric Association. (2013). *Diagnostic and Statistical Manual of Mental Disorders* (DSM-5). Washington, D. C.: American Psychiatric Publishing, 134-135.

[5]　Roca, M., et al. (2015). Cognitive Function after Clinical Remission in Patients with Melancholic and Non-Melancholic Depression: A 6 Month Follow-Up Study. *Journal of Affective Disorders*, 171, 85-92.

[6]　Agargun, M. Y., Besiroglu, L., Cilli, A. S., Gulec, M., Aydin, A., Inci, R., et al. (2007). Nightmares, Suicide Attempts, and Melancholic Features in Patients with Unipolar Major Depression. *Journal of Affective Disorders*, 98(3), 267-270.

[7]　Joanna, P., et al. (2013). Suicide Attempts and Clinical Risk Factors in Patients with Bipolar and Unipolar Affective Disorders. *General Hospital Psychiatry*, 35(4), 427-432.

[8]　Tsafrir, S., et al. (2014). Cognitive Traits in Inpatient Adolescents with and without Prior Suicide Attempts and Non-Suicide Self-Injury. *Comprehensive Psychiatry*, 55(2), 370-373.

[9]　心理痛苦是一种由心理需要受阻或没有实现引起的被羞辱、内疚、愤怒、孤独以及绝望等状态，当心理痛苦的程度超过个体所能承受的最大限度，且个体将自杀视为逃避痛苦的唯一方式时，自杀就会发生。参见 Shneidman, E. S. (2010). Further Reflections on Suicide and Psychache. *Suicide and Life-Threatening Behavior*, 28(3), 245-250；李欢欢等：《基于"心理痛苦"理论的眶额皮质介导抑郁症自杀机制》，《心理科学进展》2015 年第 7 期，第 1187-1195 页。

及的抑郁症"致病原因"这一变量进行交叉分析（见表3-3），结果发现除了没有提及致病因素的文本，在提及自杀的抑郁症科普文本中，提及多种因素（即生理、心理及社会环境）和压力因素（学业、工作、经济等）这两个致病原因的文本所占的比例最高，分别有13.9%、10.4%。同样，在提及这两种致病原因的文本中，提及"自杀"的比例也更高，分别有66.4%和45.2%的比例。由此可见，提及越多元致病原因的抑郁症科普文本也越有可能强调抑郁症或可引发自杀意念或导致自杀行为。媒体科普文本中并没有单独强调生理因素，而更加强调多因素或者社会压力因素对诱发抑郁症和自杀行为的可能。这一点与医学界对抑郁症与自杀关系更多从生物病理层面的分析不同。如此也说明，相对于医学专业的病理分析，抑郁症科普文本在建构抑郁症与自杀之间关系时更倾向于模糊化和通俗化框架，压力因素不需要专业的病理分析，也更易于笼统描述和便于读者理解。这一点也体现出媒体科普文本对抑郁症疾病话语建构的特点。

此外，虽然有关"产前或产后抑郁症"科普文本的量不大（见表3-4），但在"产前或产后抑郁症"的文本中，有40.3%的比例提及了"自杀"（见表3-3）。可见，在媒体的抑郁症科普文本中，对妊娠期抑郁症也建立了与"自杀"比较强的关联。这一点或可与近年来不断增多的媒体对女性妊娠期和哺乳期自杀事件的报道有关。

表3-3　抑郁症科普文本中是否"提及自杀"与"致病原因"的交叉分析

致病原因	提及"自杀"的数量	占"提及'自杀'"的百分比	占"疾病原因"的百分比
生理、心理及社会环境等多种因素	413	13.9%	66.4%
压力（学业、工作、经济等）	309	10.4%	45.2%
各种负性生活事件（如遭遇暴力、伤害等）	228	7.7%	23.4%
生理因素（大脑、基因等）	211	7.1%	27%
季节、特殊时节等	199	6.7%	32.3%
共病（其他疾病诱发）	130	4.4%	30.6%
产前或产后抑郁症	56	1.9%	40.3%
亲密关系、亲子关系问题	52	1.8%	29.9%
个人性格因素（内向、孤僻、好强等）	49	1.7%	34.3%
没有提及致病因素	1315	44.4%	31%
总计	2962	100.0%	

表 3-4　抑郁症科普文本中提及的"致病原因"

致病原因	频率	百分比
没有提及致病因素	4237	48.2
各种负性生活事件（如遭遇暴力、伤害等）	975	11.1
生理因素（大脑、基因等）	781	8.9
压力（学业、工作、经济等）	683	7.8
生理、心理及社会环境等多种因素	622	7.1
季节、气候或特殊时刻	617	7.0
共病（其他疾病诱发）	425	4.8
亲密关系、亲子关系问题	174	2.0
个人性格因素（内向、孤僻、好强等）	143	1.6
产前或产后抑郁症	139	1.5
总计	8796	100

2. 致病原因

通过对媒体科普文本中有关抑郁症致病原因的考察（见表 3-4 的统计），我们发现有将近一半（48.2％）的样本没有提及抑郁症的致病原因。在提及了致病原因的抑郁症科普文本中，各种负性生活事件和生理因素是最常被提及的因素，分别占有 11.1％和 8.9％的比例。这两个因素分别体现了抑郁症病理研究中的社会学路径和生理学路径。在媒体科普文本的抑郁症话语生产中，更加强调负性生活事件这一社会学路径对诱发抑郁症的影响，这是与医学领域更致力于从生物学路径寻求抑郁症致病原因的话语建构不同。

另外，尽管在探讨抑郁症致病原因时，"生理—心理—社会"模式受到越来越多的认可（参见第一章的论述），但通过我们的分析发现，只有 7.1％的样本使用了这一多因素的解释模型。在有提及致病原因的文本中，绝大部分仍然是着重某一方面因素的解释。除了负性生活事件和生理因素外，媒体提及的其他因素还包括：各种压力因素（7.8％），季节、气候和特殊时刻（比如过年）因素（7％），共病因素（4.8％），亲密（子）关系因素（2％），个人性格因素（1.6％），妊娠因素（1.5％）。如此可见，尽管是在科普文本中，媒体对抑郁症病理的分析仍然采取简化解释的方式，这一方面与媒体从业者本身的医学专业知识能力有关，另一方面也与媒体受众的阅读素养有关。为了契合更大范围受众的阅读能力，对专业知识进行简化或通俗化改造是媒体科普文本的特点。

3. 治疗方案

治疗方案也是疾病话语的重要构成。无论是医学界还是普通民众,研究疾病和了解疾病知识的目的都是为了疾病的防治。因此,在媒体科普文本中,抑郁症防治是媒体进行抑郁症知识科普的重要方面。通过对搜集到的科普文本中抑郁症治疗方案的分析,我们发现有将近三成的样本没有提及治疗方案(见表 3-5 的统计)。在提及的治疗方案中,占比最高的为药物治疗(包括中药、西药等各种药物治疗),有 25.3% 的比例;其次是运动、饮食、爱好培养等其他类型的治疗方案,有 20.3% 的比例;提及药物、心理与关爱相结合的综合治疗方案的只有 13.7%;而仅提倡心理咨询治疗方案的只有 9.8%。

由此可见,虽然对抑郁症的研究已有脑科学、基因研究、精神分析、认知科学、心理学等多个学科或路径的研究,研究成果也颇为丰富,但媒体在生产抑郁症科普文本时,仍倾向强调某种治疗方式,并且倾向于支持短期内可以看到效果的药物治疗方式,对于无法看到"立即"效果的心理治疗方式,在科普文本中没有获得同等程度的显著度。

另外,在抑郁症科普文本中,由于对"个人性格或意志力不坚强"的抑郁症致病因素没有强调(提及这一致病原因的样本只有 1.6%,见表 3-4)。因此,在治疗方案中也没有强调"个人意志力"这一要素,提及这一治疗方案的也只有 0.3%。但实际上,在日常生活中,人们常常用"要坚强些""有什么想不开的""挺挺就过去了"之类的话来劝慰抑郁症患者,这一民间话语在媒体的科普文本中没有太高的显著度,这说明媒体科普文本所支持的抑郁症疾病框架更符合科普传播的目的,更倾向于支持医学领域的观点,并依赖医学专业知识来建构抑郁症话语,体现出媒体的科普知识生产与医学知识之间的合作关系。

表 3-5　抑郁症科普文本中提及的抑郁症治疗方案

治疗方案	频率	百分比
没有提及治疗方案	2579	29.3
药物治疗	2221	25.3
其他(运动、饮食、培养爱好等)	1788	20.3
药物、心理、关爱等多种方案	1209	13.7
心理咨询	864	9.8
亲朋关爱	89	1.0
个人意志力	25	0.3
社交支持	21	0.2
总计	8796	100

4. 对特定人群的关注

由于在科普文本中也常有对抑郁症病例故事的引入,以增强科普文本的可读性。因此,从对科普文本中抑郁症患者人群特征的分析能够窥见媒体更重视哪些群体的抑郁症问题,以及媒体倾向征用哪些病例故事来建构抑郁症话语。由于压力、激素、性格等都会成为抑郁症的致病因素,有研究发现抑郁症的发病会呈现出特定人群的特殊性,比如长期处于高压环境下的人(如学生、公务员、白领等)、面临经济压力的人(比如普遍性的农村人口)或者由于特殊时期受到激素影响的人(比如孕产妇等)。[①] 另有研究表明贫困和经济压力与抑郁症之间具有相关性[②],农村的患病率高于城市,文盲和小学文化程度、无业者或月收入低于300元的人患病率更高。[③]

通过对某些特定群体的编码(见表3-6),我们发现在抑郁症科普文本中,媒体并不倾向于专注于某个特定群体的抑郁症状况或问题,有将近九成的科普文本都没有透露群体特征,都是对这一疾病的一般性描述。这一点也体现了抑郁症科普文本与新闻文本的不同。

表 3-6 抑郁症科普文本中对特定人群的关注

特定人群[④]	频率	百分比
无群体特征	7874	89.6
学生	451	5.1
白领工作者	287	3.3
产妇	139	1.5
公务员	25	0.3
农村人口	20	0.2
总计	8796	100

① 抑郁症的流行病学特征可参见第一章。

② Lin, E., & Parikh, S. V. (1999). Sociodemographic, Clinical, and Attitudinal Characteristics of the Untreated Depressed in Ontario. *Journal of Affective Disorders*, 53(2), 153-162.

③ 马辛:《北京市抑郁症的调查》,《中华精神科杂志》2007年第2期,第100-103页。

④ 这一变量本来是通过"职业"、"居住地"和"产妇"(单列)三个变量来考察的,因为从现实情况来看,几个变量之间并不排它,比如有可能是农村的学生或从事白领工作的产妇。但在我们的编码过程中没有发现重叠的情况,即谈论妊娠期抑郁症的并没有提及其职业特征,谈论学生群体抑郁症的也没有专注于城市的学生或是农村的学生。鉴于每个变量类目中的数量都比较少,故合并一起,作为"特定人群"这一新变量进行考察。

　　在明示了特定群体的科普文本中,有占总量 5.1% 的样本专注于学生群体的抑郁症状况,占比最高;有 3.3% 的样本专注于白领群体的抑郁症状况;另有 1.5% 的样本专注于孕产妇抑郁症;有 0.3% 比例的样本关注公务员群体的抑郁症状况;只有 0.2% 的样本关注了农村居民的抑郁症状况。在仅有一成左右明示群体特征的科普文本中,学生群体占比最多,而农村人口占比最低,甚至低于公务员,这说明,尽管是科普文本对抑郁症患者及其疾病故事的引入,仍然呈现出一定的新闻性特点,即重要的人物、反常的事件往往更能进入媒体的视野,比如社会主流观念认为"少年不识愁滋味",更加不可能罹患抑郁症,因此,青少年抑郁症因反常性获得了更多关注;白领阶层因该群体在社会中的重要地位获得了媒体更多关注。有研究提出,我国当前自杀干预和抑郁症防治的重点应关注农村地区[①],这一点在抑郁症的科普文本中并没有体现出来。

　　5. 治疗费用

　　农村地区之所以成为抑郁症防治和自杀干预的重点地区,一个重要原因在于我国农村居民的收入水平普遍不及城市居民,经济压力会成为诱发抑郁症的重要外部因素。因此,治疗抑郁症是否会带来新的经济负担,这一点对于抑郁症防治本身也很重要。然而,通过我们对抑郁症科普文本的分析,我们发现只有 11 条样本中提及了治疗抑郁症的费用或者医保政策,这些样本分布在 2006 至 2015 年间。这些文章大多比较简单地提及抑郁症或精神类疾病的医保政策,对于药物治疗、心理咨询治疗或其他治疗方法的大致花费,均没有更为详细的介绍。比如 2009 年《成都商报》的文章《患抑郁症看门诊 医保报销无门槛》(2009 年 7 月 1 日);2011 年《扬子晚报》的文章《将"抑郁症"纳入医保》(2012 年 3 月 21 日),都是在介绍抑郁症疾病的同时,简要提及了治疗抑郁症的医保政策。但实际上不同的人群使用的医疗保险体系是不一样的。在我国,事业单位和非事业单位工作人员、城镇居民和农村居民有着不同的医保政策,这些具体的医保政策的区别也没有在文本中涉及。可见,抑郁症的科普文本仍然只是专注于疾病知识的介绍,几乎不涉及治疗费用、医保政策、医疗负担等社会层面的议题,即媒体在科普文本生产中也不倾向与社会问题做勾连。

---

　　① 刘肇瑞等:《2002—2015 年我国自杀率变化趋势》,《中国心理卫生杂志》2017 年第 10 期,第 756-767 页。

6. 患者话语

一般来说，科普活动的对象是普通民众，主体是专家、学者、专门的组织机构和大众传媒。无论是专家主导的科普活动还是媒体主导的科普活动，都是以专业的知识传播者的身份存在的，普通民众作为科普的对象往往不会进入到科普知识的生产当中。然而，疾病知识具有一定的特殊性，不仅"久病成医"使得普通患者有可能掌握更多的疾病知识，而且疾病症状和疾病体验也只有患者有切身的感受。因此，患者不仅可以成为疾病知识的生产者，其疾病体验/感受也应该成为疾病话语的重要构成，这一点对于精神和心理疾病来说尤为重要。为此我们也对抑郁症科普文本中的患者话语进行了分析，以此来了解在媒体生产的抑郁症科普文本中患者的角色，患者话语的是否存在，以及以什么样的形式存在。

通过对样本的分析，我们发现患者话语往往出现在病例介绍、疾病问诊和个人自述的文本中。病例介绍和疾病问诊通常都是由媒体从业者或临床医生代为转述的，个人自述则是媒体转发的抑郁症病患个人自述的文章（通常已在其他媒体或在网络中发表）或者个人自述的投稿。根据表3-1的统计，在总样本中有842篇（9.6%）的样本是以病例介绍或问诊中患者主诉的疾病故事为写作由头的，这些文本通常以某个患者的患病经历或某个患者的疾病咨询开始引入对抑郁症疾病的介绍。这些具体病例的陈述和分析都会提及患者从个体感受出发的疾病描述，这些描述使用的往往是个体化的生活语言，呈现出与医学话语完全不同的对抑郁症疾病症状的描述，比如下面两篇文章。

案例1：一位初二女生，性格天真活泼，聪明伶俐，每年都是三好生。但这学期开始以后，上课不能集中精力听课，作业也难以完成。晚上回家以后呆呆地坐在书桌前，一两个小时却一道数学题也解不了。父母也听不见孩子以往的笑声和歌声了，家里的气氛阴郁而沉闷。一次英语考试的成绩很差，她担心自己这样下去，会无颜面对父母的关心、老师的期望，请求父母为自己去学校请假，自己在家里学习。经过与患者交谈，确定患了抑郁症。（节选自《警惕儿童与少年期抑郁症》，《成都晚报》，2001年4月4日）

案例2：最近，刘大爷在家人的陪同下，走进服务站的大门，找到了陈医生。家人告诉陈医生，这段时间，老人的举止言谈总是怪怪的。从前呢，一天到晚嘻嘻哈哈，话很多；现在，很少说话，你问他三句，他答你一句，有时甚至一句也不答。总是一个人呆坐着闷闷不乐，有时还莫名其妙独自流泪。陈医生给他做了一些检查，并没有发现什么阳性体征。他怀疑老人精神有问题，嘱咐病人家属带大爷去精神病医院诊治。在精神病院，专家说大爷得了抑郁症。（节选自：《警惕利血平所致抑郁症》，《医药经济报》，2008 年 6 月 2 日）

　　这两篇文章前一则是医生转述的病例，后一则是记者采写并转述的患者的疾病故事。这两篇文章中均有患者的疾病感受和体验的表达。比如初二女生上课不能集中精神，作业也难以完成，没有了笑声和歌声。以及，刘大爷很少说话，一个人呆坐着闷闷不乐，有时还莫名其妙独自流泪。这些患者陈述的疾病感受和表现是被嵌入在患者生活当中的，是在抑郁症的医学话语中不常见到的。这些贴近生活的、更丰富的疾病表现和更口语化的症状描述对于增加普通人对抑郁症的了解来说极为重要。

　　此外，在我们分析的样本中还有 109 篇个人自述的文章，这些文章有些是媒体转载自其他出版物的文章，有些是刊载的个人自述的疾病故事。① 这些文章大多以"一个抑郁症患者的自述""我与抑郁症抗争的日子""我曾经是个重度抑郁症病人"等第一人称形式为标题，在整个文章中也以第一人称对自己患病经历的讲述为主。这种文章大多以讲故事的形式将抑郁症的疾病表现、病因分析或治疗方案等疾病话语编织在自己的疾病故事当中，只是这些疾病话语大多来自于患者的个体经历，并不具备医学意义上的普遍性。比如下面这个案例。

　　　　10 年前的一天，我只因和同事吵了两句嘴，回到办公室后，就突然觉得心跳得特别剧烈，使人慌乱。这种突然来临的状况，使我一时不知如何是好。同事发现后，提醒我去找医师看看。没想到，这竟是抑郁症的前兆。

　　　　在诊所内，我把经过情形说出来后，医师也没说什么，当时开了几颗镇静剂，并叫我按时服下两颗。半小时后心跳恢复正常，便回到办公室继续工作。当时我对这种症状一无所知，又因为还年轻，平常对自己的身体也不太在意。加上突发症状在服药后已经没事，所以也没特别注意。

————————

　　① 这些个人自述的文本中有一些是转载自己发表（或刊印）的文章或书，以名人自述为主，比如郑秀文、崔永元、张进等。还有一些是患者投稿或是记者采写但以自述形式写就的文本，也有一部分文章没有明示来源。

　　发现这种病的严重性，已经是一个月以后的事。当时，我遵医嘱继续吃药，吃得头脑晕晕沉沉的，以为心跳不再加速，病就这样好了，所以吃完三天份的药就没有再去拿。谁知一停药，心口就不舒服，晚上睡眠不稳，这才知道病还没好，必须继续吃药。几天后由一位同事处得知，自己可能得了精神官能症。因为那位同事也患此病，而且还在服药。他说，这种病的起因不外乎是长期忧郁，或受到重大刺激，需要长期服药和休养。听了这话，我虽然有所警悟，也还不十分在意。因为家庭的关系，那段时间我的确心情郁闷，加上精力透支，身体亏损很大。发病前，我的情绪就不太稳定，在办公室坐不住，常常一人漫无目的外出散步。可能那时不知道这是发病前的信号，否则及早预防，也可免去一劫。一时的疏忽，留下了严重的后果。

　　在医院精神科门诊看了一段时间后，药量逐渐减少，睡眠也逐渐进步，因此我一直抱着乐观的想法，以为不日即可痊愈，不必像那位同事长期服药。也许命该如此，无法逃过此劫吧，一向极少发脾气的我，竟又因一点小事生了一次气。这一生气，把一个月的治疗成效都付诸流水，剧烈心跳又发作了。此后，病情就一天天加重，最显著的是失眠。虽然药量加重，却没有用。情况好的时候可以睡两三小时，否则只有一夜瞪眼到天亮。因紧张而失眠，因失眠而紧张，就这样恶性循环。有时因药物或自己的努力使精神略略松弛，但一受外界刺激，就会全面复发。所谓的外界刺激，说来真让人笑话：别人一句无心的话、一个不怎么好的脸色或是外面突发的声响，都是大刺激。一有刺激精神就紧张，甚至肌肉也会僵硬。尽管精神紧张通宵不眠，我却不觉疲倦，思维反而格外活跃，但想的却都是一些灰色绝望的事，就像钻牛角尖似的越钻越深，到最后甚至想自杀。

　　……

　　我心里常常想着，有时嘴里也这样念着：我这一生是个悲剧，一个悽惨的悲剧，要想改变这个事实，真是谈何容易！几次走过鬼门关虽然如此，我并没有放弃努力，因为我的孩子还小，我对他们还有未了的责任。就因此一念头，每当我受到刺激，使心情紧张难受时，我就在内心不停呐喊：坚强！坚强！坚强起来！心中这样不停呐喊，虽不能立即减轻精神压力，至少暂时不会向灰色的思路上想下去。

　　……

　　走出梦魇，心有余悸，我对自己十分了解，那脆弱的心弦只要稍受外界震动,就会剧烈地跳动起来,但我知道逃避不是办法,只有面对现实,在社会群众中小心应对,慢慢适应,从锻炼中拯救自己。在家中休息几天后我就开始上班。我小心翼翼地和同事相处,小心地应对上司,尽量避免繁杂的工作,更避免让人心烦的事。在开始那段时间,我不和陌生人接触,也不和平素相处不好的同事接触,万一碰上,我会设法避开。我尽可能和最要好的同事在一起谈天。经过一段时间后,再把活动范围逐渐扩大。这样小心谨慎虽然不容易,总算没有再出什么大差错。我的服药量逐渐减少,睡眠逐渐增加。我知道,不久之后,我又会是一个真正的社会人,不用再怕和生人接触了。真正停止服药,不再担心失眠,大约是在出院一年之后。就是在这时,我还是随时避免受到刺激,因为我一情绪激动,心头还是很不舒服。直到三年后,那种担心随时发病的心理才逐渐消失。如今,我患这病已过了 10 年,那层阴影总算完全自心头消除了。想着那段黑暗而漫长的生命历程,真是心有余悸。(节选自:《走出抑郁症的梦魇》,《当代健康报》,2010 年 3 月 11 日)

如此文本所呈现的,个人讲述的抑郁症故事与其他用医学话语建构起来的科普文本有很大不同,它们是对个体疾病感受、疾病表现和治疗经历的描述,更具个人化和生活化的特征。这些自述文本会将个体所获得的抑郁症知识(包括病因分析、躯体化特征、用药或治疗方案等)包装在个人的疾病故事中,除了体现可读性外,也起到了抑郁症知识传播的功能。

只是,由于媒体的把关和渠道垄断,选择什么样的病例和个人自述的疾病故事出现在科普文本中仍是由媒体从业者选择和决定的。患者在抑郁症科普文本中并没有拥有很高的自主性,这与"媒体为中心"的科普文本的生产方式有关。不过,在互联网兴起后,越来越多的患者可以通过互联网发表自己的患病经历和治疗案例,网络空间中越来越丰富的患者故事成为抑郁症社会话语的重要构成,对于这一点我们将在第五章进行专门论述。

二、媒体科普文本中抑郁症知识的专业性保障

传统媒体中科普文本的生产仍是以媒体为中心的。但对于媒体从业者来说,理解与疾病相关的知识脉络,并将其转化成科普文本,始终面临着专业门

槛的问题。① 为此,媒体从业者常常依赖相关领域的专家,比如通过采访临床医生或医疗领域的专家或科研学者,引用专业领域的科研文献或学术报告等方式来保障科普文本生产中专业知识生产的专业性。因此,"专家"的引入成为衡量科普文本专业性的重要指标,也是媒体为其科普文本争取到专业性保障的策略。通过对在科普文本中是否引入"专家"、专家的身份、专家话语的分析,不仅能够窥见科普文本在保障专业性上的产制常规,还能透视出媒体或传播专业与医学专业在媒体科普文本生产中的关系(斗争、协商或合作)。

　　"专家"的引入看起来与新闻生产中消息源的引入有诸多类似,但消息源在新闻文本中主要起到举证和揭露事件真相的作用,而专家在媒体科普文本中主要起到支撑专业性的作用,两者所体现的外部力量与媒体从业者之间的关系和对媒体文本的作用是不同的。在新闻生产中,媒体的专业性体现在专业主义理念准则下形成的各种实践技能。新闻从业者也会通过这些实践技能来声称和保有专业管辖权。但在媒体科普文本中,科普文本的专业性首先体现在专业知识的专业性上,其次才是媒体如何将专业知识转化为能够被普通民众所理解的大众化知识这一层面的专业性上。可见,在科普文本中,专业知识的专业性更为重要。对于媒体从业者来说,所面临的困难也首先表现为自己如何获得、理解并掌握这些专业知识。

　　白红义在其有关气候报道的研究中探讨了记者如何获取气候领域专业知识的问题,"气候报道记者是连接科学领域和公共领域的关键中介人,他们对气候变化知识的理解会直接影响此类新闻的生产"。② 他援引了一份对北美五大湖区环境记者的调查研究,认为记者们主要利用采访机会来学习有关气候变化的知识。③ 但如我们之前所论述的,科普文本与新闻报道有很大不同。虽然学习可以掌握一定的专业知识,但媒体并非一个细分的专业领域,哪怕是

---

① 虽然在传统媒体中,从事科学传播、环境传播或健康传播等专门领域内容生产的工作者也可能有过相关专业的培训或是相关专业领域毕业的专门人才,但拥有专业知识或专业学位并不是从业的必要条件。而且,传统媒体中从事科普工作的还是以传媒专业的人才为主,他们对专业领域知识的获得往往是在其从业后,在做了较长时间的条线记者或专业版块内容的训练后逐渐习得的。对于媒体从业者如何获得其他专业领域的知识,及其对新闻生产影响的研究已有一些。参见白红义:《气候报道记者作为"实践共同体"——一项对新闻专业知识的探索性研究》,《新闻记者》2020 年第 2 期,第 75-88 页。

② 白红义:《气候报道记者作为"实践共同体"——一项对新闻专业知识的探索性研究》,《新闻记者》2020 年第 2 期,第 75-88 页。

③ 黄康妮、大卫·鲍尔森:《地方环境记者的气候变化知识与其成因》,《国际新闻界》2015 年第 6 期,第 110-127 页。

一个专职的健康版面的记者,也需要处理多种多样的健康和疾病问题/议题。他们的角色更类似于一个全科医生,而不是某一个疾病或健康问题的专家,因此,很难要求媒体从业者掌握某领域全部的专业知识。在这种情况下,媒体从业者只能更多依赖医学或健康相关领域的专家,让他们承担专业内容的提供者、专业性的把关者、专业权威的支持者等角色。这些专家可能是直接的采访对象或对其科研成果的引用,也有可能是幕后的智力支持。也是在这一点上,媒体科普文本的生产对专家的依赖与新闻生产对消息源的依赖有所不同。在我们的访谈中,几乎所有的从事健康内容生产的从业者都表示他们有自己的专家库,遇到某个领域的(比如某个疾病)专业问题时,就会求助于某个/些专家,这是他们解决专业门槛的重要而便捷的办法,这也可被视为媒体科普文本生产的专业常规。

那么,如此是否意味着媒体从业者在专业知识的科普文本生产中只是扮演着"搬运工"或渠道提供者的角色呢? 当然不是。虽然媒体从业者依赖专业领域的专家,但作为科普文本的实际写作者和生产者,他们对文本内容又拥有着决定权。因此,一方面媒体从业者依赖于专业领域的专家所提供的专业知识和专业性保障,但同时,他们又可能通过选择专家、选取专家的内容和观点、组织语言和表述等方式影响和决定专业知识的呈现方式,甚至对某个专业问题的态度。在我们的访谈中,也有被访者表示,在长期的(条线)工作中,与一些专家建立了比较好的关系,因此,在遇到相关领域问题的写作时,会倾向于采访或求助这些与自己相熟的专家。有被访者表示自己在选择专家时会受到个人倾向性的影响,比如一个都市报健康版面的记者曾经提及自己撰写有关转基因议题的文章,因为自己本身对转基因产品的反对,于是便联系和引用了更多"反转"专家的意见。①

可见,在科普文本生产中,媒体从业者一方面依赖专家提供的专业知识和专业性的保障,另一方面又对文本具有决定权,从而形成了媒体从业者与专家之间既依赖又竞争的张力关系。具体到抑郁症议题,媒体生产者与专家之间形成了如何的关系,我们将对抑郁症科普文本中引入的专家身份这一指标进行分析(表 3-7)。

---

① 应访谈对象要求隐匿其身份。

表 3-7　抑郁症科普文本中的"专家"角色

专家观点和引语使用情况		数量	百分比
笼统提及"专家"		863	9.8%
具体某类专家			
医院或心理治疗专家	高校或科研机构专家	4131	47.0%
2430(N=4131,58.8%)	1752(N=4131,42.4%)		
没有提及"专家"		3802	43.2%
总计		8796	100%

通过表 3-7 呈现的分析结果,我们发现在所有的科普文本中有 43.2% 的样本中没有提及任何媒体领域之外的专家,也没有专家引语或引用有明确出处的专业文献。当然,没有提及专家及其引语并不代表着没有专家影响的存在。在这些文本中,涉及的抑郁症知识也大都来自医学领域,只是媒体隐匿了知识来源,从而造成了这些知识纯粹是由媒体生产的假象。对于读者来说,消失的"专家"也不会影响他们对于知识的信任,只是这种信任很大程度上会转化为对媒体的信任。从这点来看,媒体科普文本的生产远没有形成如新闻生产一样的专业常规,对于专业知识的来源可以不做任何明示。

当然,在总样本中还有将近六成的抑郁症科普文本都提到了"专家"角色,其中没有明确具体身份,仅笼统使用"专家"一词的有 9.8% 的比例。另有 4131 个(占总样本量的 47%)样本中有具体的专家身份,并在文本中引用了他们所提供的信息和观点。其中有 58.8% 的样本引用了医院或心理治疗方面的专家提供的信息,有 42.4% 的样本引用了高校或科研机构的专家信息。这两方面的专家分别代表了抑郁症诊疗领域和病理研究领域两方面的专业知识和专业权威在媒体科普文本中被征用的情况。从我们的分析可见,临床领域的专家被媒体科普文本引用的比例明显高于科研领域的专家比例。这说明对于抑郁症的科普文本生产来说,相比于抑郁症病理方面的知识,疾病诊断和治疗方面的知识更加被媒体看重,这类疾病知识也被媒体科普实践认为对民众的健康和疾病治疗更有用。

另外,在 4131 个有明确专家身份的样本中,仅有 51 个样本既提及了医院或心理治疗专家也提及了高校或科研机构的专家。这说明,媒体从业者在生产科普文本时,更多依赖某个或者某一领域的专家,并不倾向于向更多专家进行专业求助或引用更多领域的专家提供的信息或观点。这一结果一方面再次佐证了媒体从业者在进行科普文本生产时倾向于一种简化的生产模式,不仅简化文本内容，也简化生产流程。另一方面也说明，不同学科领域和实践领域所生产的抑郁症知识并不太会在同一个科普文本中出现，媒体科普文本的生产者本身也有支持某一个/类知识和观点的倾向，对于具有学术争鸣的知识和观点不倾向做多元呈现。这一点在"致病原因"和"治疗方案"两个变量的考察中也有体现。

此外，在新闻生产中，有学者用"信息补贴"（Information Subsidies）的概念来描述新闻工作者与消息源之间的互动关系，即在新闻生产过程中消息源与新闻工作者实际上是一种价值交换的关系，新闻工作者要以低成本制作出新闻，消息源要以低成本传播自己的信息，后者便通过向新闻单位提供信息，或者提供新闻采写的方便来实现自己信息的传播。这种信息提供方式被传播学者奥斯卡·甘地（Oscor Gandy）称为"信息补贴"。[①] 在科普文本生产中，媒体从业者与专门领域的专家之间并不存在或者说存在比较弱的价值交换关系，更多的是媒体从业者对专家知识的依赖，但专家提供的知识或信息确实被媒体从业者加工成为科普文本的构成部分，我们认为这种方式或可称为专家（或专业领域）对媒体从业者提供的"知识补贴"。

在大部分的科普文本中，"知识补贴"的现象是显著存在的，并且在"访谈或专稿"（见表 3-2 的统计）两类文本中专家提供的"知识补贴"分量更重。如果说大部分的"知识补贴"只是构成科普文本的一部分的话，那么访谈和专稿（尤其是专稿）就是"补贴"了几乎整个文本内容。在这类文本中，专家与媒体从业者在内容生产中结成的关系更为复杂。一方面专家获得了完全的内容主导权，可以主导专业知识的生产和传播，但另一方面，对议题的设置、专家写就的内容和文章是否刊发的把关仍然掌握在媒体手中。前者体现的是具体知识生产领域的专业性，后者体现的则是媒体从业者在科普文本生产中拥有的选题、改写和传播的管辖权，两种专业呈现的是复杂的合作和竞争关系。

当然，由于传统媒体的渠道垄断，专业领域的专家对媒体科普文本提供的"知识补贴"，以及与媒体从业者形成的合作关系更为明显。在互联网兴起后，传统媒体不再拥有传播渠道的完全垄断权，专业领域的知识生产者能够借助于互联网直接进行专业知识传播，这种合作关系逐渐被打破[②]，传统媒体及其

---

① 潘忠党：《"补偿网络"：作为传播社会学研究的概念》，《国际新闻界》1997 年第 3 期，第 34-46 页。

② 已有一些关于（互联网兴起后）专业领域的专家学者（非媒体从业者）利用互联网进行知识传播的现象的研究。比如，周荣庭、韩飞飞、王国燕：《科学成果的微信传播现状及影响力研究——以 10 个科学类微信公众号为例》，《科普研究》2016 年第 1 期，第 33-40 页；潘祥辉、吴正楠：《科学工作者变身自媒体人：话语、角色及影响》，《中州学刊》2016 年第 10 期，第 160-166 页。

从业者在科普传播中的地位受到挑战。

最后，媒体的疾病知识科普到底对民众的疾病理解和疾病应对产生如何的影响，也是一个未有定论的问题。就媒体科普文本来说，媒体注重的是读者的阅读率（或点击率/收视率），因此更注重选题的普遍性，以及对专业知识的通俗化和大众化转译，而医学专家或公共卫生机构看重的是数据的准确性、病理分析的科学性、表达的专业性，至于这些知识文本是否能够为大众理解，并非他们知识生产的目的。如此便导致了健康/疾病知识传播中的矛盾，比如有研究发现红葡萄酒可以减少心脏病风险，但也会增加肝脏疾病的风险，媒体常常在一篇文章中只择其一来报道；又如，医学上发现燕麦粥对心脏病或膳食纤维对直肠癌有微弱防护作用，媒体会迅速对此进行报道，并断言燕麦片具有防治这类疾病的功能，从而成为商家利用的卖点。[①] 这些媒体进行科普文本生产时的逻辑和专业限制使得媒体在疾病知识传播中的作用需被审慎对待。[②]

小　结

科普文本是媒体以科学知识的大众化传播为目的所进行的内容生产，疾病知识是其中的重要构成，也是媒体健康传播的重要形式。然而，媒体通过科普文本传播疾病知识时不是对医学疾病知识的照搬照录，而是对疾病知识的生产或再生产。因此，媒体也是重要的知识生产主体，塑造着公共话语论坛中疾病知识的形态和内容。以知识科普为目标的疾病话语生产与新闻报道中的疾病话语生产有着不同的产制常规，进而对疾病话语的建构也有不同。

通过对科普文本中抑郁症话语的分析，我们发现抑郁症话语在我国媒体科普文本中的可见度呈逐年上升的趋势，在市场化媒体的科普文本中拥有更高的可见度；从写作由头上看，虽然是科普文本，抑郁症议题的选择仍然具有一定的新闻性或与新闻故事勾连的特性，但疾病宣传日和季节性的选题由头也体现出了疾病科普文本特有的产制特征。科普文本中的抑郁症话语比新闻文本更加注重疾病知识的传播，无论是对抑郁症疾病表现、病理分析还是治疗方案的话语建构都更丰富，专业性也更强。但仍然在病理分析和治疗方案中倾向于简单化框架，体现出科普文本通俗化和大众化阅读的特点。

---

① ［美］詹姆特·A. 特罗斯特：《流行病与文化》，刘新建、刘新义译，济南：山东画报出版社，2008，第9页。

② 这一问题在互联网产生后，各类专业人士通过自媒体渠道加入知识传播工作后，会发生一些变化。

　　在抑郁症的科普文本生产中,媒体从业者和医疗领域专家形成了特定的合作和专业权威的竞争和合作关系。一方面,媒体从业者需要依赖医疗领域专家给予的专业性支持和保障,另一方面,媒体从业者仍然在科普文本生产中占主导,议题的选择、疾病的解释、治疗方案的选择以及将疾病知识纳入到病例故事中的写作方式都是这种主导权的体现,这种主导权在一定程度上也会削减抑郁症知识的专业性。因此,应审慎对待媒体科普中抑郁症话语的专业性以及在抑郁症知识传播中的作用。

　　英国学者马克·埃里克森(Mark Erickson)认为"理性,就像其他任何概念一样,是一种语言建构"。[①]"从正规科学论述变成报纸媒体的话语",在这一过程中,"为了'易懂'而放弃了一些专业术语",从而"反映不同的思想类型和对词语的不同赋义"。[②] 在当代的消费主义社会环境下,媒体话语的知识生产从单纯的"生产性"逐渐被后现代背景下的"消费性"所支配,在消费为先的观念导引下生产知识。在这一包涵了复杂社会关系的媒介话语中,媒介话语分别组织了其他非媒介话语,如医学背景下的疾病话语,不仅传播健康知识,更生产健康话语,将其构建为符合社会传播条件的话语,从而达到普及大众的意图。[③]

　　可见,从医学或疾病知识到适合在大众传播媒介上刊载的科普文本,其中经过了专业知识大众化转译的过程。在这个过程中,大众传播媒介扮演着专业知识再生产的角色,大众传播媒介会根据自己的传播目的、专业能力、生产常规对专业门槛较高的医学知识进行改造,它不是对医学知识"镜像式"的转译,而是一种以媒体为中心的全新的文本形式。因此,对媒体生产的疾病知识的探讨,有助于深入理解以健康传播为目的的媒体知识的生产逻辑、生产方式和实践常规。

　　当然,传统媒体的渠道垄断使其成为社会科普实践的重要主体,互联网兴起之后这种垄断权和主体地位受到侵蚀,越来越多的医疗领域的专家和患者利用互联网进行知识传播和疾病表达。这些医疗领域的专家通过互联网进行

---

　　① [英]马克·埃里克森:《科学、文化与社会:21世纪如何理解科学》,孟凡刚、王志译,上海:上海交通大学出版社,2017年,第64页。

　　② [英]马克·埃里克森:《科学、文化与社会:21世纪如何理解科学》,孟凡刚、王志译,上海:上海交通大学出版社,2017年,第78页。

　　③ 原平方:《网络环境下的突发事件媒介话语生产与媒体公信力建设——以"杭州飙车案"和"李刚门"事件为个案》,《中国报业》2012年第18期,第120-121页。

的知识传播，以及患者通过互联网进行的疾病表达影响着抑郁症社会话语的生产机制，也日益成为抑郁症社会话语的重要构成，这是值得在科普传播的框架下进一步推进的研究议题。

第四章　"黑狗"幽灵:自杀与抑郁症关系的媒体建构

> 我曾经研究过各种各样的自杀方式,但到了中后期,因为拖得太久了,反而没有了自杀的勇气。
>
> ——抑郁症患者

英国前首相丘吉尔将抑郁症称为"黑狗",他以亲身体验告诉公众要是"黑狗"开始咬你,千万不要置之不理,要是严重的征象已经持续了数周,还有自杀念头的话,那就该赶快去看医生。① 然而,无论医学界如何警示"黑狗"的存在,每年仍有相当多不堪"黑狗"折磨的抑郁症患者选择结束生命。近年来,随着医学界揭示出抑郁症与自杀意念和自杀行为之间的紧密关系,媒体在对自杀事件的报道中,也越来越多地提及抑郁症因素。有学者认为随着西方精神医学的诊断成为抑郁症界定的标准,自杀和抑郁症被当做一组高度相关的联结,从而自杀的社会问题被"医疗化"了。② 这些有关自杀与抑郁症的论争也影响着媒体的报道。媒体如何呈现自杀行为,如何搭建自杀与抑郁症之间的因果关系,是一个难以处理的专业问题。

第一节　自杀与抑郁症的关系

自杀是危及人们健康的重要问题。2014 年,世界卫生组织在预防自杀的报告中指出,全球自杀死亡的人数占到了全部暴力致死情况的 56%,远超因人际暴力或武装暴力导致的死亡,在收入相对较高、战争较少、社会治安相对

---

① ［英］安东尼・斯托尔:《丘吉尔的黑狗:忧郁症及人类心灵的其他现象》,邓伯宸译,北京:北京大学出版社,2014,第 11 页。

② Lee, S. (1999). Diagnosis Postponed: Shenjing Shuairuo and the Transformation of Psychiatry in Post-Mao China. *Culture Medicine & Psychiatry*, 23(3), 349-380.

较好的地方,自杀占比更高,可能超过 80%。[1] 医学研究发现抑郁症与自杀意念和自杀行为之间具有强关联,这在重度抑郁症和某些共病的抑郁症患者群体中表现得更为明显。只是人们并非早就认识到了抑郁症与自杀之间的强关联,而是随着对抑郁症研究的深入才逐渐发现的。

一、自杀与抑郁症关系的认知变迁

在医学关注自杀现象之前,人们对自杀的理解往往呈现神秘化的倾向。比如加缪说"自杀是唯一真正严肃的哲学问题",不少基督教神学家把自杀称为最重的罪。[2] 在希腊的民间传说和政治规定中,自杀一直被当成一件很可怕的事,自杀者被拒绝给予体面的葬礼。[3] 也有早期的希腊哲学从身体与灵魂二分的维度审视自杀,他们认为灵魂比身体高贵,卑贱和罪恶是过多注意身体的欲望所导致,进而认为自杀能自动把灵魂从身体的桎梏中解救出来。[4]

直到 16 世纪中期,一些医生和知识分子开始对人们的心理过程进行分析,发现一些人会因为绝望的心理自杀,自杀才作为医学研究的对象逐渐走向了世俗。[5] 1568 年,英国人蒂莫提·布莱特(Timothy Bright)撰写了《论忧郁》一书,首次在被视为精神问题的忧郁中提到自杀。1583 年,英国医生彼得·巴洛夫明确提出患忧郁症的人渴望死亡,而且常常向往以自杀结束生命。1609 年,布拉特把忧郁症列入了英国的《功能损伤目录》。自此,自杀与作为精神疾病的忧郁症在医学上建立了关联。[6]

1621 年,英国人罗伯特·伯顿(Robert Burton)撰写了著名的《忧郁的解析》一书。在书中,伯顿对忧郁症为什么导致自杀这一问题进行了探讨。他认为忧郁的性格是生来就赋予在某些人身上并受到社会环境和个人行为的影响。忧郁会因某些特定情况的发生而加重,进而寻求死亡。伯顿论述到忧郁症患者灵魂受到毒害,忧郁,闷闷不乐,厌世,急躁,焦虑,失衡,优柔寡断。他们陷入苦海不能自拔。他们不能忍受同伴、阳光,甚至是生活……他们往往最

---

① 王江涛:《中国亟需对农村自杀问题进行研究和干预——访武汉大学中国乡村治理研究中心研究员杨华》,《南方周末》,http://www.infzm.com/contents/170855,最后访问日期:2019 年 11 月 18 日。

② 吴飞:《自杀与美好生活》,上海:三联书店,2007,第 1 页。

③ 吴飞:《自杀与美好生活》,上海:三联书店,2007,第 5 页。

④ 吴飞:《自杀与美好生活》,上海:三联书店,2007,第 6 页。

⑤ [法]乔治·米诺瓦:《自杀的历史》,李佶等译,北京:经济日报出版社,2003,第 108 页。

⑥ [法]乔治·米诺瓦:《自杀的历史》,李佶等译,北京:经济日报出版社,2003,第 109 页。

终选择毁灭自己。许多情况都会导致这个结果：不幸、疾病、亲朋的死亡、失去自由、教育问题、恶意中伤。其中两个因素最为有害：爱情的嫉妒和宗教的恐惧。前一种情况，患者往往先杀死他嫉妒的人，然后自杀；而后一种情况，他认为不能拯救自己的灵魂，所以自杀。①

忧郁症造成的自杀意念是一种疾病而非宗教和恶魔的作用，伯顿的著作显示出 17 世纪人们对自杀看法的转变。用忧郁症来解释自杀，首次尝试用非宗教手段为自杀行为免除罪责提供了先例。在整个 17—18 世纪，医学界和哲学界都把自杀诱惑归咎于心理失衡和忧郁症。② 在 18 世纪，不少人认为英国较高的自杀率是由于英国阴雨寒冷的气候条件造成了岛民的忧伤性格。1733 年，英国医生乔治·希恩出版了《英国病，还是各类神经疾病》一书，正式提出了"英国病"一说，将英国人的忧郁气质与高自杀率联系在了一起。③

虽没有明确提及忧郁症，但将自杀归入精神疾病问题的学者还包括英国政治学家、哲学家托马斯·霍布斯（Thomas Hobbes）。霍布斯认为"自杀者一定是头脑不清醒的人，是疯子"。④ 而在中国学者吴飞看来，用精神医学来化解自杀问题，只是现代人处理自杀问题的一种努力。这种努力与 19 世纪末法国社会学家涂尔干（Émile Durkheim）⑤从社会结构和社会整合功能层面来阐释自杀的原因一样，是另一套言说自杀的话语。⑥ 这些话语的出现，说明人们已经开始从哲学和精神疾病之外，在更广泛的社会领域来探讨自杀问题了。

18 世纪，现代传媒业对自杀的大量报道推动了人们对自杀的世俗化理解。自杀在公共舆论中逐渐摆脱了宗教罪名，成为人们日常生活中的灾难性事件。媒体报道了各种因殉情、家庭矛盾、家庭悲剧、强奸、羞辱、愧疚等导致的自杀事件⑦，使得人们开始接受自杀是一个个人选择的行为，它既不损害上帝的利益，也与自然和社会无害。尽管如此，人们从态度上还是反对自杀的。

① ［法］乔治·米诺瓦：《自杀的历史》，李佶等译，北京：经济日报出版社，2003，第 110 页。

② ［法］乔治·米诺瓦：《自杀的历史》，李佶等译，北京：经济日报出版社，2003，第 114 页。

③ 米诺瓦则认为当时英国呈现出较高的自杀率其实与当时媒体对自杀的报道和统计有关。从 1680 年开始，有报道的自杀人数迅速增长，英国舆论对此惊讶不已。参见［法］乔治·米诺瓦：《自杀的历史》，李佶等译，北京：经济日报出版社，2003，第 206、208 页。

④ ［英］托马斯·霍布斯：《一个哲学家与英格兰普通法学者的对话》，毛晓秋译，上海：上海人民出版社，2006，第 88 页。

⑤ 如涂尔干的"自杀论"。参见［法］埃米尔·涂尔干：《自杀论》，冯韵文译，北京：商务印书馆，1996。

⑥ 吴飞：《自杀与美好生活》，上海：三联书店，2007，第 209 页。

⑦ ［法］乔治·米诺瓦：《自杀的历史》，李佶等译，北京：经济日报出版社，2003，第 212 页。

法国思想家狄德罗在其代表作《科学、美术与工艺百科全书》中论述到：在社会中没有人是无用之辈，我们不能肯定生活是否是个比死亡更大的不幸。而为了减少自杀的数量，狄德罗认为应该提供良好的社会环境、政治和文化条件来鼓励乐观精神、信心、生活的乐趣和希望，与苦难、不公、暴政、愚昧、迷信和对死亡和来世的颂扬作斗争，这些都被认为是自杀的主要诱因。[①] 法国社会思想家福柯认为，对自杀和对癫疯和犯罪一样，是现代国家治理的一个重要对象，统计技术、法律手段和医学知识都被充分运用到了治理自杀问题上。[②] 直到 19 世纪，西方国家仍有一些法律会对自杀者作出惩罚的规定，尽管是对尸体埋葬地的限制和祭祀仪式上的惩罚。[③]

19 世纪，社会学开启了从社会结构层面寻找个体自杀行为原因的探讨路径，这其中最有影响力的应属法国社会学家涂尔干。涂尔干认为通常作为灵肉二分的人性是由个体化和社会化的两方面构成的，自杀往往是因为个体化或社会化的某一方面过于突出，破坏了二者的平衡导致的。当个体与社会团体或整体之间的联系发生障碍或者产生离异时，便会发生自杀现象。那么预防自杀行为就应该从加强个体与社会之间的整合机制入手。[④]

工业化和城市化兴起以后，越来越多的学者从社会结构变迁的角度来探讨自杀问题。社会学路径与精神医学一起成为自杀研究的两大主要领域，并且这两个路径在医学社会学和流行病学兴起后逐渐产生了交叉，即越来越多的学者认为尽管是精神疾病或个体心理原因作用于自杀行为，但也必然有社会因素在共同发挥作用。这些研究不仅使人们逐渐认识到了自杀现象的复杂性，也在不同领域展开对自杀问题的探讨，其中现代医学仍然视自杀为重要的医学难题。

二、现代医学对自杀与抑郁症关系的探索

抑郁症患者是自杀高危群体，尤其是重度抑郁症患者，其自杀意念更强。有研究表明抑郁症引起的自杀是非抑郁人群的 33 倍；[⑤]抑郁症病人中估计有

① ［法］乔治·米诺瓦：《自杀的历史》，李佶等译，北京：经济日报出版社，2003，第 271-272 页。

② 吴飞：《自杀与美好生活》，上海：三联书店，2007，第 207 页。

③ 吴飞：《自杀与美好生活》，上海：三联书店，2007，第 208 页。

④ ［法］埃米尔·涂尔干：《自杀论》，冯韵文译，北京：商务印书馆，1996，第 318 页。

⑤ Neacsiu, A. D., Rizvi, S. L., & Linehan, M. M. (2010). Dialectical Behavior Therapy Skills Use as a Mediator and Outcome of Treatment for Borderline Personality Disorder. *Behaviour Research & Therapy*, 48(9), 832-839.

50%出现过自杀意念,25%在其一生中有自杀企图,15%最终自杀成功;[①]与精神障碍相关的自杀者中,50%~70%患有抑郁性疾病[②],使得抑郁症成为一个重要的公共卫生问题。

大量临床医学的病例证实了患有心理疾病的个体具有更高的自杀风险。但对于抑郁症为何以及如何引发自杀意念或导致自杀行为的发生,学术界仍没有确定一致的结论。对于二者关系的探讨也分别在抑郁症议题和自杀议题的研究中展开。前者常常在医学领域把抑郁症尤其是重度抑郁症视为诱发自杀的重要因素。后者的研究则包括精神病学、社会学、心理分析等多个领域,不同的领域提出诱发自杀的因素也不同,抑郁症只是其中之一。

1. 自杀与抑郁症之间的单因素关系

精神科的临床数据发现,60%~77.6%的抑郁症患者都存在不同程度的自杀意念。[③] 医学领域试图从抑郁症的致病因素和生物变异层面寻求抑郁症之所以会诱发自杀的原因。有研究认为伴忧郁特征的抑郁症(约占抑郁症患者的16%~53%[④])与其他亚型比较的自杀风险更高[⑤],且治疗效果比较差。[⑥]而发作频繁、既往住院次数多、有自杀意念或伴不切实际的罪恶感,可能是抑郁症患者自杀未遂的危险因素。[⑦]

在抑郁症患者自杀意念或付诸自杀行动的影响因素方面,有研究发现睡

---

① 胡泽卿等:《抑郁症与自杀》,《临床精神医学杂志》1997 年第 3 期,第 163 页。

② 段馨懿等:《抑郁症患者自杀相关社会、心理影响因素的性别差异研究进展》,《国际精神病学杂志》2009 年第 3 期,第 145-148 页。

③ 不同的研究中依据的病例数据不同,结果存在差异。参见汪艳等:《抑郁症患者内隐自杀意念与外显自杀意念的关系》,《海南医学》2018 年第 19 期,第 2703-2706 页;胡泽卿等:《抑郁症的自杀未遂及其危险因素分析》,《中华精神科杂志》1997 年第 2 期,第 70-73 页;秦碧勇等:《抑郁症患者自杀风险与共病数量、抑郁程度的相关性研究》,《重庆医学》2016 年第 13 期,第 1810-1812 页。

④ Withall, A., Harris, L. M., & Cumming, S. R. (2010). A Longitudinal Study of Cognitive Function in Melancholic and Non-Melancholic Subtypes of Major Depressive Disorder. *Journal of Affective Disorders*, 123(1-3), 150-157.

⑤ American Psychiatric Association. (2013). *Diagnostic and Statistical Manual of Mental Disorders* (DSM-5). Washington, D. C.: American Psychiatric Publishing, 134-135.

⑥ Roca, M., et al. (2015). Cognitive Function after Clinical Remission in Patients with Melancholic and Non-Melancholic Depression: A 6 Month Follow-Up Study. *Journal of Affective Disorders*, 171, 85-92.

⑦ 辛立敏等:《伴忧郁特征抑郁症患者自杀未遂的危险因素》,《中国神经精神疾病杂志》2019 年第 1 期,第 15-19 页。

眠障碍,尤其是严重失眠①,有精神障碍阳性家族史②,认知功能损伤或认知功能障碍③,心理痛苦(Psychological Pain or Psychache)超出个体承受限度等因素,是导致抑郁症患者有较强自杀意念或付诸行动的重要因素。重度抑郁症(MDD)患者多为自杀研究的重点人群。④ 抑郁症合并焦虑症患者的抑郁程度明显比单纯抑郁症患者更为严重,二者共存可加重相互的严重程度,也表现出更强的自杀意念;⑤具有更显著神经质、情绪化水平更高、性格更加内向的抑郁症患者更容易采取极端方式,伴有更强的自杀意念。⑥

从心理分析的角度,应对效能被认为是导致个体产生自杀意念的重要因素。应对效能是指个体处于应激状态时对自己能否成功应对所具有的信心,是个体心理健康的一种特殊品质。通常抑郁症患者应对效能较低,在处理各种生活事件、提高积极应对情绪等方面的能力减退,对外界环境的耐受性及适应能力下降,导致自杀风险增高。⑦ 还有研究从心理学的角度发现,自杀者常有一些共同的心理特征,包括经常从阴暗面看待问题,对周围人群甚至全社会抱有相当大的敌意;与社会关系有隔阂,交往少;缺乏决断力,少有主见;认识狭隘,思维方式单一,面对困境无法做出客观评价;行为冲动,情绪幼稚,神经质等。⑧ 冲动型人格特质使抑郁症患者更容易产生自杀意念,即使抑郁症状

① Agargun, M. Y., Besiroglu, L., Cilli, A. S., Gulec, M., Aydin, A., Inci, R., et al. (2007). Nightmares, Suicide Attempts, and Melancholic Features in Patients with Unipolar Major Depression. *Journal of Affective Disorders*, 98(3), 267-270.

② Pawlak, J., Dmitrzak-Weglarz, M., Skibińska, M., Szczepankiewicz, A., Leszczyńska-Rodziewicz, A., Rajewska-Rager, A., et al. (2013). Suicide Attempts and Clinical Risk Factors in Patients with Bipolar and Unipolar Affective Disorders. *General Hospital Psychiatry*, 35(4), 427-432.

③ Tsafrir, S., et al. (2014). Cognitive Traits in Inpatient Adolescents with and without Prior Suicide Attempts and Non-Suicidal Self-Injury. *Comprehensive Psychiatry*, 55(2), 370-373.

④ Klonsky, E. D., May, A. M., & Saffer, B. Y. (2016). Suicide, Suicide Attempts, and Suicidal Ideation. *Annual Review of Clinical Psychology*, 12(1), 307-330.

⑤ 李鸿等:《抑郁症合并焦虑症患者自杀态度调查及其与病情、应对方式的关系探讨》,《中华全科医学》2019年第12期,第2069-2071+2134页。

⑥ 刘若楠等:《抑郁症自杀患者人格与应对方式的研究》,《新疆医学》2019年第8期,第754-756+749页。

⑦ Anastasiades, M. H., Kapoor, S., Wootten, J., & Lamis, D. A. (2016). Perceived Stress, Depressive Symptoms, and Suicidal Ideation in Undergraduate Women with Varying Levels of Mindfulness. *Archives of Women S Mental Health*, 20(1), 129-138.

⑧ 潘芳:《临床心理学》,天津:南开大学出版社,2005,第128页。

不严重。[①]

与从生物医学领域研究抑郁症病理因素类似，也有学者从生物医学角度试图探究有较强自杀意念的抑郁症患者的生物指标的特异性。有研究者发现抑郁症患者多伴有 5-羟色胺含量下降，其代谢产物、受体等亦与抑郁症患者自杀意念、自杀行为密切相关。伴有自杀意念的抑郁症患者 5-羟吲哚乙酸(5-HIAA)水平降低，可作为预测抑郁症患者自杀意念的独特的生物学标记。[②]也有研究发现，抑郁症和自杀行为可能同源于神经可塑性的改变，BDNF(脑源性神经营养因子)是参与神经可塑性的重要因子，BDNF 水平的降低可能是抑郁症患产生自杀意念、自杀行为的危险因素。[③] 还有研究认为炎性因子在自杀行为的过程中起着关键作用，炎性因子 IL-1β 和 IL-6 与自杀意念显著相关，可根据炎性因子的水平来区分自杀倾向和非自杀倾向患者。[④]

还有一些针对特定人群的研究。比如女性妊娠期抑郁症或产后抑郁症患者。有研究认为妊娠抑郁症是妊娠期的一种应激性反应，发生率较高，影响本人和新生儿健康以及家庭的生活质量，严重时会出现自伤、自杀意念和自杀行为，尤其要关注失业者或家庭主妇(无稳定职业者)、居住地为农村、家庭月收入低、社会支持水平一般、应对方式消极、性格内向、神经质水平较高的孕妇。[⑤]

2. 自杀与抑郁症之间的多因素关系

尽管抑郁症与自杀意念和自杀行为之间存在强关联，但抑郁症并非导致自杀的唯一因素。因个人性格和所处环境的外部因素不同，不同的抑郁症患者与自杀意念和自杀行为之间的关系是不同的。比如有研究发现高文化层次

---

① 戴立磊等:《伴有自杀意念抑郁症患者人格与应对方式的研究》,《临床精神医学杂志》2015 年第 4 期,第 255-257 页。

② Jokinen, J. Nordstrom, A L., & Nordstrom, P. (2009). CSF5-HIAA and DST Non-Suppression-Orthogonal Biologic Risk Factors for Suicide in Male Mood Disorder Inpatients. *Psychiatry Research*, 165(1-2), 96-102.

③ Molendijk, M. L., Spinhoven, P., Polak, M., Bus, B. A. A., Penninx, B. W., & Elzinga, B. M. (2014). Serum BDNF Concentrations as Peripheral Manifestations of Depression: Evidence from a Systematic Review and Meta-Analyses on 179 Associations ($n = 9484$). *Molecular Psychiatry*, 19(7), 791-800.

④ Black, C., & Miller, B. J. (2015). Meta-Analysis of Cytokines and Chemokines in Suicidality: Distinguishing Suicidal Versus Nonsuicidal Patients. *Biological Psychiatry*, 78(1), 28-37.

⑤ 杨文娇等:《妊娠期女性抑郁和自杀意念的关系及其危险因素研究》,《中国全科医学》2020 年第 3 期,第 305-311 页。

抑郁症患者的自杀意念及自杀行为发生率高，受教育程度高是出现自杀意念的一个危险因素。[①]

社会因素与家庭因素也是影响抑郁症患者自杀意念和自杀行为的重要因素。生活、工作、学习的压力过大；家庭和社会对抑郁症患者的不了解和不宽容；家庭内部关系不平衡，缺乏家人的关爱等等都是致使抑郁症患者产生自杀倾向的因素；而抑郁症反复发作、病程过长、生活压力增大则是诱发抑郁症患者自杀行为的重要因素。[②]

学者张杰认为，虽然目前几乎所有有关自杀行为的实证研究均能证实自杀行为与精神障碍具有高度的相关性，但精神障碍并不是导致自杀行为的直接原因，或者说无法证明二者之间直接的因果关系。张杰认为个人心理期待与生活现实之间产生的"扭力"共同导致了精神障碍和自杀行为。[③] 学者吴飞也认为自杀与抑郁症之间之所以产生关联，是因为二者的主要特征都是绝望。[④] 国内外的不少研究均已证明绝望是导致自杀行为的重要危险因素。[⑤] 长期处于精神疾病中的痛苦更容易使患者产生绝望感和悲观情绪，进而增加实施自杀行为的可能性。[⑥]

也有一些研究认为抑郁症是一个导致自杀的中介因素，其他因素会通过这一中介因素发挥作用，比如压力性生活事件或负性生活事件。负性生活事件是抑郁症患者自杀意念和自杀行为产生的重要危险因素，伴有自杀意念的抑郁症患者较无自杀意念患者往往经历着更多的负性生活事件。[⑦] 对于一些特殊群体来说，或许有共同的压力因素。比如，有研究发现大学生自杀的原因有学业压力、就业压力、情感纠纷、人际关系不良、经济压力等，这些压力因素

[①] 赵后锋、田玉湘：《67 例抑郁障碍伴自杀行为的临床对照研究》，《四川精神卫生》1998 年第 2 期，第 94-95 页。

[②] 吕军：《药物联合心理危机干预对抑郁症患者自杀行为的影响分析》，《世界最新医学信息文摘》2016 年第 A4 期，第 79＋84 页。

[③] 张杰：《解读自杀：中国文化背景下的社会心理学研究》，北京：中国人民大学出版社，2016，第 78 页。

[④] 吴飞：《自杀作为中国问题》，北京：生活·读书·新知三联书店，2007，第 29 页。

[⑤] 张杰：《解读自杀：中国文化背景下的社会心理学研究》，北京：中国人民大学出版社，2016，第 76 页。

[⑥] 张杰：《解读自杀：中国文化背景下的社会心理学研究》，北京：中国人民大学出版社，2016，第 80 页。

[⑦] Kari, A., et al. (2016). Differences and Similarities of Risk Factors for Suicidal Ideation and Attempts among Patients with Depressive or Bipolar Disorders. *Journal of Affective Disorders*, 193, 318-330.

会导致抑郁，或恶化抑郁症状，从而产生自杀意念。①

尽管抑郁症与自杀之间是直接的因果关系还是间接的中介关系尚没有一个确切的模型，但抑郁症对自杀的识别，以及通过治疗抑郁来预防自杀已有了共识。在治疗方案中，对抑郁症患者自杀行为的预防仍以药物治疗、心理治疗以及电休克治疗几种方式为主。不同治疗方式对于预防和控制自杀行为的效果仍在不断的探索当中。

医学及不同学科对抑郁症与自杀关系的探讨成为媒体反映二者关系的基础。但如新闻生产社会学和媒体建构论的启发，媒体并非现实的镜像反映，媒体在内容生产中会受到机构运行逻辑、媒介文化和社会观念等因素的影响。自杀是一种具有新闻价值的事件，媒体常常通过新闻选择报道特定的自杀事件，又通过新闻生产常规框架自杀事件，抑郁症也因此会成为媒体报道自杀事件、建构自杀议题时重要的构成要素。本章试图通过对媒体自杀事件的报道和自杀议题的科普文本的分析，来透视作为社会公共话语重要生产主体的媒体对抑郁症与自杀关系的理解，以及这种理解如何影响了媒体在处理自杀议题时抑郁症话语的建构。

第二节　我国媒体的自杀新闻报道及对自杀者的呈现

新闻报道的元话语特性影响甚至决定着自杀议题的报道框架，从而也影响着自杀议题新闻中的抑郁症话语的建构。对自杀议题新闻报道中抑郁症话语的分析应首先从媒体的自杀新闻报道入手。

一、自杀新闻报道的学术图景

自杀事件是具有高度新闻价值的社会事件，常常成为媒体报道的热点。在研究领域，学者们为了了解自杀新闻的生产逻辑，常从新闻文本出发，分析新闻文本中自杀事件的呈现或自杀议题的建构，或以此来揭示媒体文本生产中的权力运作关系。比如有研究发现，与官方公布的实际自杀数据相比，媒体报道容易过少再现或过多再现某个特定性别、年龄的自杀群体，以及某种特定

---

① 侯绪婧等：《压力性生活事件与大学生自杀意念：抑郁的中介作用和睡眠质量的调节作用》，《医学教育研究与实践》2019年第6期，第1000-1004页。

的自杀原因与自杀方式。[1] 容易博得媒体关注的自杀案例往往是非典型的，被媒体报道的自杀行为常常不具有整体意义上的代表性。[2] 另有研究发现，自杀新闻报道中对农村自杀问题和女性自杀现象的再现严重不足，自杀新闻中对自杀原因的整体再现存在严重偏差等。[3]

另外，从自杀议题报道的社会影响出发，一些学者认为媒体对自杀的报道会引发传染和模仿效应（被称为"维特效应"）。[4] 从 20 世纪 70 年代开始，不断有实证研究发现自杀新闻与随后的自杀行为之间存在一定程度上的因果关系。进而，从新闻伦理层面，人们开始反思自杀议题报道的数量及实践中的操作规范。比如不在标题中出现"自杀"字样；不美化、浪漫化自杀行为；不交代自杀方式的细节；不展示自杀现场的照片和自杀者的个人信息等。[5] 同时，基于健康传播的框架，学者们也希望通过自杀相关议题的报道或知识的传播在自杀预防或减少自杀行为上发挥积极的作用。[6]

虽然已有不少有关媒体自杀报道的研究，也有媒体有关抑郁症报道的研究，但对于媒体如何处理和建构二者关系的研究却乏善可陈。随着抑郁症在公共话语论坛可见度的提高，公众对抑郁症与自杀行为之间的强关联关系已有了比较多的了解，人们常常会用抑郁症这一简易框架来归因自杀行为，媒体在报道中也有如此的倾向。然而，根据新闻专业主义的实践要求，事件报道中因果框架的搭建需要确凿的证据，而自杀事件往往因为当事人的离世或作为幸存者不愿接受采访，从而难以获得充足的证据进行原因解释。那么，媒体在报道中如何处理自杀与抑郁症的关系，或者说，媒体在对自杀事件的报道中是

①　徐煜：《自杀行为何以被媒介建构？一项针对国内新闻网站自杀报道的内容分析研究》，第八届中国健康传播大会，2013 年。

②　Fishman, G., & Weimann, G. (1997). Motives to Commit Suicide: Statistical Versus Mass-Mediated Reality. *Archives of Suicide Research*, 3(3), 199-212.

③　这方面的研究参见路鹏程：《媒体自杀新闻的内容分析：一个精神健康传播的视角》，《新闻与传播研究》2005 年第 3 期，第 32-42＋95 页；沈正赋、许逸：《网络自杀新闻报道及其影响因子研究——基于传播学研究的内容分析法》，《青年研究》2010 年第 5 期，第 66-76＋97 页。

④　李东晓：《别让消逝的生命成为媒体娱乐的盛宴——从陈琳之死看自杀新闻报道的底线伦理》，《浙江传媒学院学报》2010 年第 2 期，第 46-49 页。

⑤　Niederkrotenthaler, T., Till, B., Kapusta, N. D., Voracek, M., Dervic, K., & Sonneck, G. (2009). Copycat Effects after Media Reports on Suicide: A Population-Based Ecologic Study. *Social Science & Medicine*, 69(7), 1085-1090.

⑥　Niederkrotenthaler, T., Till, B., Kapusta, N. D., Voracek, M., Dervic, K., & Sonneck, G. (2009). Copycat Effects after Media Reports on Suicide: A Population-Based Ecologic Study. *Social Science & Medicine*, 69(7), 1085-1090.

否倾向于做抑郁症的归因,在明确做出抑郁症归因的自杀报道中,如何搭建抑郁症与自杀行为之间的因果证据,以及,在搭建二者关系时如何呈现并言说抑郁症,是一系列值得进一步探讨和研究的问题。

二、我国媒体的自杀新闻报道

为了了解我国媒体自杀新闻报道中的抑郁症话语,首先需要对我国媒体自杀事件报道的概貌有所了解。为此,我们以"自杀"为关键词在清华同方(CNKI)报纸数据库中进行搜索,共获得符合本研究界定的自杀议题的新闻报道样本 401 篇[1],平均年度报道量 20 篇左右。由此数量可见自杀议题在我国媒体新闻报道中的可见度并不算高。[2] 具体到年度变迁及媒体类型等方面的分布特征见如下的分析。

1. 我国媒体自杀新闻报道的年度变迁

有统计认为,近十年来中国的自杀率出现了显著的下降,但是"未来随着中国社会的发展,自杀率的走向会不会继续随着经济发展而继续下降并不能确定,也有学者认为中国的自杀率可能会随着社会的发展而升高"[3]。但从数量分布上看,我国媒体对自杀事件的报道没有反映任何一种自杀率状况(升高或者降低)(见图 4-1 的分析)。

从年度变化的状况看,2003 年较前一年度有一个明显的增长,2010 年的增长十分显著,此后几年报道量有明显下降,至 2014 年又有一个显著增长,此后呈逐年减少的趋势。这一变化曲线并没有在总体上呈现出增长或减少的态势,这说明媒体对自杀事件报道有着自己的新闻选择标准,在某个年度报道数量的多少受某个具体的自杀事件的影响较大。比如 2003 年,华人演艺明星张国荣的自杀事件;2010 年,富士康公司"14 连跳"的员工自杀事件。[4] 这些特

---

[1] 其中也包含自杀未遂事件。

[2] 根据《中国卫生健康统计年鉴》的数据推算,我国 2012 年至 2015 年的平均年自杀率为 6.75/100000,农村高于城市,老年人群高于年轻人群。参见刘肇瑞等:《2002—2015 年我国自杀率变化趋势》,《中国心理卫生杂志》2017 年第 10 期,第 756-767 页。与这一平均自杀率相比,媒体年报道 20 个左右的自杀案例是极低的。参见徐煜:《自杀行为何以被媒介建构? 一项针对国内新闻网站自杀报道的内容分析研究》,第八届中国健康传播大会,2013。

[3] 张杰:《解读自杀:中国文化背景下的社会心理学研究》,北京:中国人民大学出版社,2016,第 5 页。

[4] 从 2010 年 1 月 23 日至 2010 年 11 月 5 日,富士康已发生 14 起跳楼事件,简称"14 连跳"事件,引起社会各界的关注。

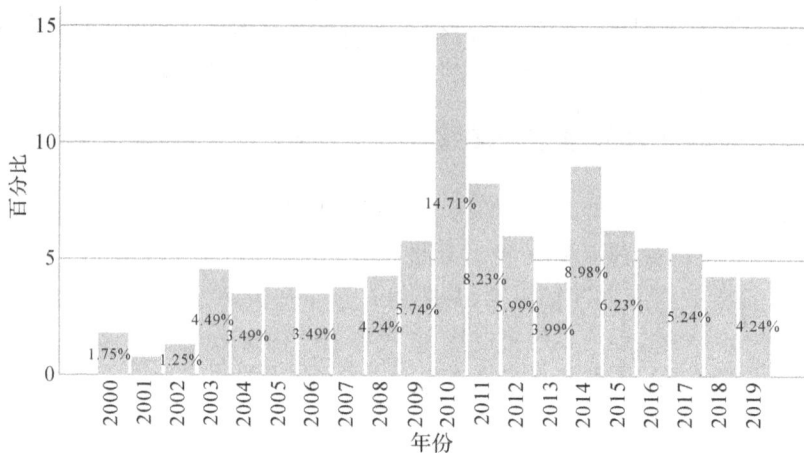

图 4-1　媒体自杀新闻报道的年度分布

殊的自杀事件,成为某个特定时期媒体报道量增加的因素。

　　将媒体对自杀事件的报道与媒体对抑郁症议题报道的年度分布进行对比(后者参见图 2-3),我们也未发现媒体对自杀事件的报道与对抑郁症的报道存在一致的变迁曲线。这说明,在媒体的新闻报道中自杀议题和抑郁症议题之间并没有很强的关联,自杀话语没有显著出现在抑郁症议题的报道中。虽然从对自杀问题的研究上看,抑郁症等精神类疾病与自杀行为之间存在显著相关,但新闻报道并没有呈现这种强关系,媒体对两种不同议题的报道也存在不同的生产逻辑,这一逻辑首先体现在对两种议题报道的新闻选择上。

　　2. 我国自杀新闻报道的媒体类型差异

　　依据第二章阐述的分类标准,我们依旧将所有的报纸分为党报、市场化报纸和行业类报纸三种类型。各不同类型报纸报道自杀新闻的百分比构成如图 4-2所示。

　　在对自杀事件的报道中,党报所占比重最多,占到了将近六成的比例;行业类报纸居第二,有三成多的比例;市场化定位的报纸所占比重最低,仅有一成多的比例。可见,更加关注社会事件的市场化定位的报纸并非自杀事件报道的主要媒体,专注于行业信息发布的行业报对自杀事件报道的量也不多,党报成为我国自杀事件报道的最主要的媒体类型。从三类报纸对自杀事件报道的年度分布变化来看(如图 4-3),三类报纸之间也没有呈现出相对一致的变化曲线。并且,数量上 2010 年的明显增多均来自于党报,行业报和市场化定

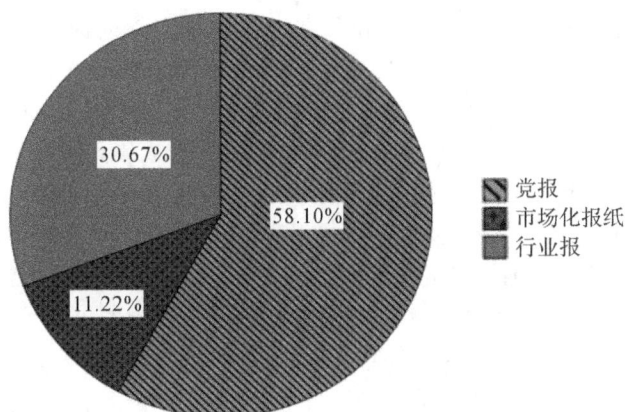

图 4-2 不同类型报纸中自杀新闻的分布

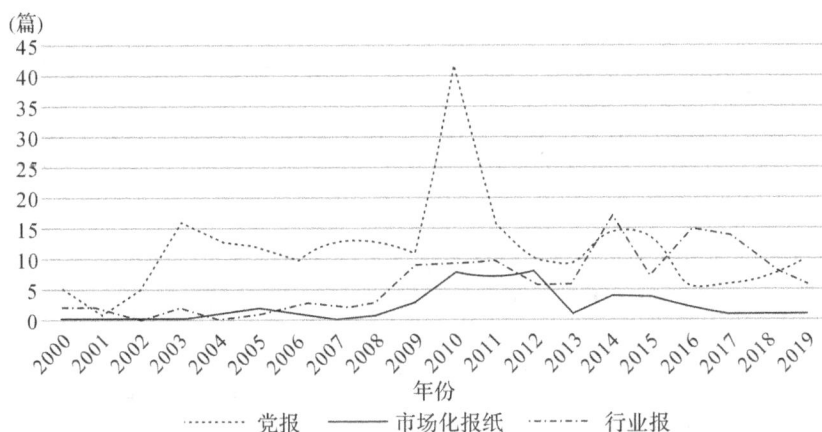

图 4-3 不同类型报纸中自杀新闻的年度分布

位的报纸没有明显的变化。这说明,被某类/个媒体关注较多的自杀事件未必被其他(类型)媒体更多地关注。就自杀事件的新闻报道来看,我国不同(类型)媒体间并没有形成一个一致的、联动的新闻生产逻辑。

三、我国自杀新闻报道对自杀者的呈现

如前述,有学者发现与官方公布的实际自杀数据相比,媒体报道容易过少

再现或过多再现某个特定性别、年龄的自杀群体①，对城市自杀事件和男性自杀事件的关注要远远超过对农村和对女性自杀事件的关注。② 近年来，随着我国自杀年龄的低龄化变化，学生群体的自杀现象有增多的趋势。有研究发现新闻报道中呈现的学生自杀事件与实际的中学生自杀行为之间存在明显差距，报道中存在对自杀细节的描绘过于详尽、侵犯未成年人隐私和图片违规使用等问题。③ 关于大学生自杀的报道存在消息来源单一、标题煽情、不加区别地刊登遗物遗书等问题；④这些不当的报道方式和信息处理或可造成自杀模仿行为。许多大学生在产生心理问题甚至自杀倾向的时候会依赖网络寻求支持性信息，如果在此阶段看到不良信息会刺激自杀行为的出现。⑤

另有关于官员自杀报道的研究。比如有研究发现媒体报道的自杀官员中男性、中年、正职官员居多。此类官员可能处于较复杂的上下级关系、较沉重的家庭负担、较多的社会责任以及较高的成就期待中，易产生心理问题。⑥ 也有人认为对官员自杀事件的报道存在失范问题⑦，在不了解真实情况时，当畏罪自杀等说法抢先流传，使得大部分人先入为主地认为官员的自杀与腐败或违纪行为有关。这种媒体报道会对社会秩序产生负面影响。⑧

"名人"自杀一直是媒体高度关注事件，在诸多自杀事件中具有较高的新闻价值。媒体在处理明星自杀事件时，常用的策略是故事化情节，悬念化叙事，包括耸人听闻化的细节描写、隐私挖掘、合理想象和不负责任的猜测和评

---

① 徐煜：《自杀行为何以被媒介建构？一项针对国内新闻网站自杀报道的内容分析研究》，第八届中国健康传播大会，2013年。

② 这方面的研究参见路鹏程：《媒体自杀新闻的内容分析：一个精神健康传播的视角》，《新闻与传播研究》2005年第3期，第32-42＋95页；沈正赋、许逸：《网络自杀新闻报道及其影响因子研究——基于传播学研究的内容分析法》，《青年研究》2010年第5期，第66-76＋97页。

③ 徐煜：《自杀行为何以被媒介建构？一项针对国内新闻网站自杀报道的内容分析研究》，第八届中国健康传播大会，2013年。

④ 李淳：《关于自杀题材报道的研究》，复旦大学新闻学硕士论文，2008年5月。

⑤ 朱自立等：《媒体自杀报道对象对大学生自杀态度的影响》，《中国健康心理学志》2008年第3期，第299-301页。

⑥ 方亮、肖水源：《2009—2013年媒体报道的中国官员自杀事件调查》，《中国心理卫生杂志》2015年第1期，第6-9页。

⑦ 《超6成人认为官员压力来自官场潜规则对政治前途影响》，http://www.ce.cn/xwzx/gnsz/gdxw/2009/01/22/t20090122.18035494.shtml，最后访问日期2009年1月22日。

⑧ 孟庆国、邓喆网：《网络媒体有关官员自杀事件报道的失范、影响及反思》，《吉林大学社会科学学报》2015年第5期，第162-170＋176。

价等。这些报道有一定的传染和示范效应。[①] 有研究发现,有关娱乐界、政界名人的自杀报道引发的自杀模仿是普通人自杀报道影响力的 14.3 倍。[②] 对某个群体自杀事件的报道会更容易引发这一群体成员的模仿行为,比如普遍的自杀报道会增加 10 个老年人的自杀,但如果是针对老年人的自杀报道,则会增加 19 个老年人的自杀。[③]

如上这些研究说明对某个特殊群体自杀问题的关注已成为自杀研究或媒体自杀报道研究的重要议题,但并没有一个整体的研究来呈现我国自杀新闻报道中各类人群的数量分布,从而无从窥见我国媒体自杀事件报道中不同群体所获得的媒体关注度和媒体身份(media standing)。在本研究中,我们试图通过对我国报纸媒体自杀新闻报道的分析描摹出过去 20 年里我国自杀新闻报道中自杀者的群体特征。

(1)自杀新闻报道中自杀者的性别

通过对自杀者的性别分析(见图 4-4),我们发现在 401 篇报道中,除了 3.74% 的报道没有明确提及自杀者性别外,被报道的男性自杀者的比例大约是女性自杀者的 2 倍。

根据一份对 1987—2007 年 21 年间我国自杀死亡人口的统计报告显示,2000 年我国自杀死亡总数为 19.8 万人,占我国死亡总人口的 2.4%。21 年间我国女性平均自杀人数为 10.7 万,占自杀人数的 53.1%,女性总体的自杀人数多于男性。从变迁上看,2000 年前我国自杀人口中女性持续高于男性,2005 年以后女性自杀人数下降明显,2006—2007 年女性自杀人口开始少于男性。[④]

由于本研究的样本选择时间为 2000 年以后,那么只对比 2000 年之后我国自杀人口的性别比例。上述研究显示 2006—2007 年我国自杀人口中女性数量比例开始少于男性。[⑤] 但从媒体对自杀事件的报道来看,在 2006 年之前,并没有呈现出对女性自杀事件的报道显著高于男性的情况(虽然在

---

① 李东晓:《别让消逝的生命成为媒体娱乐的盛宴——从陈琳之死看自杀新闻报道的底线伦理》,《浙江传媒学院学报》2010 年第 2 期,第 46-49 页。

② Stack, S. (2005). Suicide in the Media: A Quantitative Review of Studies Based on Non-Fictional Stories. *Suicide and Life-Threatening Behavior*, 35(2), 121-133.

③ 刘雁书、肖水源:《自杀事件的媒体报道对人群自杀行为的影响(综述)》,《中国心理卫生杂志》2007 年第 5 期,第 310-313+325 页。

④ 黄润龙:《近 21 年我国自杀人口的性别差异》,《西北人口》2011 年第 1 期,第 59-63 页。

⑤ 黄润龙:《近 21 年我国自杀人口的性别差异》,《西北人口》2011 年第 1 期,第 59-63 页。

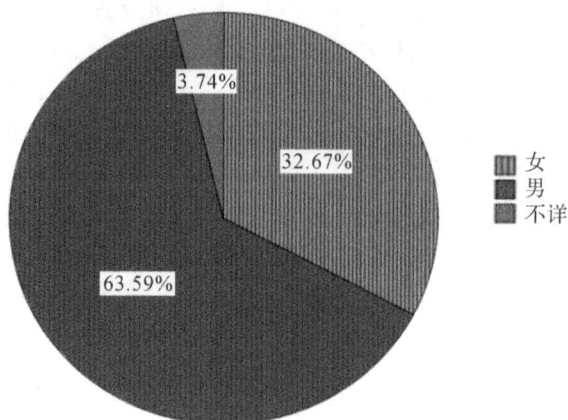

图 4-4　自杀新闻报道中自杀者的性别

2000—2002 年间，对女性自杀事件的报道略高于男性）。但在 2007—2018 年的十余年里，媒体对男性自杀事件的报道显著高于女性（2013 年除外，二者数量相等）。由此可见，虽然在 2006 年之后我国女性的自杀人口显著降低，但是在媒体报道中，并没有呈现出自杀事件报道的男女比例的变化，对男性自杀事件的报道持续性地显著多于女性（见图 4-5）。这说明，媒体对自杀事件的报道逻辑并不随社会人口中实际的自杀人口的变化而变化，媒体有着自己选择自杀事件报道的逻辑，男性作为具有较高新闻报道可见度的群体在自杀事件的报道中仍然具有较高的可见度。

（2）自杀新闻报道中自杀者的年龄

从自杀事件报道的自杀者年龄分布来看（见图 4-6、图 4-7），在所有报道中，有一半以上的报道未提及自杀者的年龄或年龄阶段。在有提及年龄的报道中，15～22 岁这一阶段占比最高，大致是处于高中和大学阶段的青少年群体。其次是 23～44 岁，这两个年龄段加起来占到提及自杀者年龄报道的一半以上。报道量最少的是 60 岁以上老人和 14 岁以下的儿童，两个年龄段都只有 21 篇报道。75 岁以上老人的报道则更少，只有 8 篇报道。

仍然根据 1987—2007 年我国自杀死亡人口的统计报告，1987—2007 年我国 15 岁以下少年儿童平均自杀人数占总自杀人数的 1.0％，15～34 岁青年平均自杀人数占总自杀人数的 34.1％，35～54 岁中年自杀人数占总自杀人数的 27.2％，55 岁以上的老年人自杀人数占比最高，占 37.7％。不过，2000 年以后，15～34 岁青年组的自杀人口比例有了大幅度的下降，下降到 15％左右。

(篇)

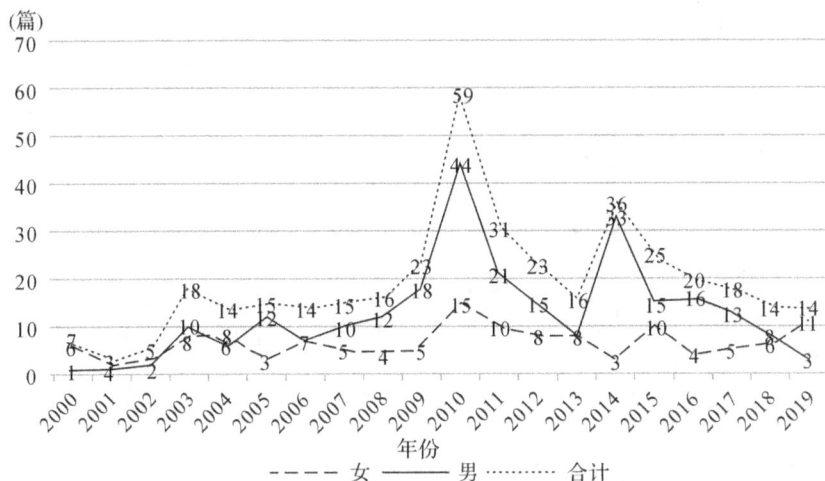

图 4-5 自杀新闻报道中自杀者性别的年度分布

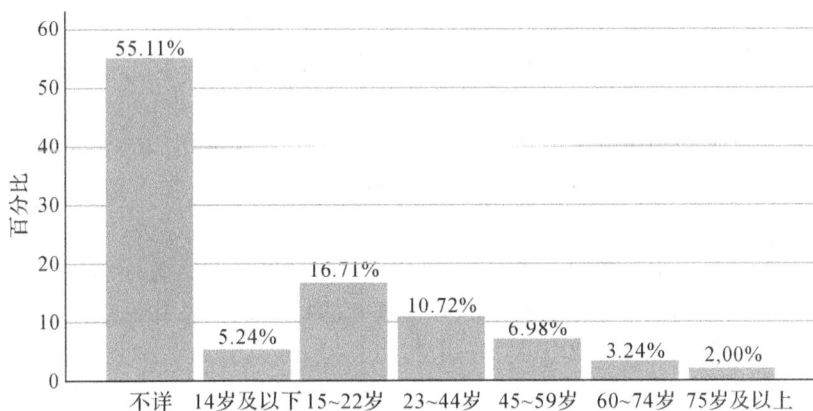

图 4-6 自杀新闻报道中自杀者的年龄（在所有样本中）

而 35～54 岁中年人自杀人数比例则上升到了 30％以上，上升速度最快的是 55 岁以上的老年人，自杀人数比例升至 50％以上。以各年龄段自杀人数占比与媒体报道中自杀者各年龄段的占比进行比较，发现媒体关注最多的青少年学生群体的自杀在实际的自杀人数分布中占比最低，而实际自杀人数占比最

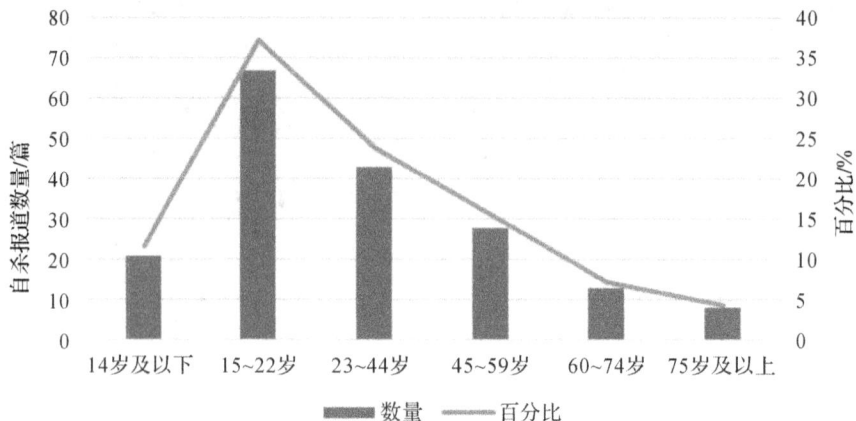

图 4-7　自杀新闻报道中自杀者的年龄(在提及年龄的样本中)

高的老年群体则在媒体报道中占比最少。^① 如此说明,媒体对自杀事件的报道会根据新闻价值进行选择,青少年学生群体的自杀事件相比于老年群体的自杀事件被认为更具有新闻价值上的反常性和重要性。

(3)自杀新闻报道中自杀者的居住地

由于我国的自杀现象一直存在城市和农村的明显分化,农村女性一直是我国自杀群体的主要构成部分。^② 因此,有必要对自杀者的所在地进行区别分析。由于报道中比较少明示自杀者的户籍状况,我们通过居住地这一指标来大致反映报道中自杀者生活的城乡状况。根据图 4-8 的统计结果,我们发现,除了 3.99% 比例的报道中未明示自杀者的居住地信息外,媒体报道中有八成以上的自杀者为城市居民,只有 11.72% 的自杀者为乡村居民。这一结果与实际我国自杀者的群体分布状况有着重大差别,这一点更加说明,地处中心城市的媒体更加关注城市当中的新闻事件,这一方面有地缘上的因素,离新闻从业者越远地区的消息源越难获得,另一方面也有新闻价值重要性上的判断,即发生在农村的或农村人口的事件相比于城市或城市人口的事件具有更

---

① 需要指出的是各年龄段自杀人数的占比数据来自《近 21 年我国自杀人口的性别差异》一文的统计,此文统计的数据截至 2007 年,本文的统计数据区间是从 2000 至 2019 年。在 2007 年之后各年龄段的自杀人数占比是否发生变化本文未做考察,因此两组数据的比较具有一定的时间差。参见黄润龙:《近 21 年我国自杀人口的性别差异》,《西北人口》2011 年第 1 期,第 59-63 页。

② 吴飞:《自杀作为中国问题》,北京:生活·读书·新知三联书店,2007,第 85 页。

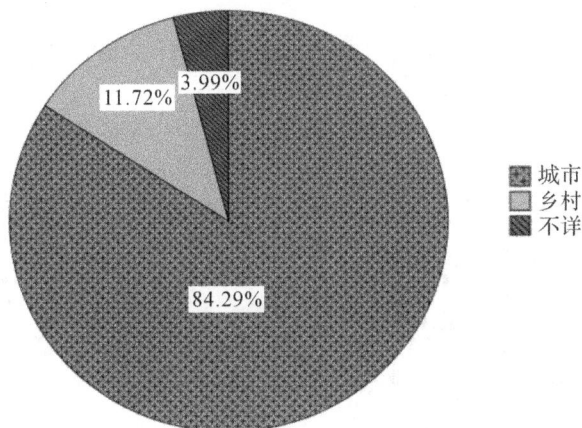

图 4-8　自杀新闻报道中自杀者的居住地

少的新闻价值。

（4）自杀新闻报道中自杀者的职业

通过对自杀事件报道中自杀者职业的分析可以发现，有近 80％的报道中都有提及自杀者的职业信息，除去学生群体和无业者，在提及自杀者职业的新闻报道中，自杀者职业占比从高到低排序分别为政府官员及事业单位管理者、企业管理人员、打工者（含工人）、专业技术人员、政府和事业单位职员以及农业劳动者（具体分布如图 4-9 所示）。除了学生群体外，新闻报道中自杀者的职业占比基本遵循了与职业关联的社会地位（声望）的高低排序，即具有较高社会地位职业的自杀者更多地出现在新闻报道当中，而较低社会地位职业的自杀者则较少受到新闻媒体的关注，比如农业生产者（即"农民"）最少出现在媒体报道当中，而对于官员和事业单位领导自杀事件的报道占比最高。从新闻生产社会学的视角来看，与政治和官员相关的事件一向都是媒体报道的热点[①]，新闻选择常规会认为这些人的自杀事件具有更高的新闻价值，因此对官员自杀事件的报道量多也体现出了媒体新闻生产的常规逻辑。

（5）自杀新闻报道中自杀者的家庭角色

对自杀问题的研究发现，很多情况下，自杀行为的实施是由于家庭矛盾引起的。比如学者张杰提出的扭力理论，认为家庭是一个扭力发生的重要情境。

---

① Shoemaker, P. J., & Reese, S. D. (2014). *Mediating the Message in the 21st Century: A Media Sociology Perspective.* (*third edition*). New York: Routledge, 75.

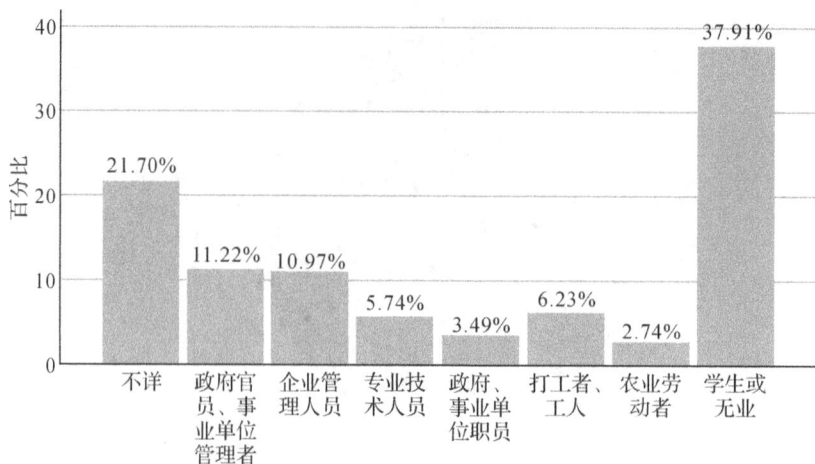

图 4-9 自杀新闻报道中自杀者的职业

尤其是中国农村的自杀问题往往与家庭矛盾缠绕在一起,而家庭矛盾的焦点之一是婆媳关系。农村家庭矛盾中有相当一部分原因在于女性的家庭地位状况,例如夫妻间女性的从属地位,婆媳间关系的紧张等。[①] 基于此,我们对自杀新闻报道中自杀者的家庭角色也进行了分析,以便探寻什么样家庭角色的自杀者更容易出现在媒体报道当中。

通过分析(见图 4-10)我们发现除了四成多的报道没有交代自杀者的家庭角色外,另有三成多的自杀者的家庭角色为孩子(仅指未成年孩子);其次是父亲及丈夫角色,占到总样本的 16.46%;最少的是母亲及妻子角色,只有8.73%。家庭角色的分布结果与年龄的分布结果基本吻合,即媒体报道中的男性自杀者的占比较高、青少年群体自杀者的占比较高,以及学生群体自杀者的占比较高。另外,虽然说女性因妊娠期抑郁症会引发更高的自杀风险,但作为父亲和丈夫的男性家庭角色在媒体自杀事件报道中的曝光率却是母亲及妻子这一女性家庭角色的两倍。

通过上述几个指标的分析,我们可以大致描摹出新闻报道中自杀者的人口统计特征,即生活在城市的青少年群体、中年男性(丈夫或父亲角色)为我国自杀事件新闻报道关注的主要群体。此结果与我国实际人口自杀者的统计

① 张杰、唐勇:《压力不协调与自杀:从 155 个案例看扭力体验》,《中国心理卫生杂志》2009 年第11 期,第 784-789 页。

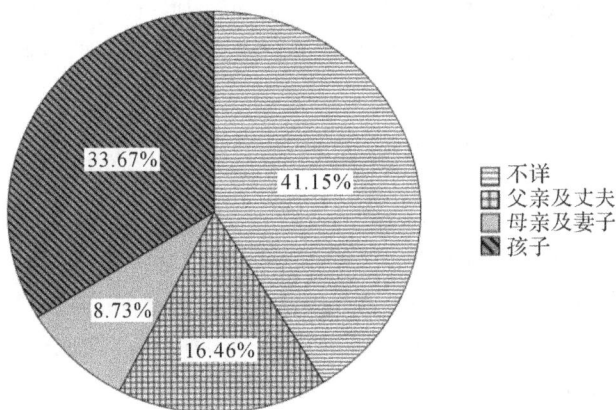

图 4-10 自杀新闻报道中自杀者的家庭角色

特征之间存在着明显的差异。根据北京大学第六医院和北京大学精神卫生研究所等人的研究发现,自 2002—2015 年,我国 5 岁及以上人群的标化自杀率从每百万 15.61 下降到了 6.61。城乡居民标化自杀率都有下降,但农村人口的自杀率(每百万 8.68)仍明显高于城市人口(每百万 4.60)。男性标化自杀率从每百万的 15.81 下降到了 7.57,女性标化自杀率从每百万 15.39 下降至 5.61。但 2006 年前女性标化自杀率高于男性(标化自杀率男女比在 0.85~0.95),2006—2015 年男性标化自杀率才略高于女性(标化自杀率男女比在 1.13~1.35)。[①] 虽然整体上我国人口的自杀率有了明显的下降,但城市 55 岁以上老人以及农村 65 岁以上老人自 2010 年起的自杀率均有升高的趋势,呈现出老年群体自杀率高于年轻人的特点,该特点在农村老年男性中更为明显。[②]

这些更为细致的不同群体的自杀率特征,在媒体的新闻报道中并未得到有效的呈现。新闻报道中所呈现的自杀事件带有明显的新闻选择逻辑和受到所能够获得的新闻线索的限制。相对于农村,尤其是偏远乡村发生的事件,城市人的生活更容易被媒体关注到,新闻采写上也更为容易。从新闻价值判断上,具有特殊身份或拥有更多社会资本的人更容易被媒体关注到。比如对男

---

① 刘肇瑞等:《2002—2015 年我国自杀率变化趋势》,《中国心理卫生杂志》2017 年第 10 期,第 756-767 页。

② 刘肇瑞等:《2002—2015 年我国自杀率变化趋势》,《中国心理卫生杂志》2017 年第 10 期,第 756-767 页。

性自杀事件的报道量是女性的两倍,对官员和管理者自杀事件的报道量更多,对老年群体自杀现象的关注度不足,对农村老人自杀事件的报道非常缺失。

第三节 自杀新闻报道中的抑郁症话语

上述分析呈现了我国媒体自杀新闻报道中的自杀者特征,在此基础上分析的抑郁症话语实际上呈现的是被媒体选择的上述人群的自杀行为与抑郁症的关系,而无法呈现我国整体自杀人口中的抑郁症状况,因此是经由媒体建构的自杀与抑郁症的关系。

一、自杀新闻报道对抑郁症作为"自杀诱因"的呈现

由于抑郁症被认为是导致自杀行为的重要诱因[1],通过对自杀报道中是否提及导致自杀的因素(包括可能性因素)的分析可以窥见抑郁症在媒体自杀事件报道的归因状况。根据统计,我们发现在401篇自杀报道中,有92.8%的报道都提及了某个或某些导致自杀的因素。这说明尽管自杀动机或导致自杀行为的因素比较难确定和求证,但受到新闻报道"五要素"写作范式的影响,对自杀动机和原因的探讨(即"五要素"中的"why")仍然是自杀事件新闻报道的重要常规。但由于自杀动机较难求证,尤其是在自杀者已死亡的情况下对自杀者自杀动机的还原,往往会成为媒体新闻实践的专业主义困境。

表4-1呈现了自杀报道中提及的自杀动机或导致自杀的因素。统计结果显示,工作压力或学业压力是被提及最多的因素,占比有56.1%;其次是抑郁症、焦虑症等精神疾病因素,占比46.6%。在177条提及抑郁症、焦虑症精神问题的报道中,有154条明确提及"抑郁症",并对自杀行为明确作出抑郁症归因,占到精神问题因素归因的87%,占总样本量的38.4%。另外三个较多被提及的因素有家庭矛盾、亲密关系问题(27.9%)、贫穷或经济困境问题(15.5%),以及其他身体疾病问题(12.4%)。

---

① 胡泽卿等:《抑郁症与自杀》,《临床精神医学杂志》1997年第3期,第163页。

表 4-1 自杀新闻报道对抑郁症作为"自杀诱因"的呈现(多重响应,N=372)

自杀诱因	工作压力、学业压力	精神问题(抑郁症)	家庭矛盾、婚变等亲密关系问题	贫穷、生存压力	其他身体疾病
个案数	213	177(154)	106	59	47
百分比	56.1%	46.6%(38.4%)	27.9%	15.5%	12.4%

从表 4-1 的统计可见,在对自杀因素的提及中,抑郁症等精神疾病因素确实占有比较高的比重。但通过将抑郁症因素与自杀者性别、家庭角色和所在地域进行交叉分析发现,在媒体自杀报道中,这些变量与抑郁症因素均没有呈现出统计学意义上的相关性。由于男性自杀者的报道数量两倍于女性自杀者,在各种提及的导致自杀的因素中,男性自杀者以及"丈夫或父亲"角色的自杀者所占的比重都比较高,在因抑郁症导致的自杀行为中,男性自杀者和"丈夫或父亲"角色的自杀者占比最高。也由于身居城市的自杀者样本占了样本总量的绝大多数,交叉分析也显示出抑郁症所导致的城市自杀者的自杀行为的比重也比较高,同时几乎没有呈现农村自杀者因抑郁症自杀的状况。而根据抑郁症流行病学的分析,贫困和生活压力是导致抑郁症病发的重要因素。[①]由此说明,受到媒体新闻选择的影响,媒体自杀新闻报道中呈现的抑郁症与自杀之间的关系更多是身居城市、具有较高社会地位、男性的因抑郁症引发的自杀行为,而身居农村的、贫困的、老年女性群体因抑郁症引发的自杀行为没能在新闻报道中获得充分呈现。

二、自杀新闻报道对抑郁症作为自杀防治措施的呈现

在自杀事件报道中,是否提及预防自杀的措施以及提及了如何的措施,可以据此考察抑郁症防治话语在自杀报道中的呈现。为此,我们对预防自杀的措施这一指标进行了考察。首先,在 401 篇报道样本中,我们发现只有 130 篇报道提及了预防自杀的措施,占到总样本量的 32.4%。在不同的预防自杀的措施中(见表 4-2 的统计),提及最多的措施是政策、法规、制度等方面的完善(58.5%)。比如为预防学生自杀,在学校设立心理辅导和咨询机构,企业应针对流水线工人提供心理咨询等。其次提及较多的措施是家庭关怀,占 42.3%的比例。此外还包括预防自杀的知识科普(20.8%)和医疗救助(14.6%)。虽

---

① Brown, G. W., & Moran, P. M. (1997). Single Mothers, Poverty and Depression. *Psychological Medicine*, 27(1), 21-33.

然互联网兴起后,越来越多的学者注意到网络社交能够为抑郁症患者或孤立(弱势)群体提供"抱团取暖"的社交支持①,但我们的分析发现在新闻报道中很少提及网络或社交媒体的自杀预防作用。

此外,具体提及通过抑郁症防治来预防自杀行为的报道只有68条,占到总体样本的17%。可见,尽管抑郁症作为自杀行为的归因在38.4%的报道中都有提及,但有一半多的报道只是提及抑郁症原因而已,没有给出通过治疗抑郁症来预防自杀行为的进一步的措施。说明媒体新闻报道的常规是以报道自杀事件为主,抑郁症也只是作为自杀事件报道中的"为什么"(why)要素存在,进一步的"提建议、给方法"并非是媒体新闻报道的主要任务或报道常规。

表 4-2　自杀新闻报道对抑郁症作为自杀防治措施的呈现(多重响应,$N=130$)

预防自杀的措施	政策、法规、制度等	家庭关怀	预防知识科普	抑郁症防治	医疗救助	网络社交支持
个案数	76	55	27	68	19	2
百分比	58.5%	42.3%	20.8%	17.0%	14.6%	1.5%

三、自杀新闻报道中抑郁症的疾病话语建构

在所有的报道样本中,有154条报道对自杀事件作了明确的抑郁症归因(占样本总量的38.4%)。在这154条将自杀与抑郁症明确建立因果关系的报道中,从两个方面具体建构了抑郁症的疾病话语。

(1)抑郁症的致病因素

在154条明确作出抑郁症归因的自杀报道中,有88条提及了导致抑郁症的(可能性)因素,或对自杀者罹患抑郁症的病因进行了简单的分析,占作出抑郁症归因报道的57.1%。具体到(可能的)致病因素,报道中提及的因素主要包括工作压力、学业压力(46.6%)、家庭矛盾、婚变和亲密关系问题(36.4%)、其他身体疾病(27.3%)、个人人格或心理因素(17%),以及贫困和生存压力(5.7%),统计结果见表4-3。

---

① Liao, S., Zhou, Y., Liu, Y., & Wang, R. (2020). Variety, Frequency, and Type of Internet Use and Its Association with Risk of Depression in Middle-and Older-Aged Chinese: A Cross-Sectional Study. *Journal of Affective Disorders*, 273, 280-290.

表 4-3 自杀新闻报道中提及的抑郁症的"致病因素"(多重响应,$N=88$)

抑郁症的致病因素	工作、学业压力	家庭矛盾、婚变、亲密关系问题	其他身体疾病	个人性格、心理因素	贫困、生存压力
个案数	41	32	24	15	5
百分比	46.6%	36.4%	27.3%	17.0%	5.7%

由这些统计结果可见,在自杀事件的新闻报道中,媒体所建构的抑郁症病因主要是压力因素、情感因素和与其他疾病之间的"共病"因素,抑郁症病因中的生物学因素未有提及,这是与抑郁症医学话语的显著不同。在另一方面,贫困和生存压力因素、个人性格和心理因素并没有呈现为主要的致病因素,也是媒体自杀新闻报道中对抑郁症病因呈现与社会学话语和心理学话语的不同,即抑郁症发病率与经济水平的负相关以及心理原因作为诱发抑郁症的主要因素之一,并没有在自杀事件的新闻报道中得到充分体现。

同样,将抑郁症的致病因素与自杀者性别和生活地域两个变量进行交叉分析,并未发现二者呈现统计学意义上的相关性。这说明,由于自杀报道中对男性自杀者和城市自杀者的报道占大多数,在自杀新闻中对抑郁症的呈现以自杀报道为中心,当对农村和女性自杀事件的报道比较少时,这些自杀者的抑郁症状况也会在报道中缺失。再次说明了自杀新闻报道中的抑郁症话语受到被报道的自杀事件的框限,并不能反映整体上因抑郁症引发的自杀行为的真实状况。

(2)抑郁症的防治措施

作为疾病,除了致病因素外,预防和治疗措施也是疾病话语的重要构成。在所有的自杀事件的报道样本中,有 68 篇报道提及了抑郁症的防治措施,占总体样本的 17%。其中提及最多的防治措施是求助心理咨询(57.4%)和获得家庭关爱(52.9%);其次是加强抑郁症相关知识的科普(42.6%),坚强意志力的自救(29.4%),朋友和社交支持(27.9%);而药物治疗(19.1%)和单位或组织帮助(13.2%)则占比较少。

从自杀报道中所提及的抑郁症的防治措施同样可以发现,新闻报道在建构抑郁症话语时不仅受到新闻生产者自己对抑郁症理解的影响,还受到需在有限的时间内快速高效地生产新闻的产制常规的影响。比如,相比更为(医学)专业的药物治疗措施来说,其他防治措施显得空泛,但不会出错,也不必依赖更为专业的消息源来提供这些信息,可减少采访求证的过程。然而,在有关抑郁症防治的医学话语中,药物治疗与心理治疗被认为是普遍有效的方式,尤其是对于有强烈自杀意念的抑郁症患者,药物控制更为重要。[①] 但用药是一个极为复杂和专业的问题,媒体在报道中提供具体的用药推荐一则不符合新闻报道"讲故事"的叙事范式,二则,药物推荐需要承担责任,新闻生产者显然不具备这一专业资质。因此,新闻报道一般不做具体的用药方式的介绍。就这一点来看,这即是新闻报道中的抑郁症话语与医学领域抑郁症话语的不同,也是新闻专业与医学专业的权威争夺。在新闻生产场域中,新闻生产者只需按照新闻专业主义的要求完成新闻文本的生产,而不需对抑郁症疾病话语(或知识)生产负太多的责任,因而在自杀事件的新闻报道中可以舍弃专业门槛更高的抑郁症治疗方案的内容,以及更为专业的药物信息,仅保证事件讲述的真实性和客观性即可。

另外,由于大多数的自杀事件都是因家庭矛盾和情感问题发生的,尤其是农村女性的自杀事件。[②] 因此,嵌入在自杀事件中的抑郁症话语也会更体现家庭因素,比如强调家庭矛盾和亲密关系的致病原因与更强调家庭关爱的治疗方式具有一致性。这一点也与媒体自杀事件报道以"讲故事"的方式展开不无联系。家人、朋友是自杀事件重要的采访对象和消息来源,进而在报道中的话语地位也比较突出。

总之,从自杀事件报道中自杀者的呈现及对抑郁症话语建构来看,身居城市的、年轻的、男性自杀者的自杀事件更多地被报道,而居于农村的、女性及老年自杀者的自杀事件更多被忽视。虽然从抑郁症的患病状况来看,女性患抑郁症的概率比男性患抑郁症的概率高很多;女性还会在妊娠期和产后哺乳期易发抑郁症;老人因丧偶、疾病或日渐垂暮等原因,也是抑郁症的高发群体,但这些人的抑郁症状况在自杀事件的报道中很少被呈现。

另外,由于新闻报道"讲故事"的方式,以及对新闻生产效率的要求,在自杀报道中出现的抑郁症话语更为简洁。虽然提及了抑郁症可能是导致自杀的因素,但并未从病理上做更多的解释。比如抑郁症患者为何会产生自杀意念

---

① 西方自杀病学最主要的预防干预方式就是药物治疗,给重度抑郁患者或有自杀倾向的病人施用抗抑郁的药,被认为能够有效地控制自杀意念。参见张杰、唐勇:《压力不协调与自杀:从155个案例看扭力体验》,《中国心理卫生杂志》2009年第11期,第784-789页。

② 王江涛:《中国亟需对农村自杀问题进行研究和干预——访武汉大学中国乡村治理研究中心研究员杨华》,《南方周末》,http://www.infzm.com/contents/170855,2019年11月18日。另外,在我们的研究中,也对新闻报道中所提及的自杀者实施自杀的地点进行了统计分析,结果显示,除了20.5%的报道没有提及自杀地点外,最多被提及的自杀地点就是家中,有44.4%的比例;其次两个地点分别是工作单位(21.2%)和户外或公共场所(13.9%)。

及哪些抑郁症患者更会产生自杀意念等。虽然治疗抑郁症对于预防自杀行为有显著作用，但在如何治疗抑郁症以预防自杀行为的发生上，新闻报道中所能够提供的有用信息非常少。这些特点或可与新闻报道重在报道事实，较少承担或不承担健康知识传播和自杀救助的功能定位有关。不过，为了与此结论相对比，从另一方面来佐证新闻报道在建构抑郁症话语上被烙上了新闻元话语的特性，在后面的内容中我们将对出现在媒体自杀预防科普文本中的抑郁症话语展开分析。

第四节 自杀预防科普文本中的抑郁症话语

在媒体的内容生产中，除了新闻报道外，自杀议题还常常出现在旨在进行健康知识传播的科普文本中。科普文本的生产大多基于知识传播的框架，其社会功能、文本特点、产制方式都与新闻有着很大的不同（详见第三章的论述）。对科普文本中自杀与抑郁症关系的进一步分析，可与上述新闻文本中二者的关系进行对比，从而更详细、深入地呈现媒体建构自杀与抑郁症关系的话语特点和逻辑。

对科普文本的界定，我们仍延续第三章的标准，将非事件报道的，着重于知识传播的媒体文本类型界定为科普文本。如前所述，就本研究所涉及的疾病内容的科普文本来看，它们更集中于报纸的健康版面或者健康类的行业报纸。

一、媒体科普文本中自杀议题的概况

1. 自杀议题科普文本的年度分布

通过使用"自杀"作为题名关键词在清华同方（CNKI）报纸数据库中进行搜索，共搜集到符合本研究所界定的科普本文共计 329 篇，平均每年 16.45 篇。从数量上看，与自杀相关的科普文本的数量并不算多。也就是说，自杀议题或自杀防治的知识内容在报纸媒体科普文本中的可见度并不高。

从年度分布上看（如图 4-11 所示），除了 2010 年的报道量有突出的增长，2003—2008 年的年平均报道量超过 20 篇外，其余年份的报道量涨跌不明显，数量也比较少。从 20 年整体的变迁趋势看，与自杀相关的科普文本与自杀事件的新闻报道（参见图 4-1）之间存在一些一致性的变化特征。2010 年，自杀

议题在两种媒体文本中都有明显的增加；2003 年、2014 年两种文本的数量也有增加，而后出现平缓下降，其余年份涨跌都比较平缓。

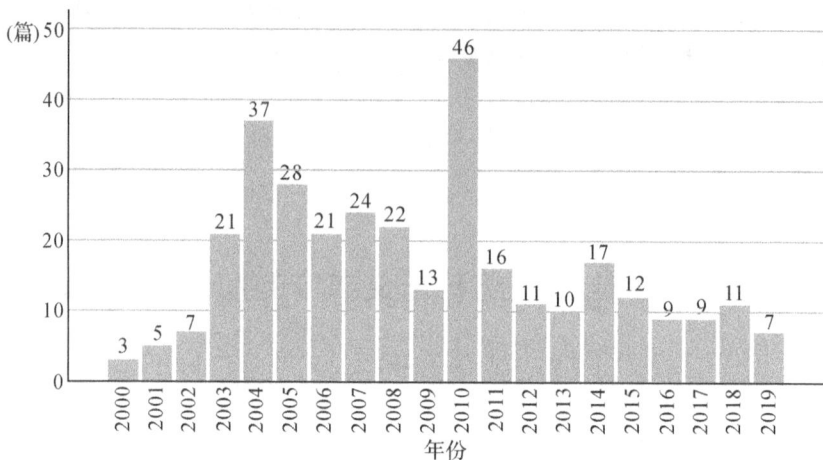

图 4-11　与自杀相关的科普文本的年度分布

　　从媒体科普文本的生产常规来看，虽然科普内容的生产并不如新闻生产一样有时新性、重大性、接近性、反常性等新闻价值要求，但健康或疾病相关的内容生产也有"时间节奏"常规。"时间节奏"常规是指新闻媒体通过定期、定量地处理新闻的模式告知大众某种社会活动，从而使得与时间相伴的事件成为例行性的新闻报道内容。① 如第三章所述，对于健康类的科普内容来说，主要的"时间节奏"包括与健康有关的纪念活动、健康促进日（比如"世界精神卫生日""艾滋病日""爱眼日"等），以及与健康/疾病相关的新闻事件的发生。健康类内容会以新闻事件为由头，从健康促进和健康知识传播的角度来生产疾病相关的科普内容。从与自杀相关的科普内容与自杀新闻报道具有特定年份的数量变化的一致性来看，自杀科普内容有明显的蹭新闻热点的"时间节奏"特征。

　　2. 自杀议题科普文本在不同类型媒体中的分布

　　从不同的媒体类型来看，与自杀相关的科普文本在不同类型媒体中的分布也有不同。与自杀新闻报道类似，与自杀相关的科普文本在党报中出现的

---

　　① 臧国仁：《新闻媒体与消息来源——媒介框架与真实建构之论述》，台北：三民书局，1999。转引自冯强：《我国食品安全议题的新闻生产常规及规制因素分析——基于对 14 名媒体人的深度访谈》，《湖北社会科学》2016 年第 8 期，第 191-198 页。

比例最高,占总量的 62.31％;行业报居其次,有 28.57％的比例;市场化定位的报纸最少,只有不到 10％的比例(见图 4-12)。这或可说明,一个媒体当中,科普内容的生产与媒体的新闻选题存在某种合作或联系。在报道自杀事件时,同时也以此新闻为由头做健康信息传播或疾病知识科普内容。比如党报报道的自杀新闻较多,同时做自杀议题的科普内容也比较多。

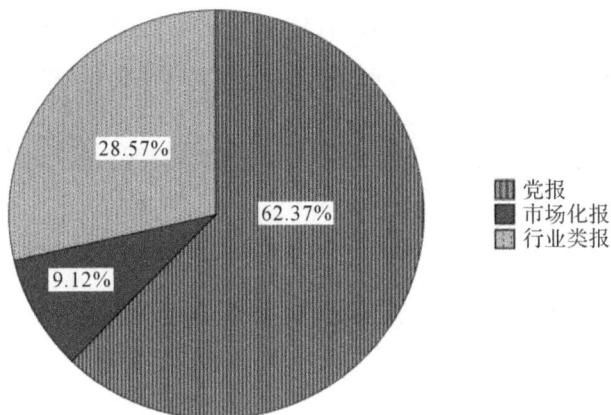

图 4-12 与自杀相关的科普文本在不同类型报纸中的分布

3. 自杀议题科普文本中对自杀者的呈现

由于相当多与自杀相关的科普内容不是泛泛而谈,而是涉及某些具体群体,或专门针对某个群体自杀问题的探讨。对自杀者群体特征的分析可以进一步透视媒体所关注的特定群体的自杀问题,进而分析媒体在自杀科普文本生产对特定群体抑郁症状况的呈现逻辑。

(1)家庭角色

参考自杀事件报道对自杀者家庭角色的分析,我们也对科普文本中涉及的自杀者的家庭角色进行了分类。编码统计后发现(见图 4-13),与自杀事件的新闻报道不同,自杀议题的科普文本更多关注的自杀者的家庭角色是母亲和妻子,其次是父亲和丈夫。通过对文本内容的细查,我们发现在科普文本中有不少关于产后抑郁症所诱发的自杀问题的文章,这是与自杀新闻报道对特定群体关注的不同。究其原因,或许由于在新闻报道中作出对一个具体自杀事件的归因比较困难,而在科普文本中从医学角度泛泛来谈某类群体的抑郁症容易诱发自杀行为则更为容易。比如,对于一个母亲的自杀是否可以用产

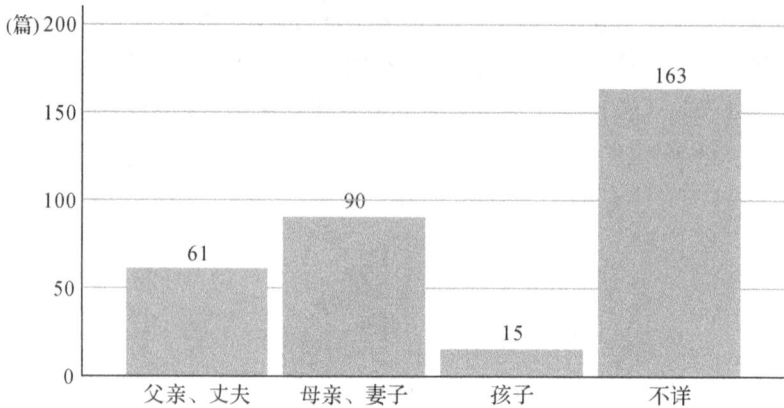

图 4-13   自杀议题科普文本中涉及的自杀者的家庭角色

后抑郁症的归因框架,从新闻专业操作讲求证据的角度上看,是比较难取证并建立因果关系的,但是从疾病知识科普的角度来谈产后抑郁症容易诱发自杀意念和自杀行为在专业操作上更加可行。

(2)职业特征

从职业分类来看(见图 4-14),有将近一半的内容并不涉及具体的自杀者或没有明确的职业信息,而在有提及特定群体及其职业状况的样本中,有关学生或无业者(主要是老年人和家庭主妇)群体的数量最多。可见,与家庭角色类似,自杀议题科普文本更关注被自杀事件报道所忽视的老人和女性群体(学生群体在自杀事件的新闻报道中也有很多)。除了上述提及的泛泛而谈某个群体的自杀问题在科普文本的专业操作上更为容易外,也说明媒体科普文本与新闻有着不一样的生产常规,新闻受到事件和人物重要性、特殊性和反常性的影响,常常更聚焦重要的、有影响力的群体,而科普文本知识传播,能够关注到被新闻报道忽略的群体。

二、自杀议题科普文本中的抑郁症话语

如上所述,医学上抑郁症通常会作为诱发自杀的因素出现在自杀议题的讨论中。那么对自杀议题的抑郁症话语的探讨需要对诱发自杀的因素这一变量进行考察。同时,从预防自杀行为的角度,抑郁症的防治对于预防因抑郁产生的自杀行为具有显著效果。因此,通过考察是否提及抑郁症的防治措施以及提及了如何的防治措施也可以窥见媒体在自杀议题科普文本中的抑郁症话

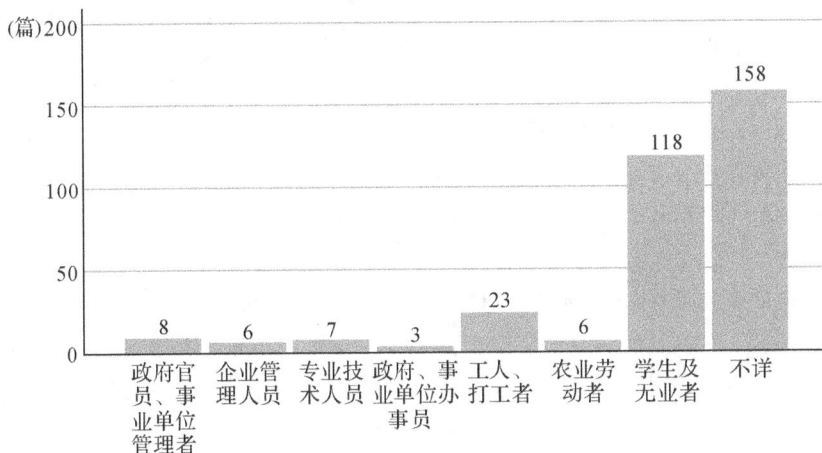

图 4-14 自杀议题科普文本中涉及的自杀者的职业

语建构。

1. 自杀议题科普文本对抑郁症作为自杀诱因的呈现

根据我们的统计,在 329 条科普文本中,有 290 条都明确提及了引起自杀的(可能性)因素,占到总体样本的 88%。通过对各不同因素的统计(见表 4-4),结果显示各不同因素按占比高低分别为抑郁症、焦虑症因素(57.6%)、家庭矛盾、亲密关系问题(55.9%)、工作压力、学业压力(53.1%),此三种因素为提及比例最高的因素。其次,其他身体疾病因素(16.9%)和贫困、生活压力(10.7%)因素也有提及,但所占比例较低。

从表 4-4 的统计看,在自杀议题的科普文本中,抑郁症、焦虑症因素成为被提及最多的诱发自杀的因素,这一点与自杀事件的新闻报道存在差异。其次差别比较大的是家庭矛盾、亲密关系要素,这一要素在新闻报道中的占比只有 27.9%,而在科普文本中有 55.9%。其他三类要素在自杀议题的科普文本和自杀事件的新闻报道中的占比类似。

表 4-4 自杀议题科普文本对"自杀诱因"的呈现(多重响应,$N=290$)

导致自杀的因素	抑郁症、焦虑症因素	家庭矛盾、亲密关系问题	工作压力、学业压力	其他身体疾病	贫困、生活压力
个案数	167	162	154	49	31
百分比	57.6%	55.9%	53.1%	16.9%	10.7%

　　通过对自杀科普文本中自杀诱因的分析，我们发现基于知识传播的目标，科普文本更倾向于对自杀行为做医学框架的归因，抑郁症和焦虑者作为自杀行为的诱因在自杀议题的科普文本中具有更高的可见度。通过将抑郁症、焦虑症要素与自杀群体的家庭角色进行交叉分析，再次佐证了我们上述的研究发现，即母亲和妻子角色在抑郁症、焦虑症要素归因中占60％以上。可见，在新闻话语中缺失的女性和母亲角色的抑郁症诱发的自杀问题在科普文本中获得了显著呈现。

　　2. 自杀议题科普文本对抑郁症防治措施的呈现

　　在提及了抑郁症作为自杀诱因的样本中，有162条样本提及了抑郁症的防治措施，占到总体样本量的41.3％。各不同的防治措施中，心理治疗占比最高，有51.9％的比例。其次分别是家庭关怀（43.8％），单位、组织帮助（36.4％），抑郁症防治知识获取（26.5％），坚强的意志力（22.8％），占比最低的是药物治疗和社交支持，均为15.4％。

表 4-5　自杀议题科普文本对抑郁症防治措施的呈现（多重响应，$N=162$）

防治措施	心理咨询治疗	家庭关怀	单位、组织帮助	防治知识获取	坚强的意志力	社交支持	药物治疗
个案数	84	71	59	43	37	25	25
百分比	51.9％	43.8％	36.4％	26.5％	22.8％	15.4％	15.4％

　　根据统计结果可以看出，首先，在自杀议题的科普文本中提及抑郁症防治措施的比例明显比新闻报道中提及的比例高。这体现了媒体科普文本的特点，相比于新闻报道的"讲故事"来说，科普文本更注重健康/疾病知识的传播。其次，在各个不同的防治措施中，提及最多的仍然是心理咨询和家庭关爱，药物治疗所占比重仍然很低。这在一定程度上说明，尽管是科普知识，但考虑到大众化阅读的旨趣和能力，媒体在生产科普知识时会尽量简化内容中的专业知识门槛。另一方面也说明，媒体人若要进行更为专业的医学知识传播，仍然受到专业门槛的限制。这一点在一项有关媒体对高校学术腐败监督功能的研究中也有提及。此研究认为记者群体大多为文科出身，对于理工科、医科的内容有更高的进入门槛，进而比较少涉及对这些学科学术腐败的监督。[①] 在记者进行健康/疾病知识生产时也会遇到如此的问题，受到专业门槛的限制，更

---

　　① 潘祥辉、刘闻庆：《媒体对高校舆论监督的"瞭望效应"及传播失灵——基于2014年以来澎湃新闻对高校学术不端报道的分析》，《郑州大学学报（哲学社会科学版）》2019年第6期，第119-124页。

为精深的疾病知识（病理分析或用药方案等）较少在内容中涉及，更不要说，药物治疗抑郁症在多大程度上可以控制自杀意念和防止自杀行为在医学界还有不同意见。

比如，虽然有学者认为最为主要的预防和干预自杀的方式是药物治疗，给重度抑郁患者或有自杀倾向的病人使用抗抑郁的药能够预防自杀行为。[①] 多年来，西方医学界也践行着如此的治疗方案，但是，药物投入并没有带来预期的效果，西方国家的自杀率在近百年中并未下降，反而略有上升。[②] 与之相对应的是，中国的自杀率在 20 世纪 90 年代以后降低了近 2/3，而这期间并未大规模开展全国精神病防治工作，农村精神科医生的数量也没有增加。[③] 因此，有学者认为精神疾病可能是自杀的重要因素，但并非自杀的必要条件，更不是充分条件。精神疾病有可能和自杀行为是共病，是由某种共同因素引发的。[④] 如此来看，对于致病因素、自杀行为的诱因以及药物治疗方案这些在医学界尚未有定论的问题，媒体在撰写科普文章进行健康/疾病知识传播时，也会受到专业知识不确定的影响，处理起来也会更加谨慎。

小　结

2003 年 4 月 2 日，香港《苹果日报》头版，以"张国荣跳楼死"为标题，大篇幅报道了艺人张国荣坠楼自杀的事件。并在头版的显著位置曝光了张国荣遗书的主要内容，第一个词便是"Depression"（英文"抑郁症"）。2020 年 7 月 3 日，"澎湃新闻"报道了著名围棋棋手范蕴若坠楼身亡事件，标题为《上海 24 岁围棋国手不幸坠楼身亡，生前被查出患有抑郁症》。[⑤] 类似的报道不胜枚举。通过对自杀事件的报道，抑郁症也获得了一定的可见度。然而，在大部分自杀

① 张杰、唐勇：《压力不协调与自杀：从 155 个案例看扭力体验》，《中国心理卫生杂志》2009 年第 11 期，第 784-789 页。

② Shah, A., Bhandarkar, R., & Bhatia G. (2008). The Relationship between General Population Suicide Rates and Mental Health Funding, Service Provision and National Policy: A Cross-National Study. *International Psychogeriatrics*, 20(3), 605-15.

③ Zhang, X., Hai-Shan, L. I., Zhu, Q. H., Zhou, J., Zhang, S., Zhang, L., et al. (2008). Trends in Suicide by Poisoning in China 2000—2006: Age, Gender, Method, and Geography. *Biomedical and Environmental Sciences*, 21(3), 253-256.

④ 张杰、景军等：《中国自杀率下降趋势的社会学分析》，《中国社会科学》2011 年第 5 期，第 97-113＋221 页。

⑤ 《上海 24 岁围棋国手不幸坠楼身亡，生前被查出患有抑郁症》，"澎湃新闻"微信公众号，2020 年 7 月 3 日。

事件的新闻报道中抑郁症仅作为一个新闻要素（"Why"）存在，新闻报道不会对抑郁症疾病本身（疾病表现、致病原因及治疗方式等）做进一步的交代。《苹果日报》对张国荣自杀事件的报道和"澎湃新闻"对范蕴若事件的报道均是如此。

而自杀议题的科普文本中不仅给予抑郁症的可见度高了很多，建立了抑郁症与自杀之间的强关联关系，还从知识科普的视角提供了抑郁症的治疗办法以防止自杀行为的发生。只是由于可读性要求和专业门槛的限制，媒体自杀科普文本中处理抑郁症知识时仍然采取了较为简化的方式。此外，在自杀新闻报道中被忽视的群体，如女性、老人和母亲角色的抑郁症患者，在自杀科普文本中均有相对比较显著的呈现。

不过，新闻文本和科普文本也具有某些生产常规上的一致性。比如科普文本的选题具有蹭新闻热点的特点；科普文本和新闻文本都因专业门槛的限制不大涉及专业性要求更高的抑郁症药物治疗的详细解释；自杀事件的新闻报道和自杀议题的科普文本都在党报中拥有最多的可见度，在市场化报纸中的可见度最低。如果说市场化报纸能够触及更广泛的普通民众的话，那么我国媒体所做自杀与抑郁症关系的建构和知识传播并不能取得很好的效果，也无法更好地引起公众对于抑郁症可能诱发自杀行为的重视。

对于大众传媒来说，医疗、疾病、死亡一直都是惯有的主题。① 美国学者泽利泽尔提出记者作为阐释群体的概念。她认为，记者是一个共享着对重要公共事件报道和阐释的话语共同体。记者们互相促进，创造和交流故事，形成对新闻业的理解和新闻报道的模式。泽利泽尔在其研究中提及了水门事件和麦卡锡主义。在本研究中，我们发现这一特点在自杀事件，尤其是涉及抑郁症诱发的自杀行为的新闻报道中亦有体现。讲述"自杀"的故事而不尽责于（抑郁症）疾病阐释，建构抑郁症与自杀行为之间简单的因果关系，是新闻自杀事件报道的叙事模式。这一叙事模式在不同的媒体间，媒体自杀事件报道的历时变迁中没有明显的差异。媒体科普文本在致力于疾病知识传播方面略好一些，但科普文本对专业知识的通俗化转译和媒体从业者的专业限度仍是导致专业知识简单化的主要因素。

---

① 邱玉蝉：《写剧本或新闻？看热闹还是感同身受？女性癌症病人的新闻建构》，《传播与社会学刊》（香港）2015年第31期，第65-94页。

第五章　经历"疾/痛":患者疾病故事中的抑郁症话语

> 如果你没有见过最黑的黑暗,没有和死神眼对着眼地对抗过,你就无法体会我在说什么。
>
> ——抑郁症患者

抑郁症是一种慢性的、作用于人心理和精神的疾病。无论医学话语如何描述疾病表现,仍然很难呈现抑郁症作用于患者身体的症状和患者的疾病感受。医学话语概述的疾病特征和普遍性的治疗方式掩盖了抑郁症在个体层面表现的多样性和特殊性。媒体的抑郁症话语虽然会采纳部分患者的讲述,但无论是新闻报道还是科普文本,患者不仅"出场"机会很小,即使"出场"也少有自主的疾病表达。然而,患者不仅是抑郁症的直接体验者,还是抑郁症这一疾病重要的话语生产主体。在患病和治疗的过程中,在与医学和其他话语主体对话的过程中,患者会获得丰富的疾病知识,并且会将自己的疾病体验与这些疾病知识结合,编织成个体的疾病故事。一直以来,患者讲述的疾病故事并没有获得很高的关注度,源于这些故事大多存在于私人领域。互联网兴起后,患者通过互联网络获得了空前的表达机会和平台。当越来越多患者讲述的疾病故事积聚在网络空间时,便会成为影响抑郁症社会话语生成的重要力量。

第一节　患者的疾痛体验与表达

疾病是指生物肌体遭受的生物学损伤。但对于个体而言,罹患疾病不仅意味着身体机能的损伤,还意味着心理和生活上的苦痛。英国医学人类学者塞西尔·G.赫尔曼(Cecil G. Helman)指出在不同的社会文化中,病痛具有不同的表现,也存在不同的诠释。病痛并不是单纯的生理反应,而是在社会文化的影响下,个体或团体由学习过程而获得的行为模式。[①] 疾病也因此影响和塑形着人类的生活。

自人类产生开始,疾病便伴随人左右,整个人类的发展史也可以说是与疾病的斗争史。在远古和早期人类社会,人们对疾病几乎无能为力,当人们找不到患病的缘由和治病的方法时往往会诉诸神力,求天地诸神或人间巫师来解释疾病和治疗疾病。因此,早期人类社会有关疾病的描述不是归于神灵的惩罚,就是源于某种神秘力量的作用。此后,随着人类在医学领域的探索和进步,积累了越来越多的疾病知识,对于疾病的解释也越来越趋于生物躯体化和科学化,医学界也逐渐获得了疾病话语生产主体的地位。

在医学界,"医学模式"假设疾病是普遍生物性或是精神生理学的,它来自肉体损伤或机能障碍。[②] 因此,医学对疾病的描述是没有人格的,是与生理结构和躯体机能相联系的一般化故事。[③] 而这种描述机制也来源于医学的职能和目标,只有一般化疾病才能提高诊疗效率,提供具有普适性的诊疗方案。

在医学模式中,罹患疾病的病人(患者)隐含着被动的含义,即"置身于医生地位之下",成为医学/医生处置的对象。因此,历史上病人的体验都鲜少受到医学家的关注。医学史倾向于记录下那些"伟人们"在生物医学一往无前地走向现代化的进程中所取得的进步。普通百姓应对病痛或疾病的方式、方法、对身体及病痛的感受、与医生和其他照护者之间的关系、对治疗的体验都是医疗领域很少触及的议题。[④] 20世纪初,发现和标示(label)疾病成为为医生专有的权力,对疾病和病人的管理是以医疗为中心的。[⑤] 直到20世纪50年代,病人在医疗中的被动地位开始受到挑战,医疗模式遂逐渐发生转变。医学界主张在通过技术来检查和检测病人身体疾病的同时,也需要听取病人的感受

① Stoeckle, J. D., & Barsky, A. J. (1981). Attributions: Uses of Social Science Knowledge in the "Doctoring" of Primary Care. In: Eisenberg, L., & Kleinman, A. (eds), *The Relevance of Social Science for Medicine*. Dordrecht: D. Reidel, 223-240.

② [美]拜伦·古德:《医学、理性与经验:一个人类学的视角》,吕文江等译,北京:北京大学出版社,2010,第11页。

③ 王鹏程:《疾病体验与文学热度——论〈疾病对中国现代作家创作的影响研究〉》,《中国图书评论》2016年第3期,第42-46页。

④ Porter, R. (1986). *Patients and Practitioners: Lay Perceptions of Medicine in Pre-industrial Society*. Cambridge: Cambridge University Press, 1-22.

⑤ Jewson, N. D., (1976). The Disappearance of the Sick-Man from Medical Cosmology, 1770—1870. *Sociology*, 10(2), 225-244.

和观点。[1]

一、"医学中心主义"对患者疾痛体验的审视

重视患者疾病感受的观点在医学界出现之后，疾病治疗中的患者参与和医患沟通方式也发生了一定的改变。哈佛医学院教授丹尼斯·卡斯帕（Dennis Kasper）等人认为疼痛和不适是患者的主观感受，因此治疗疾病引起的疼痛应该根据不同患者的个体量身定制不同的方案。[2] 凯博文教授认为病痛是关于身体—心理—社会的患病体验[3]，即疾病不仅是医学上身体组织器官及机能的受损，还对个体生活产生影响，同时会受到社会文化的不同对待。在这一背景下，医学人类学开始涉足疾病的个体体验和文化层面的研究。

在生物学层面，疾病是由医生诊断和治疗的，病人的疾病体验、携带的民间信仰和原始文化印记在医学诊断中并不重要，也很少被采纳。[4] 但对于患者来说，患者如何理解疾病影响、如何应对和治疗疾病，是生物学和社会—文化共同塑造的。[5] 要了解疾病作用于个体生命的机制，需要通过患者的疾病叙事，将患者的病痛经验和疾病应对纳入整个社会文化背景下考察。[6] 比如，医学人类学的研究发现在很多社会，癫痫不仅相当流行，而且被高度污名化了，这种污名化或其他被赋予文化意义的疾病观念会影响患者的疾病体验，这些体验许多时候是精神上和心理上的伤害，有时甚至是身体上的迫害。[7] 病痛是"一种交流的形式，即器官的语言。自然、社会和文化同时通过它来表

① Armstrong, D. (1984). The Patient's View. *Social Science & Medicine*, 18(9), 737-744.

② Kasper, D., et al. (2015). *Harrision's Principles of Internal Medicine* (19th Edition). New York: Mcgraw-Hill Education, 1791-1796.

③ ［美］阿瑟·克莱曼：《疾痛的故事：苦难、治愈与人的境况》，方筱丽译，上海：上海译文出版社，2010，第 19 页。

④ Stoeckle, J. D., & Barsky, A. J. (1981). Attributions: Uses of Social Science Knowledge in the "Doctoring" of Primary Care. In: Eisenberg L., & Kleinman, A. (eds), *The Relevance of Social Science for Medicine*. Dordrecht: D. Reidel, 223-240.

⑤ Guarnaccia, P. J., & Peter, J. (2010). Introduction: The Contributions of Medical Anthropology to Anthropology and Beyond. *Medical Anthropology Quarterly*, 15(4), 423-427.

⑥ Helman, C. G. (2007). *Culture, Health and Illness* (5th Edition). Florida: CRC Press, 185-188.

⑦ ［美］拜伦·古德：《医学、理性与经验：一个人类学的视角》，吕文江等译，北京：北京大学出版社，2010，第 202 页。

达"。① 医学人类学和医疗文化的学者期望从患者的疾病叙述中获得疾病话语的社会建构、疾病与社会之间关系的文化密码。

另一方面，在疾病治疗维度，除了依赖先进的检查技术外，医学界也开始关注病患对疾病症状的讲述。医学人类学者将病人描绘为"未知"意义的集合，有待于医生来"解码"，医生启发病人的叙述可以作为诊疗和研究疾病的方法。"生物学在本质上是普适的，而文化则被认为处于生物学之外的。"② 比如，有对癌症患者的研究发现，从癌症患者的主体叙事出发分析其疼痛的躯体经验、疾病影响和应对，不仅有利于舒缓患者的痛苦，也有利于加深医患双方的理解。③ 从这一目标出发，近年来出现了叙事医学的研究和实践。④

叙事医学是叙事学运用于医学诊疗领域的分支学科。叙事最早是一个文学领域的学术概念，对叙事的关注起源于俄国形式主义文艺理论家弗拉基米尔·普洛普（Vladimir Propp）和瑞士语言学家费尔迪南·德·索绪尔（Ferdinand de Saussure）。这些学者主要关注叙事的结构，并认为叙事的结构是意义的源头。⑤ 20 世纪 80 年代，叙事研究出现"叙事转向"（narrative turn），呈现出跨学科的特点。叙事研究不再局限于讨论文学文本和历史文本中的叙事，而是被引入社会学、政治学、人类学、心理学、教育学等社会科学领域，研究的目的也不再只专注于叙事的结构，而是扩展到对叙事文本中经验、意义与文化层面的探讨。人们越来越认识到不可能科学地"解剖"故事，叙事结构的相似性并不能否定文本内容的独特性、意义的多元性、写作和阅读行为的复杂性。叙事学的研究者应重视的不是僵死的文本，而是叙事文本中鲜活的日常生活和话语。⑥ 此后，叙事研究被引入到人们日常生活当中，用以分析人们日常生活中的话语。

英国文学批评家芭芭拉·哈迪（Barbara Hardy）认为人的生活与叙事息

---

① Scheper-Hughes, N., & Lock, M. M. (1987). The Mindful Body: A Prolegomenon to Future Work in Medical Anthropology. *Medical Anthropology Quarterly*, 1(1), 6-41.

② Gordon, D. R. (1988). Tenacious Assumptions in Western Medicine. In: Lock, M., & Gordon, D. (eds). *Biomedicine Examined*. Dordrecht: Kluwer, 19-56.

③ 付翔：《癌痛患者的躯体经验与疾痛叙事研究——基于医学人文的思考》，《叙事医学》2019 年第 5 期，第 318-323+340 页。

④ 比如[美]丽塔·卡伦：《叙事医学：尊重疾病有关的故事》，北京：北京大学医学出版社，2015。

⑤ [美]丽塔·卡伦：《叙事医学：尊重疾病有关的故事》，郭丽萍译，北京：北京大学医学出版社，2015，第 53 页。

⑥ Herman, D. (2001). Story Logic in Conversational and Literary Narratives. *Narrative*, 9 (2), 130-137.

息相关,为了真正的生活,我们编织关于我们自身和他人,关于个人与社会的过去和未来的故事。① 美国历史哲学家路易斯·明克(Louis Mink)认为人们在讲述生活时必将以叙事的形式展开。② 此后,研究者们将叙事与社会问题、特殊人群或政治文化联系起来,形成了认识论上的"叙事性认知"(narrative cognition)。③

　　这种"叙事转向"也影响了医学领域。美国心理学家杰罗姆·布鲁纳(Jerome Bruner)将叙事视为一种心灵工具运作于人们对现实生活的建构中。④ 在其出版的《真实的心灵,可能的世界》(1986年)一书中,布鲁纳提出人类存在两种思维方式:典范模式(The Paradigmatic Mode)和叙事模式(The Narrative Mode)。他认为这两种模式"都提供了独特的组织经验和建构现实的方式"。⑤ 典范模式"尝试执行一种形式化的思想,是描述和解释的数学系统"⑥,主要应用于科学研究领域;而叙事模式"则力求把一些无时间性的奇迹放入经验的细节中去,并将经验定位于时间和空间中"⑦。叙事模式关注的是人的心灵和行为,通过叙事模式,人得以建构一个自洽的生活世界。⑧ 于是,在精神病和心理疾病的诊疗中首先开始重视患者的疾病叙事,凯博文认为叙事是精神疾病和抑郁症诊疗过程中至关重要的组成部分。⑨

　　2000年,美国医学领域的学者丽塔·卡伦(Rita Charon)正式提出"叙事医学"(Narrative Medicine)的概念,强调医学界应重视患者的疾病故事,希望

---

　　① Hardy, B. (1968). Towards a Poetics of Fiction: An Approach Through Narrative. *Novel*, 2(1): 5-14.

　　② Mink, L. O. (1970) History and Fiction as Modes of Comprehension. *New Literary History*, 1(3): 541-558.

　　③ Maier, J. J. (1989). Actual Minds, Possible Worlds (Review). *Philosophy & Literature*, 13(1), 210-212.

　　④ [美]杰罗姆·布鲁纳:《故事的形成——法律、文学、生活》,孙玫璐译,北京:教育科学出版社,2006,第70页。

　　⑤ Bruner, J. S. (1986). *Actual Minds, Possible Worlds*. Cambridge, MA: Harvard University Press, 11.

　　⑥ Bruner, J. S. (1986). *Actual Minds, Possible Worlds*. Cambridge, MA: Harvard University Press, 12.

　　⑦ Bruner, J. S. (1986). *Actual Minds, Possible Worlds*. Cambridge, MA: Harvard University Press, 13.

　　⑧ [美]黛博拉·乐普顿:《医学的文化研究:疾病与身体》,苏静静译,北京:北京大学医学出版社,2016,第40页。

　　⑨ [美]凯博文:《苦痛和疾病的社会根源:现代中国的抑郁、神经衰弱和病痛》,郭金华译,上海:三联书店,2008,第12页。

借用叙事来探讨患者疾病症状表现的生物学或情感原因。卡伦认为应当培养医生的叙事能力,以便能够对患者的故事进行认知、吸收、阐释与共情,从而更好地运用于临床诊断和治疗。① 叙事医学的提出将患者的疾病叙事在医疗领域的地位提到高处。

　　虽然,医学界已开始重视患者的疾病讲述,但如何将患者的疾病讲述整合进医学话语,是一个持久论争的问题。② 不少学者认为,患者的疾病体验具有主观性,主观经验隶属于"头脑的暗室",具有某种不可知性,从而削弱了开展特定人类经验形式之研究的努力。③ 尽管在史学、文学、社会科学以及医学人类学中有对病患表达的研究,但它们或用来分析疾病文化,或分析地方知识,均不见对患者疾病体验的探讨。 比如,有研究发现,虽然医生坚信是病毒和基因异常引起的关节细胞的自身免疫反应而引发了类风湿性关节炎,而患者则坚信她手上的病痛是因长年累月地干家务而引起的;西医认为癫痫发作是脑神经组织中的异常放电导致的,但一个苗族小女孩的父母却认为是因为祖先的灵魂没有得到安宁导致的。④ 古德认为,即便人们试图想要打开主观感受的"黑箱",学者们甚至还不知道这类研究应该从何入手。⑤ 患者讲述的疾病故事或许能够成为进入探讨这一主观领域的"窗户"。

二、疾病故事在叙事医学中的使用

　　叙事医学为临床实践带来两个方面的益处,一方面,医生、护理、社会工作和其他医务工作者都需要关注个体患者的医疗卫生需求,另一方面,通过深入地了解患者的疾病体验,可以建立有利于患者的医患关系和良好的医患互动。⑥ 医学人类学者拜伦·古德认为,疾病的苦痛体验是非常个人的,"更细

---

　　① [美]丽塔·卡伦:《叙事医学:尊重疾病的故事》,郭丽萍译,北京:北京大学医学出版社,2015,第1页。

　　② [美]拜伦·古德:《医学、理性与经验:一个人类学的视角》,吕文江等译,北京:北京大学出版社,2010,第173页。

　　③ [美]拜伦·古德:《医学、理性与经验:一个人类学的视角》,吕文江等译,北京:北京大学出版社,2010,第173页。

　　④ [美]丽塔·卡伦:《叙事医学:尊重疾病有关的故事》,郭丽萍译,北京:北京大学医学出版社,2015,第36页。

　　⑤ [美]拜伦·古德:《医学、理性与经验:一个人类学的视角》,吕文江等译,北京:北京大学出版社,2010,第173页。

　　⑥ [美]丽塔·卡伦:《叙事医学:尊重疾病有关的故事》,郭丽萍译,北京:北京大学医学出版社,2015,第vi页。

致地考察病患的疾病讲述,考察其他人对这些叙事的理解,考察文化、叙事和体验之间的关系是理解他人疾病感受的有效途径。否则,我们自身的投射就可能支配对他人苦痛经验的理解"。[①] 为此,用叙事的方法采集患者病史的做法正在慢慢进入临床实践。[②] 一些爱好文字的临床医生扩展传统的病例史类型,提供了有关那些重病患者生活详尽的临床叙述或故事,从而开拓出了反思疾病和苦痛的更加精致的病患故事类型。[③] 比如萨克斯(Oliver Sacks)对帕金森症(1973)、偏头痛(1986)和其他神经症(1985)的患者叙事的研究。这些研究从医生的视角对患者疾病叙事中的苦痛进行解读,进而应用于病理分析和医护的临床诊断当中。[④]

然而,在临床诊疗当中,医护人员对患者疾病故事的获取大多是在医护人员的问诊中生成的,所形成的文本也大多是由医护工作人员或研究者所撰写(比如病历)。从功能上讲,这些疾病描述仍是为医生诊疗服务,仍然是以医学为中心的。[⑤] 在以医学/医护为中心/主导生成的患者疾病故事的文本中,医护人员往往不会听取患者太多的叙事细节,更倾向于用其所具备的医学知识从患者的描述中提炼出有助于诊疗的关键信息。学者付翔在其研究中提到虽然医生会将疼痛作为癌症患者的症状表现记录在病历上,但他们只会简单记下"腰痛数月""脊椎疼痛""左腹痛"等术语。病患的讲述只有在他们可以揭示病理问题时,才被记录在病例或医学方案中。[⑥]

但患者自主讲述的疾病故事比起医疗病例的记录要丰富得多。患者一方面经历着病痛,另一方面也用特定的方式表达着病痛,二者交互作用,构造着患者对疾病的理解,影响着患者所采取的疾病应对方式。"每个人表述病痛的方式不一样,不同的表述后面透露的是患者对疾病的认知以及疾病对个人生

[①] [美]拜伦·古德:《医学、理性与经验:一个人类学的视角》,吕文江等译,北京:北京大学出版社,2010,第 210 页。

[②] [美]丽塔·卡伦:《叙事医学:尊重疾病有关的故事》,郭丽萍译,北京:北京大学医学出版社,2015,第 viii 页。

[③] [美]拜伦·古德:《医学、理性与经验:一个人类学的视角》,吕文江等译,北京:北京大学出版社,2010,第 210 页。

[④] [美]拜伦·古德:《医学、理性与经验:一个人类学的视角》,吕文江等译,北京:北京大学出版社,2010,第 210 页。

[⑤] Gordon, D. R. (1988). Tenacious Assumptions in Western Medicine. In: Lock, M., & Gordon, D. (eds). *Biomedicine Examined*. Dordrecht: Kluwer, 19-56.

[⑥] 付翔:《癌痛患者的躯体经验与疾痛叙事研究——基于医学人文的思考》,《叙事医学》2019 年第 5 期,第 318-323+340 页。

活复杂而深刻的影响。"①患者表达病痛的习惯性话语,对病痛的理解也蕴含着某种"地方性知识"。②

　　有学者通过对患者疾病叙事的分析发现有大量患者的疾病叙事是围绕个体生活展开的,这其中有些有地方文化、宗教信仰、家族传统的印记,有些则主要是对情感、情绪、婚姻家庭等个人"生活世界"(life world)③的描述。研究者还发现病人会把自己有关疾病和身体的理解从自己的生活世界带到医疗境遇中,当自己的想法与医学上对这些现象的理解有不一致时,常常将两种理解系统拼在一起,然后协商谁的理解更具有权威性。④ 这种将自己对身体和疾病的理解与医学知识进行协商,并结合自己的生活语境生成的疾病故事,是有关疾病的另一种话语形态。患者视角的疾病话语形态的存在告诉我们,疾病并不只是科学地可以测量的生理病变,同时也是病人的体验,是由医学话语、医疗制度和文化观念与个体经验共同建构的。医学若只是关注生物学意义上的疾病(disease),而对患者的病痛(illness)视之漠然,那就不能真正认识疾病,也并不能真正地消弭人类的痛苦。⑤

　　比如,古德的研究发现一个患有血液疾病的女性患者讲述自己罹患的疾病时认为"血是生命的本质"或"血是肮脏、不洁和外来之物"。⑥《可视的黑暗:忆疯癫》一书的作者威廉·斯泰仑(William Styron)描述他初次发病的状况所用的语句是"有些时候我的确觉察到我身边的环境变了调子:黄昏的阴影更加忧郁,黎明不再那么轻快,林中漫步也变得有些乏味……"⑦。古德还提及了一位病人的讲述,"我感觉像是被世界遗漏了,TMJ(颞下颌关节失常)似

　　① 付翔:《癌痛患者的躯体经验与疾痛叙事研究——基于医学人文的思考》,《叙事医学》2019年第5期,第318-323+340页。

　　② 付翔:《癌痛患者的躯体经验与疾痛叙事研究——基于医学人文的思考》,《叙事医学》2019年第5期,第318-323+340页。

　　③ [美]黛博拉·乐普顿:《医学的文化研究:疾病与身体》,苏静静译,北京:北京大学医学出版社,2016,第3页。

　　④ [美]黛博拉·乐普顿:《医学的文化研究:疾病与身体》,苏静静译,北京:北京大学医学出版社,2016,第4页。

　　⑤ 余新忠、杜丽红:《医疗、社会与文化读本》,北京:北京大学出版社,2013,前言第5页。

　　⑥ [美]拜伦·古德:《医学、理性与经验:一个人类学的视角》,吕文江等译,北京:北京大学出版社,2010,第141页。

　　⑦ 转引自[美]拜伦·古德:《医学、理性与经验:一个人类学的视角》,吕文江等译,北京:北京大学出版社,2010,第172页。

乎扼住了我的生活。"①从上述患者讲述的片段可见，患者（尤其是慢性病患者和恶性疾病患者）常会将疾病带来的日常生活的变化（甚至断裂）、地方文化对疾病的认知、个体的疾病体验纳入疾病讲述当中②，而这些描述都极少出现在医学的病例记录当中，但患者更个人化的疾病故事对于全面了解疾病来说十分重要。

临床医生们发现患者有将疾病带来的苦痛体验编入故事的倾向，但医学研究者常认为这种故事表达缺乏理性、科学性和稳定性。③ 不同的人在一个稍有不同的视角就能找到解释经验的新维度；许多经验也被认为是无关紧要的；经验的核心常是感觉性的、情感性的，超越了用符号形式将其对象化的能力。④ 因此这些被认为缺乏理性的患者的疾病叙事也并未得到学界的重视。此外，在缺乏公开表达渠道的情况下，学术界无法获得充足的患者讲述的疾病故事文本，也是研究难以展开的问题之一。

其实"人类社会从来不乏患者对疾病的描述"，⑤只是在漫长的人类社会以及医学史的发展过程中，患者的疾病讲述大多发生和传播于私人领域，很少进入公共空间，因此很难被听到和关注到，也很难对疾病的社会话语产生影响。互联网兴起后，情况发生了变化。互联网为患者提供了可以在公共空间进行疾病表达的渠道，当大量的患者故事积聚于开放的网络空间时，它们便成为影响和形构疾病社会话语形貌的重要力量。

三、从人际到网络：患者疾痛体验的公开表达

梅洛-庞蒂（Maurice Merleau-Ponty）曾经写道："病痛是让人臣服于他身体的重大事件，打断了人们正常的生活节奏。"⑥在普通人的世界里，疾病是包

---

① ［美］拜伦·古德：《医学、理性与经验：一个人类学的视角》，吕文江等译，北京：北京大学出版社，2010，第186-187页。

② ［美］拜伦·古德：《医学、理性与经验：一个人类学的视角》，吕文江等译，北京：北京大学出版社，2010，第186-187页。

③ ［美］黛博拉·乐普顿：《医学的文化研究：疾病与身体》，苏静静译，北京：北京大学医学出版社，2016，第40页。

④ ［美］拜伦·古德：《医学、理性与经验：一个人类学的视角》，吕文江等译，北京：北京大学出版社，2010，第208-209页。

⑤ ［美］拜伦·古德：《医学、理性与经验：一个人类学的视角》，吕文江等译，北京：北京大学出版社，2010，第204页。

⑥ ［美］拜伦·古德：《医学、理性与经验：一个人类学的视角》，吕文江等译，北京：北京大学出版社，2010，第196页。

含着痛苦、抑郁、孤独等不适的生活事件，或可改变个人的生活方式以及与世界的关系。① 19世纪以后，医学界开始注意到病患的疾病故事对于研究疾病的重要意义，但当时很难获取普通人的疾病记录或疾病故事作为研究的材料。② 一直以来，患者的疾病讲述主要出现在两个场景中：一是在医院问诊时患者的主诉，二是在日常生活中与家人朋友的讲述。前者多以医护撰写的病例形式存在，后者则多以日常闲谈消散在人们的日常生活中，极少被记录和保存，或者少部分以"生活文献"③的形式被保存下来，也很少获得广泛关注和传播。

虽然病例或可作为呈现和分析患者疾病体验的文本，但病例作为规范的医学常规的出现已是非常晚近的事情了。在现代医院出现以前（大约20世纪以前），病例记录尚未成为医学常规，医学史研究的学者只能想尽办法从其他途径获得病人疾病描述的资料，日记、书信这些私人领域的文本是常用的资料获取途径。比如，《病患与健康：英国的经验》一书的作者罗伊·波特（Roy Porter）和多萝西·波特（Dorothy Porter）提到他们大量使用了来自病患的日记和书信，以了解在漫长的18世纪，那些生活在极高发病率和死亡率年代的患者对疾病的感受和态度，以此反映和勾勒当时人们有关健康、病患和痛苦的辛酸故事。④ 又如在乐普顿的研究中提到的拉尔夫·约瑟林（Ralph Josselin）神父（1616—1683年），他在日记中记录了自己一家在40余年里的健康状况，成为医学史研究的珍贵资料。⑤

进入20世纪后，随着现代医疗制度的发展，病例记录和公共卫生档案材料随之出现，病患的疾病体验会较多出现在这些材料中，这些材料也成为了解

---

① 王鹏程：《疾病体验与文学热度——论〈疾病对中国现代作家创作的影响研究〉》，《中国图书评论》2016年第3期，第42-46页。

② Porter, R. (1986). *Patients and Practitioners*: *Lay Perceptions of Medicine in Pre-industrial Society*. Cambridge: Cambridge University Press. 1-22.

③ 生活文献（documents of life）是指口述史、传记、自传、日记，以及图片、相片、影像及各类日常生活实物，等等。早在1983年，英国社会学家肯·普卢默（Ken Plummer）就出版了《生活文献：介绍一种人文方法的问题与文献》（*Documents of Life*：*An Introduction to the Problems and Literature of a Humanistic Method*）的著作，强调生活文献应成为社会学研究重要的研究对象。参见吴世文、杨国斌：《"我是网民"：网络自传、生命故事与互联网历史》，《国际新闻界》2019年第9期，第35-59页。

［美］拜伦·古德.《医学、理性与经验：一个人类学的视角》，吕文江等译，北京：北京大学出版社，2010，第118页。

④ 余新忠、杜丽红：《医疗、社会与文化读本》，北京：北京大学出版社，2013，第33页。

⑤ ［美］黛博拉·乐普顿：《医学的文化研究：疾病与身体》，苏静静译，北京：北京大学医学出版社，2016，第117页。

病患疾病表达的重要渠道。此外，随着医学社会学和医学人类学这两个学科的发展，通过深度访谈和案例研究获取病痛记录的方法开始广泛使用，这些方法尤其应用于心理学和精神病学领域。① 但无论是档案还是访谈，都不是可以被公开传播的文本，患者的疾病讲述只在某些特殊的场景中出现。个体的疾病讲述较难进入公共话语论坛，也几乎不被公众所广泛知晓。②

20 世纪 90 年代以来，互联网为疾病患者提供了空前的表达机会，使他们可以生产和交流大量的疾病信息，并在网上寻求或提供情感支持。有研究发现，互联网兴起后，网上有关健康、疾病和医疗保健的信息呈指数增加。③ 实时在线的讨论和聊天室可以让全世界患有同一种疾病的人彼此快捷、方便地交流，论坛的匿名性，减弱了一些疾病带来的污名化的压力，病患可能会剖白或重述自己疾病体验的细节，甚至很隐私的部分，而不需要暴露自己的名字。于是，博客和微博等社交媒体成为可以让个人定期、详细地记录和表达自己疾病体验的平台。④ 互联网上这些丰富的患者讲述也成为人们关注和理解疾病的重要的素材来源。⑤

尽管在网络平台患者的疾病表达多种多样，求医问药、疏解情绪、寻求支持都可以成为患者疾病表达的构成，但也有相当多有关自己疾病体验和患病经历的描述，这些患病经历的描述常常以疾病故事的形式出现。通常患者讲述的疾病故事不如医学话语一样专注于疾病知识的介绍，也不会使用冰冷专业的医学术语，而是更倾向于将自己的疾病体验和对疾病的理解渗透在日常生活和生命故事的讲述中。当患者讲述的疾病故事在互联网上积聚起来，便会形成独特的患者视角的疾病话语，从而影响疾病社会话语的建构。因此，对于网络空间患者疾病故事的研究对于了解网络环境下某个疾病话语的生产机制和社会影响有着重要的启发意义。

---

① ［美］黛博拉·乐普顿：《医学的文化研究：疾病与身体》，苏静静译，北京：北京大学医学出版社，2016，第 115 页。

② 余新忠、杜丽红：《医疗、社会与文化读本》，北京：北京大学出版社，2013，第 33 页。

③ Broom, A., & Toovey, P. (2008). *Therapeutic Pluralism: Exploring the Experiences of Cancer Patients and Professionals*. London: Routledge. 42.

④ ［美］黛博拉·乐普顿：《医学的文化研究：疾病与身体》，苏静静译，北京：北京大学医学出版社，2016，第 123 页。

⑤ ［美］拜伦·古德：《医学、理性与经验：一个人类学的视角》，吕文江等译，北京：北京大学出版社，2010，第 210 页。

第二节　研究方法与分析框架

　　由于网上抑郁症患者疾病表达的文本十分庞杂[①],本文将主要以患者讲述的疾病故事为主要的研究对象。如上文所述,选择疾病故事的原因主要在于在生活中患者的疾病表达常常以故事的形式存在,它是患者疾病表达所形成的话语文本的重要构成;其次,疾病故事是进入病患疾病体验的有效方式;再次,病患讲述的疾病故事常常包含从患病到治疗/治愈的整个过程,是个体将所获得的疾病话语素材与个体患病经历相结合而产生的逻辑较为自洽的文本。因此,通过对患者讲述的抑郁症故事的分析,既能够了解患者的疾病体验,还能够呈现患者对抑郁症疾病表现、致病原因及治疗方式的理解,从而管窥医学知识、媒体话语等外部话语资源对个体疾病理解的影响。也可以说,患者的疾病故事是一个将医学话语、媒体话语等社会话语与个体疾病体验相勾连的中介,通过对它的分析可以呈现和窥见这些不同的话语主体对个体疾病理解及其疾病话语生成的影响。

一、样本选择

　　网络空间中患者讲述的抑郁症故事文本亦有不少,难以全部考察,基于便利性和典型性的考量,我们选择了专注于抑郁症内容传播的"渡过"微信公众号为样本框,搜集"渡过"公众号自开办以来发表过的所有"患者"[②]的抑郁症故事文本作为分析对象。之所以选择"渡过"微信公众号作为样本来源的原因在于:首先,"渡过"是当前中国最有影响力的抑郁症患者互助康复社区之一[③],其中有比较集中的抑郁症患者自述的文章,在这些文章中,讲述者一般会将自己罹患抑郁症的过程、致病原因、治疗的经历等作出比较全面的讲述,符合我们对疾病故事的界定。其次,"渡过"公众号由前财新传媒副总编辑、《中国改革》杂志执行总编辑张进发起创办,经由传媒界同仁的关注和转发,公

---

　　① 根据《2019 中国抑郁症领域蓝皮书》所呈现的数据,截至 2019 年 12 月,新浪微博"抑郁"相关话题累计阅读 4.5 亿;百度"抑郁"相关贴吧累计发帖 2700 万;知乎"抑郁"相关问题关注量 82 万。参见 https://www.sohu.com/a/362436471_359359,最后访问日期:2020 年 10 月 25 日。

　　② 需要说明的是,本文并没有对发表这些文章的作者是否是抑郁症患者做医学上的核实和鉴定。

　　③ 参见"渡过"公众号的介绍。

众号的影响力和文章质量比较有保证。张进自己也曾患抑郁症,他根据自身经历撰写的《渡过:抑郁症治愈笔记》一书曾登上 2015 网易最有影响力图书榜,并获得首届尚益公益传播奖科普类一等奖。① 综合考虑"渡过"公众号的定位、社会影响力、文本类型和质量,本文决定以"渡过"公众号中抑郁症患者的疾病故事作为研究样本。

经过逐条搜索,从 2016 年 2 月公众号开办以来至 2020 年 10 月 31 日(本研究样本搜集的截止时间),"渡过"公众号共发表符合研究样本选取标准的抑郁症患者自述的疾病故事 35 个(连载的文章算 1 个文本),另有 3 个是父母讲述孩子患病经历的故事,虽不是患者本人讲述,但因为样本中涉及的抑郁症患者为未成年人,父母作为监护人和照料者能够比较好地还原孩子的抑郁症经历,也能够弥补一些未成年人的案例,进而也将此 3 个样本纳入,共获得分析样本 38 个。文本列表见表 5-1(按文章刊发日期顺序排列)。

表 5-1　抑郁症故事样本列表

文本	标题	发表日期
1	曾经以为我的世界就这么坍塌,现在看来只是新的开始	2016-2-12
2	抑郁 22 载,学会放下和接纳	2017-3-24
3	【炼狱地图】之一:八年求索,揖别苦难	2018-3-26
	【炼狱地图】之二:心灵成长之路	2018-3-27
	【炼狱地图】之三:重构家庭秩序,斩断创伤轮回	2018-3-28
4	任凭前路艰难,我亦无所畏惧	2018-4-23
5	一位大二女生的自述:在清华,随郁而安	2018-5-30
6	十年躁郁交替,我从未远离职场	2018-6-26
7	这是我"感谢"生病的原因	2018-8-7
8	抑郁 7 年,我开始相信我是一个正常人	2018-10-29
9	10 年双相反复,我找回了生活的意义	2019-1-7
10	我与俪姐这两年	2019-4-6
11	我与"强迫"共处的日子	2019-9-21

① 2016 年,张进凭借自己的社会影响力,集合了一些抑郁症患者以及医疗界人士创办"渡过"公众号,希望通过公众号传播抑郁症相关的医疗知识、记录案例,联合患者、家属,以及医生、心理咨询师等专业人士,共同打造精神疾病患者互助康复社区。参见张进:《从重度患者到抑郁症专家》,澎湃新闻,2015-9-29,https://cul.qq.com/a/20150929/019462.htm,最后访问日期 2020 年 11 月 20 日;以及"渡过"公众号介绍。

续表

文本	标题	发表日期
12	孩子病了,爸妈怎么办? 一位母亲的完整经验 *	2019-10-25
13	我与"渡过"同行的日子	2019-12-14
14	"我是逃出来的包丽,我是怎样活下来的"	2019-12-16
15	黑暗过后,黎明到来	2020-1-3
16	自助者,天必助之	2020-1-6
17	凛冬散尽,星河长明	2020-1-11
18	孩子,妈妈爱你,现在晚吗? *	2020-1-17
19	一位"天才儿童"的抗郁之路	2020-1-20
20	我用四十年的光阴走过了黑暗	2020-1-22
21	一种病痛,本身就包含治愈的力量	2020-2-7
22	患病一年间	2020-2-22
23	邂逅双相,通透人生	2020-3-25
24	一位全职妈妈如何走出至暗时光	2020-4-13
25	藏女悲歌:抑郁和拯救	2020-4-17
26	那个受伤的内在小孩,原谅了父母	2020-5-12
27	生命中这场注定的相遇	2020-5-29
28	三次抑郁发作,我不得不重新思考婚姻	2020-6-1
29	重要的不是治愈,而是带着病痛活下去	2020-6-19
30	舅舅的命途,我的抑郁和改变	2020-6-22
31	未曾长夜痛哭者,不足以语人生(与第30同一作者)	2020-7-15
32	告别身心之痛:认识躯体化障碍(与第29同一作者)	2020-8-10
33	当你直面脆弱时,你就坚强了起来:致忧郁的"小镇做题家"(与第5同一作者)	2020-8-21
34	高考前十天,我被确诊抑郁症:音乐的拯救	2020-8-26
35	做义工对情绪的帮助	2020-8-29
36	一切归零,重新开始	2020-8-31
37	我想让女儿成长,女儿却希望我改变 *	2020-9-8
38	抑郁生娃记	2020-9-9

* 文本为父母讲述孩子患病经历。

二、分析方法与研究框架

在具体的分析中,本文主要采取叙事分析的方法。需要强调的是,我们这里使用的叙事,既是指一种话语实践现象,也是指一种质性研究方法。作为话语实践现象的叙事被认为是人类存在和表达的基本模式,编织故事的话语实践活动是人之本能,人类自从能够交谈开始就一直在生活中讲述着自己的生命故事……这些讲述过的故事,以及关于这些故事的讨论,是我们赋予我们所生存的世界以意义的方式之一,也是彼此交流,共同建设生活和社区的方式之一。① 在患者的疾病表达中,编织疾病故事也是常见的话语实践活动。患者常常将自己患病的经历、对疾病的理解、病因的分析和治疗的措施编制成故事,用以表达疾病给自己带来的苦痛。也因此,患者讲述的疾病故事具有典型的叙事性,是利用叙事分析方法进入经验材料的有利条件。

作为一种质性研究方法,对于叙事分析如何操作化学术界并没有一致的认识。早期的叙事分析主要在文学研究领域,关注文学文本的叙事结构。20世纪 80 年代以后,叙事分析也被逐渐运用到医学领域,但叙事分析一词更多是对研究对象的界定,而不是对研究方法操作化的界定。比如有些学者关注疾病叙事中的身份认同问题②、有些关注疾病叙事的时间性问题③、有些关注疾病叙事中病因建构问题④。古德通过对 32 个(疑似)癫痫患者⑤疾病讲述的分析发现,患者的讲述大多通过病程来组织其故事的时间性,通过个体经验和所掌握的医学知识来解释病因,通过个体的治疗体验来总结治疗经验等。在病因分析中古德发现大多数的病患讲述是从某个恐怖经历或某一重大情感创

---

① Clandinin, D. J., & Rosiek, J. (2007). Mapping a Landscape of Narrative Inquiry. Handbook of Narrative Inquiry: Borderland Spaces and Tensions. In: Clandinin D. J. (ed.). *Handbook of Narrativeinquiry: Mapping a Methodology*. Thousand Oaks, CA: Sage Publications, 35-76.

② 比如:Ringmar, E. (1999). Identity, Interest and Action: A Cultural Explanation of Sweden's Intervention in the Thirty Years War. *Sixteenth Century Journal*, 30(4), 124-126.

③ 比如:Somers, M. R., & Gibson, G. D. (1994). Reclaiming the Epistemological "Other": Narrative and the Social Constitution of Identity. In Calhoun C. (ed.). *Social Theory and the Politics of Identity*. Oxford, UK: Blackwell, 37-99.

④ 比如:Williams, G. (2010). The Genesis of Chronic Illness: Narrative Re-construction. *Sociology of Health & Illness*, 6(2), 175-200.

⑤ 在其研究的 32 个案例中,有 10 例有晕厥症状的病例并没有被诊断为癫痫。参见[美]拜伦·古德:《医学、理性与经验:一个人类学的视角》,吕文江等译,北京:北京大学出版社,2010,第 219 页。

伤开始的，患者认为这种创伤导致了其后多年间歇性发作的晕厥。^① 还有一些女性讲述了一个终生悲伤、贫困和苦痛的故事——其中疾病的因素被特别地突出出来，从而拼凑了一个与生活悲剧关联的疾病发作的故事。^② 也有一些故事投诸宗教或民间信仰的疾病解释，比如"邪恶之眼"或精灵侵袭导致的疾病发作。^③

在社会学研究领域，英国学者莫莉·安德鲁斯（Molly Andrews）在其《塑造历史：政治变迁的叙事》（*Shaping History：Narratives of Political Change*）一书中对个体叙事的重要性进行了阐述，她指出个体叙事虽是个人生产的，但个人也因此能够形塑历史。^④ 安德鲁斯关注个人叙事与集体叙事之间的关系，并强调叙事不是面面俱到：在叙事中，有些故事会被诉说，有些则会被忽略；人们选择某些要素进行讲述；在讲述中运用一些特殊的方式（如修辞）以达到一定的目的。^⑤ 古德和安德鲁斯的研究给了我们在操作层面的启发，比如叙事分析能够通过对病患疾病故事中被讲述（也意味着被选择）的故事片段（即叙事的选择性）以及叙事时间性（时间先后暗含着某种因果关系）的分析，从而获得患者疾病话语建构的逻辑。

此外，由于我们也试图分析抑郁症患者疾病话语与抑郁症医学话语和媒体话语之间的异同，那么在操作化上，我们须建构这种比较的可行性。根据之前对抑郁症医学话语和媒体话语主要在疾病（病症）表现、病因以及治疗方法三个分析维度展开的方式，我们对患者抑郁症话语的分析也主要集中在这三个方面。因此，根据安德鲁斯叙事选择性的观点，我们将着重分析患者在讲述（或建构）抑郁症故事时选择了哪些疾病要素、故事片段和叙事技巧来呈现（或表达）抑郁症的病症表现，做如何的疾病归因，以及选择了如何的治疗方法和

---

① ［美］拜伦·古德：《医学、理性与经验：一个人类学的视角》，吕文江等译，北京：北京大学出版社，2010，第 219 页。

② ［美］拜伦·古德：《医学、理性与经验：一个人类学的视角》，吕文江等译，北京：北京大学出版社，2010，第 219 页。

③ ［美］拜伦·古德：《医学、理性与经验：一个人类学的视角》，吕文江等译，北京：北京大学出版社，2010，第 221 页。

④ Andrews, M.（2007）. *Shaping History：Narratives of Political Change*. Cambridge：Cambridge University Press. 也可参见萧阿勤：《叙事分析》，选自瞿海源等主编：《社会及行为科学研究法（二）：质性研究法》，第 124-156 页，北京：社会科学文献出版社，2013，第 146 页。

⑤ Andrews, M.（2007）. *Shaping History：Narratives of Political Change*. Cambridge：Cambridge University Press. 也可参见萧阿勤：《叙事分析》，选自瞿海源等主编：《社会及行为科学研究法（二）：质性研究法》，第 124-156 页，北京：社会科学文献出版社，2013，第 146 页。

对治疗结果做出了如何的评价。这些叙事的选择性和叙事技巧的使用包含着特定的叙事意图，从而可以窥见患者抑郁症话语的建构逻辑。

　　基于此，在本章中，我们将用叙事分析的方法，通过对患者抑郁症故事中的疾病表现、疾病归因和治疗方法三个方面的分析来探讨如下几个问题：患者如何通过叙事的方式建构抑郁症疾病表现、致病原因和治疗方法等方面的疾病话语的？ 患者作为抑郁症的直接体验者，其主体性如何在自己的疾病故事中体现出来，或者说，个体的疾病体验是如何影响患者的疾病叙事的？ 在患者的抑郁症故事中是否征用了医学/媒体的抑郁症话语？ 征用这些话语的目的是什么？ 当抑郁症的医学话语与个体的疾病经验相矛盾时，患者如何处理二者的矛盾（即患者在疾病话语建构时如何对待医学权威和个体经验）？ 通过对这些具体问题的研究本章还试图对基于互联网的患者对抑郁症的公开表达会对抑郁症社会话语的建构产生如何的影响这一问题进行探讨。

第三节 弥漫的"苦痛"：患者疾病故事中的症状话语

　　疾病症状是抑郁症话语中首要且重要的构成，当人们论及抑郁症时，不可缺少地（或主要）讨论或表达的就是抑郁症的发病症状以及对个体带来的身体体验。在医学话语中，疾病的症状表现是临床诊断的重要依据。DSM-4 中对抑郁症症状的界定，包括：失眠、情绪低落、身体疼痛、记忆力减退、行动缓慢等。[①] 与专业冰冷的医学话语相比，患者的疾病表达更加生活化和个性化。但患者的疾病体验和个体性的疾病表现在媒体话语中常常缺失。有研究发现在有关抑郁症议题的媒体报道中，缺乏有关患者对于心理痛苦的具体表达，只简单地构建了抑郁症患者受难者的形象。[②] 因此，患者如何讲述抑郁症的疾病症状，患者如何觉知或意识到自己发病，又是如何提炼抑郁症带来的苦痛，对于我们全面了解抑郁症的疾病表现来说具有重要意义。

---

　　① DSM-4 规定的重度抑郁症的患者除了情绪低落，必须在连续 2 周的时间里经历过 5 个或以上的如下症状，包括：在不节食的情况下体重显著减少或增加（正常体重的 5%）；失眠或嗜睡（睡眠太少或太多）；精神运动亢进或迟缓；几乎每天都感到疲劳或缺乏能量；无价值感和/或内疚感（可能出现妄想）；注意力和思考能力下降，做决定犹豫不决；反复想到死亡或有自杀企图。可参见第一章的详细论述。

　　② 王翠：《国内报纸对抑郁症患者的形象呈现研究——以〈人民日报〉、〈新京报〉、〈健康报〉的报道为样本》，《新闻世界》2010 年第 6 期，第 88-89 页。

　　通过对抑郁症患者疾病故事的分析，我们发现，患者在疾病故事中对抑郁症症状的表达会更加丰富，不如医学话语主要集中于躯体化症状，也不如媒体话语对疾病个体化症状呈现的不足。患者讲述的抑郁症故事对症状的表达会从躯体症状、心理症状和生活"症状"三个维度展开，并且呈现出将躯体症状和心理症状融入日常生活叙事的特点。

一、多样化的躯体症状

　　凯博文认为在许多非西方社会，躯体化（个体和个体间苦痛通过一种生理疾病的习惯用语表达出来）已经成为精神疾病的一种首要表达方式。[①] 比如WHO的调查显示，在印度、苏丹和菲律宾的初级照顾机构的病例中，有11%～18%的个案患有精神疾病，但只有不到1/3的病人被诊断出来并获得治疗，而多数病人都抱怨其身体症状：头痛、其他疼痛、虚弱、头晕等。[②] 凯博文在湖南医学院所做的研究也发现，中国的精神病患也倾向于躯体化的疾病描述，由于精神疾病的污名化以及心理疾病未获得普遍认可，躯体化是获取生病认可的主要方式。[③] 在我们搜集到的抑郁症患者的疾病故事中，用躯体化症状来表达抑郁症发病也是患者抑郁症话语建构的特点，而且不同的患者在其抑郁症故事中呈现的躯体化症状也有很大不同，患者提及的躯体症状要远多于疾病分类标准中列出的躯体症状。另外，也有研究发现，与医学话语不同，患者更倾向于用一种超越生物学记录的方式讲述自己躯体的苦痛。[④] 在患者讲述的抑郁症故事中，疾病症状被描述得更加日常生活化。比如"情绪低落"会被患者描述为"难以控制的哭"；"嗜睡"或"行动力弱"会被描述为"躺在床上起不来"；"疲劳"会被描述为"没有力气"等。
　　上述这些特点在我们的抑郁症故事文本中均有体现：

> 　　2016 年冬天心跳加快、胸疼、严重失眠、痛苦焦虑；
> 　　2017 年症状严重，加之学业和人际压力大，痛苦积累到了极

---

　　① ［美］凯博文：《苦痛和疾病的社会根源：现代中国的抑郁、神经衰弱和病痛》，郭金华译，上海：三联书店，2008，第 49 页。
　　② ［美］凯博文：《苦痛和疾病的社会根源：现代中国的抑郁、神经衰弱和病痛》，郭金华译，上海：三联书店，2008，第 50 页。
　　③ ［美］阿瑟·克莱曼：《疾痛的故事：苦难、治愈与人的境况》，方筱丽译，上海：上海译文出版社，2010，第 9 页。
　　④ ［美］黛博拉·乐普顿：《医学的文化研究：疾病与身体》，苏静静译，北京：北京大学医学出版社，2016，第 123 页。

点——连续彻夜难眠，游走在想自杀和崩溃的边缘。

……

2019 年底复发，整个人处于崩溃状态，胃痛、头疼、胸疼，惊恐发作多次，仿佛行走在生死的两端。去医院检查数次，医生都说没有什么问题，但不适和痛苦依旧存在。

后来我才明白，可能是身体的疼痛能够掩饰心里的疼痛吧。（32号文本）

又如下面这个产后抑郁症患者的讲述：

休完产假后，调到一个新的科室，我发现我不能胜任工作了。头疼、心慌、胸闷、气短的感觉加剧，还恶心、干呕，记忆力下降，不能集中注意力。我无意中听到同事说我脑子不好使，后来甚至只要一踏上医院大楼的台阶，就心跳加快，胃火烧火燎。即使休班在家，也会无端地心慌。（2号文本）

在此文本中，此患者首先描述了自己躯体上的不适，通过这些躯体症状描述一方面说明自己生病了，另一方面，（或许更加主要）想要让他人（包括家人）相信她生病了。但由于她的家人不理解，使得她不得不用更多的躯体症状来反复说明：

我的情绪更加低落，负面情绪时常爆发，经常做出一些过激的行为，和老公吵架成了家常便饭。他朝我吼："以前我觉得你就是身体有点虚弱，以为慢慢调理就会好，谁知道现在你竟然变成了这样！每天拉达着脸，天天不高兴的样子，谁受得了！"我委屈得要命，却说不出我有多痛苦……孩子出生后，情况越来越糟糕。我全身疼痛，累了一天，晚上仍不能入睡。得不到很好的休息，心情更是烦躁，我有种深陷泥沼，就要被淹没、被吞噬的感觉。似有一双无形的大手，掐住我的脖子，喘不上气来。（2号文本）

古德的研究认为，患者的疾病叙事受到地方文化和家人疾病认知的影响。[①] 在此案例中尽管患者用了大量躯体症状的描述（全身疼痛、不能入睡、

---

① ［美］拜伦·古德：《医学、理性与经验：一个人类学的视角》，吕文江等译，北京：北京大学出版社，2010，第 219 页。

心情烦躁、喘不上气),但由于她丈夫的不理解,让她感觉仍然有"说不出的痛苦"。

　　由于痛苦无法准确说出,在抑郁症患者讲述的疾病故事时还会使用打比方、隐喻、借喻等修辞方法和使用各种生活化的语言来解释躯体症状。比如前媒体人、"渡过"公众号的创始人张进在讲述自己发病时的躯体感受时提到:"这种疼痛(头痛)是一种钝痛,不剧烈,但沉重,有重压感。它有如一片乌云,盘踞在你的大脑里。有时候突然消失,就像被风吹走;但你不敢轻松,因为你知道,它还会不期而至,你恐惧地等待着它的到来……"①

　　又如,在1号文本中,患者关于"记忆力下降"的隐喻式描述:"就这样赖在床上,大脑飞速运转着。我不断试图把那些让我恐惧的问题想清楚,寻找可以抚慰自己内心的方法。高速思维让我的大脑超负荷运转,当到达某个临界值之后,一瞬间黑屏,然后速度慢慢降下来。过后,我的大脑冷却下来。一定程度之后,再次开始运转,依旧循环往复。我知道自己出了问题,记忆力下降和意识模糊。"(1号文本)这些通过隐喻方法表达的躯体感受更体现出个体叙事的特点。

　　除了躯体上的症状外,患者的疾病故事中还有大量关于心理症状的描述,然而与躯体症状不同,心理症状呈现出难以恰当描述的特点,患者则更加倾向于使用日常生活语言、故事化的讲述和隐喻等修辞方法进行表达。

二、难以描述的心理症状

　　尽管凯博文及其他一些研究者认为中国的精神疾病患者更倾向于用躯体化来描述精神疾病,但在我们搜集到的抑郁症患者的疾病故事中,患者不只描述躯体上的症状,也很倾向于表达心理和精神上的感受。这或许因为,由于凯博文是在医院做的田野研究,在医院的临床诊疗中,患者的讲述须符合医生的问诊,当医生用躯体化的描述来询问患者的疾病感受时,患者也更多会使用躯体上的症状来回应,而在互联网上患者的疾病表达是一种自主状态的表达;另一方面,也或许由于在当下社会,人们对抑郁症是心理疾病和精神疾病的理解和接受程度已远远高于20世纪80年代末的中国民众,进而也倾向于表达心理上的疾病感受。

　　然而,尽管患者倾向于描述精神或心理上的不适,但精神和心理症状始终

---

① 张进:《渡过:抑郁症治愈笔记》,北京:中国工人出版社,2015,第10页。

面临着难以被恰当表达的困境。在一项有关香港某综合诊所抑郁症患者就诊情况的研究发现患者常以一种特定的模式来讲述那些模糊且发散的身体方面的障碍，只有为数不多的人报告了他们心理上的痛苦。不仅是因为中国文化中对精神疾病的强势污名化，还因为心理上的苦痛难以被描述。① 不过，正是由于心理上症状难以表达，也恰恰催生了更加多元的表达方式，患者在表达心理症状时，更加使用生活化的叙事和多元的修辞手法。比如下面这个文本案例：

> 天气越来越冷，起床和吃饭成了每天最难的事，我谁也不想见，又忍不住地害怕渴望被关心……一坐下来，所有不愉快的经历就像放电影一般循环播放；每晚也一定要快熄灯才能回寝室；下雨天会一个人站在操场中心冲着自己怒吼，甚至自扇耳光埋怨自己无用；坐车不敢靠近门，总觉得自己下一秒会跳车被乱车撞死；一上厕所就把自己关在里面两三个小时；以泪洗面差不多是常态……我抱着妈妈，好像不知道受了多大委屈，哭得声嘶力竭，直到手脚发麻瘫在客厅里。我想找份兼职换个心情，可是起不来床。一到早晨我就觉得浑身被针扎似的疼痛，心底会冒出声音说："何必活在这个世界上，有什么意义呢？"我木讷、冷漠、狠心、自私、无情。趁他们不注意坐上窗台想要结束生命，大晚上偷偷跑出家惹得全家出动来找我。我对妹妹说，我可能抑郁了。（7 号文本）

在这个文本中，患者讲述了自己诸多的反常行为，她认为引发这些行为的原因是自己"抑郁了"，只是描述中没有躯体症状的表达，更多描述的是"说不出的"心理苦痛。类似的还有 27 号文本：

> 我突然来了灵感，会兴奋得睡不着觉，然后半夜打电话跟朋友去交流。躁狂期间，联想的内容越来越多，频率也越来越高。眼见之处，耳闻之声，都会想到自己身上。住院前一天，我的行为是极其不正常的：一分钟内可以从哭到笑；在学校活动上去夺下话筒发表言论；跟着陌生人走；马路上拦车；甚至跑到一个军事区域门口非要进去……在常人看来都是如同疯子一样的行为，我却很清晰地记得我

① ［美］凯博文：《苦痛和疾病的社会根源：现代中国的抑郁、神经衰弱和病痛》，郭金华译，上海：三联书店，2008，第 51 页。

当时的想法,记得这样做的原因。我觉得自己什么都可以做,觉得一切事物都与自己有关。(27号文本)

当医学使用"躁狂"一词时,我们很难明晰"躁狂"的疾病表现,也很难直观地感受到"躁狂"给个体心理带来的影响。27号文本中的患者通过对自己生活中各种"反常"行为的描述将"躁狂"的疾病表现具体化。因此,尽管心理上的疾病症状常常会被患者表达为"没有人懂""没有人相信""求他们能够理解我",但在患者讲述的抑郁症故事中,我们也发现患者会使用生活化的语言,使用叙事策略和修辞技巧将其表达出来。

通过讲述生活故事的方式来表达心理症状的还包括2号文本中,患者通过描述父母对患者患病的"无能为力"来反衬抑郁症给患者带来的心理折磨:

> 连续四天四夜无眠后,我彻底崩溃了。半夜,我给父母打电话,声嘶力竭地诉说。母亲哭了,她说你怎么办呢?我和你爸也帮不上你的忙啊!我冲下楼,在寒冷的冬夜里,疯狂地奔跑着,边跑边哭……(2号文本)

以及7号文本中的类似讲述:

> "女儿,你到底怎么了?""家里并没有人懂,也没有人相信我,他们以为我在装疯卖傻。"(7号文本)

又如2号文本中,患者面对丈夫的"不理解",不得不从躯体症状的描述转到心理症状的描述,呈现出抑郁症所带来痛苦的逐步加深:

> 我伸出双手,想抓住能拯救我的东西,哪怕是一根稻草,然而什么都没有。我比以前更加自责、内疚。我不该来到这个世界,我没有资格拥有婚姻,拥有老公,拥有孩子。让我一个人自生自灭好了,我有了想死的念头。但看着襁褓中的儿子,我不忍心……这种纠结和内心冲突,使我如坠地狱,生平第一次尝到了绝望的滋味。(2号文本)

在笔者与抑郁症患者的交流中,也有抑郁症患者通过与躯体疾病的对比来表达抑郁症的心理症状的。比如,"相比于抑郁症,更希望自己得的是身体上疼痛一百倍的疾病"①，"抑郁症根本不是啥心灵感冒，心理上的折磨可比感冒痛苦多了！"②甚至在新冠肺炎疫情期间，一位抑郁症患者曾向笔者表达希望自己得的是"新冠"而不是抑郁症，"至少哪里疼、哪里痒，哪里不舒服是说得出的"。③

此外，也有患者通过生死对比来表达抑郁症所带来的"生不如死"的心理折磨：

> 内心的苦痛压抑随着冬天的到来，变得越来越严重，躯体的存在感和理性的冲突在不断较量。12月底，我撑不住想要放弃时，求生欲望令我将父母召唤过来，接我回了家……2019年底的日子，日日煎熬以泪洗面，我活着的意义仅仅只是为了活着。我蹉跎了所谓的大好岁月，拖着疲惫的身躯，浪费了大量的时间奔波于医院，只是确保：我还能活着。（29号文本）

又如9号文本，抑郁症被描述为"觉知不到一点生的希望"：

> 只有身处其中才会知道那种在无声世界里翻滚哭号、剥皮挫骨般的痛苦。就算是阳光灿烂的日子里，周围一切也都是灰濛濛。所有东西都没有色彩，叶子是灰色的，花是灰色的，就连太阳，也是灰色的。你蜷缩在这个灰色甚至是黑色世界里，虚弱、无助、痛苦、挣扎，就像逐渐腐败的叶子，觉知不到一点生的希望。并非阳光不在，而是你的灵魂，好像再也进去不了那个曾经熟悉的阳光洒落的世界里。（9号文本）

从抑郁症患者的疾病故事中，我们看到与凯博文研究的不同，如今的抑郁症患者不仅倾向于表达抑郁症的心理症状，而且会更加强化心理症状的苦痛，并且会利用各种生活中的故事片段（比如与家人的互动）、生活化的语言、多元的修辞方式将"难以言说"的心理苦痛表达得淋漓尽致，如此叙事特点的心理症状表达在医学话语和媒体话语中都难有呈现。

---

① 引语来自于笔者线下与抑郁症患者的交流。
② 引语来自于笔者线下与抑郁症患者的交流。
③ 引语来自于笔者线下与抑郁症患者的交流。

三、造成断裂的生活"症状"

古德认为疾痛伴随的是"日常生活世界"的摧毁，"疼痛具有能动性，它是个魔鬼、怪物，在他（患者）的体内四处潜行、乒乓作响，疼痛不受控制……威胁着要压倒他。他的身体支配了意识，威胁着要摧毁他的日常生活"。[①] 古德描述了生活与疾病如影随形，当病痛来临时，人们的日常生活也受到了严重的摧毁。但疾病对生活造成的影响在医学话语中并不常见，而在患者的疾病讲述中，往往会呈现疾病对生活造成的影响，这些描述可以被认为是疾病的生活"症状"。几乎所有抑郁症患者在讲述疾病时都会强调抑郁症带来的日常生活的变化，所讲述的疾病故事都会以罹患抑郁症开始分为明显的前后两段。患病后的生活往往会发生巨大的变化，比如日常生活的停滞、学习和工作的断裂、事业和梦想的被摧毁等。如下面这些故事文本中的描述：

> 最低落的时候，我不能出门，不能入睡，整整一天躺在床上。做任何事情都要很大的摩擦系数。经常早晨想去刷牙，努力了一整天，晚上才能完成。由于我拒绝任何人打扰，家人单独为我租了一个安静的公寓，离办公室只有几分钟路程。家人为我雇了一个阿姨，照顾我的饮食起居。我无法起床时，阿姨把饭放在小桌子上，搬到床上让我吃，吃完再把小桌子撤走。除了这些，我无力做更多事情。比如想剪头发，但这只是念想，却一直没有力气去执行。我大约三年没有剪发，最后头发已经如同枯草。（3号文本）

> 当重度抑郁来袭时，所有的一切都停滞了。思维、欲望、行动力，但凡有一项能够运作自如，也不至于把自己限于困境那么久。我变成了事事需要母亲照顾的婴儿。每天母亲会逼我起床，逼我梳洗，做些简单的家务，强拉着我出门散步，做简单的运动，到商场或者超市里感受琳琅满目的货品和川流的人潮。（6号文本）

> 一个多月后，我的工作能力直线下降，一些简单的工作都无法胜任，每天到办公室后总是呆呆地看着电脑屏幕。生活能力也明显下降，每天不想上班，不想吃饭，只想躺在床上。（16号文本）

> 从患病的那一天开始，我不能上班了，不能出门，不想吃饭，煮了

[①] ［美］拜伦·古德：《医学、理性与经验：一个人类学的视角》，吕文江等译，北京：北京大学出版社，2010，第184-186页。

一小锅米粥吃了三天，到了所谓的"亚木僵状态"，我的生命等于只剩下了呼吸。我不想和任何人接触，删除微信里发过的朋友圈，删除好友，身上的能量濒临衰竭，并且出现了一些躯体性症状，感觉20多年努力积淀的东西一下子被击碎，散落了一地。（27号文本）

11月初，我意识清醒但症状越来越严重，痛苦体验度特别深刻。我的工作、生活、社交全部被打乱，情绪不能自已。（30号文本）

美国作家安德鲁·所罗门（Andrew Solomon）在《忧郁》一书中对洗澡这一简单生活事件进行过描写，形象地呈现了抑郁症对患者日常生活的影响："我还记得，那时我四肢僵硬地躺在床上哭泣，因为太害怕而无法起来洗澡，但同时，心里又知道洗澡其实没什么可害怕的。我在心里复述着一连串动作：起身然后把脚放到地上，站起来，走到浴室，打开浴室门，走到浴缸旁边，打开水笼头，站到水下，用肥皂抹身体，冲洗干净，站出来，擦干，走回床边。十二个步骤，对我来说就像经历耶稣的艰险历程一样困难。我用全身的力气坐起来，转身，把脚放到地上，但是之后觉得万念俱灰，害怕得又转过身躺回床上，但脚却还在地上。然后我又开始哭泣，不仅因为我没办法完成日常生活中最简单的事，而且还因为这样让我觉得自己愚蠢无比。"①

《三联生活周刊》也曾发表一篇抑郁症患者的口述文章，也提了自己洗澡的细节："那3个月里面我根本无法完成洗澡这件事，每次拿水冲一下，就要立刻逃回到床上去。"②在这些抑郁症故事中，有没有力量去洗澡这一最为简单的生活细节俨然成为患者表达抑郁症疾病症状的一种方式。通过这样的表达，患者们不仅将医学上"行动力丧失"这一症状具体化了，而且还细致地呈现出抑郁症对患者日常生活的摧毁。类似的案例如6号文本，患者将患病后的自己比喻为"婴儿"，几乎丧失了独立的生活能力，形象地描绘出被抑郁症摧毁的日常生活的症状表现。

除此之外，抑郁症患者疾病故事中提及的生活"症状"还包括转学（10号文本）、休学或停学（包括未能参加高考）（19号、34号文本等）、辞职（6号、28号、36号文本等）、离婚（28、36号本文）等断裂性事件。比如在文本19中，一个罹患躁郁症的患者讲述了自己随着躁郁病发，他在海外求学的道路也戛然而止，生命历程从此发生了重大改变的故事：

① 转引自张进：《渡过：抑郁症治愈笔记》，北京：中国工人出版社，2015，第4-5页。
② 徐菁菁记录、关欣口述：《抑郁症患者口述：得病之后，我活得更明白了》，《三联生活周刊》微信公众号，2019年2月16日。

　　回国以后，我天天躲在家里不敢出去。我怕在路上碰见熟人，感觉他们对我指指点点，风言风语。一个出国留学的天之骄子，回家变成了一个神经病。那段时间我贪吃、嗜睡，体重大幅度上涨。想过考研，考公务员，但是感觉无法控制大脑安静地看书，只能作罢。

　　那时对于未来，我是非常恐惧的，因为自己在人生最关键的节点摔了一个重重的跟头。……我在上海的表哥是我生命中的贵人，他愿意带我到他在上海的公司工作。2011年左右，我的母亲陪伴我一起到了上海，一边养病，一边工作。（19号文本）

在他的讲述中，他反复提到被抑郁症阻止的事业的发展："我感觉我和别的同学相比，我这辈子都赶不上了。"（19号文本）对人生进程的破坏是迈克尔·伯里（Michael Bury）研究慢性病时提出的一个核心概念，他认为慢性病是一个破坏性的事件，它破坏了日常生活的结构以及作为其基础的知识形式，这意味着病人要接受痛苦和苦难，甚至死亡。[①]患者的疾病故事鲜活地呈现了抑郁症的这种破坏性，也鲜活地呈现了抑郁症所带来的生活"症状"。其他的生活"症状"还包括如下一些文本中的描述：

　　大二开学时，也就是2016年9月，我再一次崩溃，比上一次更加糟糕。我自残，把头发染成绿色，在耳骨上打耳洞，完全不能控制地发脾气，坚信全世界都想伤害我。那时候残存的理智告诉我，休学可能是更好的选择。（5号文本）

　　从躁到郁，是从高处极速跌落到深谷的感觉，完全没有办法维持或者继续原来的生活，只能按下停止键，让自己在药物的作用下喘息过来。（6号文本）

　　疾病在某种程度上改变了我的人生……我以往并不了解抑郁症到底是什么，也不知道抑郁症患者在遭受什么样的痛苦。总觉得自己的感受不大相同，所以就想利用自己的优势，来拍一部有关抑郁症的纪录片。（7号文本）

　　曾经复发过3次的我，也清醒地认知到这个病的可怕之处是因为某个不可知的原因，它有可能会继续再来纠缠……某种程度上，我们都被命运拣选了……我起病时纠结"生活的意义，人存在的意义"，

_____

① 郇建立：《慢性病与人生进程的破坏——评迈克尔·伯里的一个核心概念》，《社会学研究》2009年第5期，第229-241页。

在这些年的自我内心重塑和调整过程中，已经不再是一个问题。生活的意义就是生活本身；人存在的意义，也在于存在本身。（9 号文本）

心中总有挥之不散的阴云，不论如何和自己讲道理、聊天、安慰、鼓励，我再也变不回去原来的样子——那个热情大方、整天乐呵、能言善辩、热爱生活的自己了。（7 号文本）

从患者的疾病故事可以看出，与医学话语和媒体话语不同，患者对抑郁症的理解渗透在对个体生活和生命的理解当中。抑郁症的症状表现不仅在躯体和心理上，还表现在生活上。抑郁症对个体生活和生命历程造成的断裂，更增加了患者的疾病苦痛，这是在抑郁症医学话语和媒体话语中少有被呈现的抑郁症疾病表现的重要特征。另外，利用对比、隐喻等修辞手法，使用生活化和口语化的语言来描述疾病症状也是抑郁症患者疾病话语的显著特点。

第四节　"为什么是我"：患者疾病故事中的病因话语

"生病期间，我无数遍问自己：为什么我得了这个病？"（24 号文本）这是任何疾病患者常面临和思考的问题。医学研究致力于疾病病因的探寻，但患者更常用一种超越生物学的叙事方式来思考和解释。① 比如 24 号文本作者对自己患病原因的分析。

现在回过头来看，大概有以下几个原因：

a 性格及原生家庭的影响。

我是在河南一个小城市长大的，从小到大一直都是乖乖女，生活单纯且压抑。妈妈对我非常严格，我的一切与学习无关的爱好、兴趣，都被视为不务正业。我曾半夜偷偷在被窝里拿着手电筒看金庸和梁羽生的武侠小说，被妈妈抓到狠批一顿。一路成长起来，伴随我的好像只有学习成绩，好在顺利考上了重点大学，让父母备感骄傲。

但进入社会后发现，学历只是一个敲门砖，人际关系更加重要。我步履艰难地摸索着，屡屡碰壁。所幸运气较好，进了一个不错的公

---

① ［美］黛博拉·乐普顿：《医学的文化研究：疾病与身体》，苏静静译，北京：北京大学医学出版社，2016，第 123 页。

司，磕磕碰碰走了过来，但活得并不开心。这一切，大概是我从小价值观单一，以及缺少足够多的外延探索和社会交往造成的。

b 忽视规律且积极的生活方式。

成为家庭主妇后，有一小段时间我是非常快乐的。看看书，带带娃，喝喝茶，自由懒散开始萌芽。熬夜成了家常便饭，健身是三天打鱼两天晒网。日复一日不规律作息，即使身体不舒服也消极对待，抵抗力和免疫力日趋下降。当身体能量慢慢枯竭，情绪能量也在慢慢消减。

c 处理家庭关系不成熟。

我一向把家庭放在非常重要的位置，以此来标榜自己的付出，并在自己身心疲惫时，以错误的方式来寻求伴侣的帮助和关心。其实，人至中年，谁都有谁的不容易，家里繁琐事务如此，外面残酷的竞争我又何尝感受过？

错误的沟通方式造成家庭关系紧张，让身心疲惫的我无法应付。抑郁是我的一种逃避和抵御方式，所谓一个巴掌拍不响，如何更好地沟通是每个家庭成员都需要学习的一课。

d 忽视自我成长的重要性。

离开了职场环境，我忽视了自身成长的重要性。时间完全被碎片化，偶有闲暇时间也被我挥霍用来刷圈看剧。渐渐我发现跟老公越来越没有话聊，他说的我很多听不懂，我感受到恐惧和慌乱却不知道如何解决问题。我的社交圈越来越窄，也越来越焦虑和不自信，对未来的发展也没有任何打算。说实话，这期间我如果能够有个目标修个学位，也许不会到这种地步。（24 号文本）

此文本中，患者对自己的患病原因做了极为完备的分析，但大多数时候，患者并不能给出如此清晰而富有逻辑的病因分析。多数患者对自己为什么得病的认知受到多种因素的影响：个体所掌握的疾病知识、民间的疾病文化、个体的疾病体验和成长/生活经历。在第一章中，我们详述了医学界三种代表性的抑郁症病理分析路径及其观点，但患者的疾病归因往往不能与之契合，如卡伦的研究发现尽管医学研究认为癫痫发作是脑神经组织中的异常放电导致的,而苗族的地方知识却认为是因为祖先的灵魂没有得到安宁导致的。[①] 患者对疾病的归因会直接影响到治疗方式的选择,这对抑郁症这类慢性的、作用于人精神和心理的疾病来说更为重要。因此,患者在讲述疾病故事时,患者对病因的陈述或分析往往是重要的构成部分,以为自己所选择的治疗方案提供正当性的支持。

此外,患者在讲述疾病故事时常常会以时间为线索(这是生命故事常用的叙事方式)来建构个体对病因的理解。时间在具体的生活事件和经历中展开,因果逻辑便蕴含在其中。这既是患者抑郁症病因话语的特点,也呈现出与其他主体抑郁症话语生产的不同。在搜集到的样本中,我们发现了以下几种主要的抑郁症疾病的归因方式。

一、原生家庭:抑郁症病发的"底层逻辑"

"原生家庭"(family of origin)是婚姻家庭治疗中的一个重要概念,是指个体出生及其成长所在的家庭。[②] 原生家庭是近年来心理学和青少年研究的重要议题,这方面的研究主要聚焦于原生家庭环境中,父母的婚姻状况、性格特点、彼此之间的互动沟通、教育理念以及父母与子女之间的情感交流等对子女身心发展的影响。[③] 尽管在抑郁症的研究领域,也有发现儿童时期遭遇过暴力、隔离、贫困等经历对青少年及成人期的抑郁症发作的重要影响[④],但原生家庭如何在人成长的不同阶段诱发抑郁症,或者说原生家庭诱发抑郁症的作用机制在医学上尚没有确凿的证据。尽管医学话语中并未见夯实的原生家庭与抑郁症发病之间的病理依据,但在患者的讲述中,从原生家庭的视角追溯抑郁症的根源是常用的归因模式。比如文本 15 号文本中,患者明确提及的"原生家庭"因素:

---

①　[美]丽塔·卡伦:《叙事医学:尊重疾病有关的故事》,郭丽萍译,北京:北京大学医学出版社,2015,第 36 页。

②　李煜、齐巍:《原生家庭作用的机制与边界》,《中国社会科学报》2019 年 4 月 24 日,第 6 版。

③　杨平等:《"90 后"子女和父母双视角下的原生家庭关系研究》,《当代青年研究》2020 年第 3 期,第 40-45 页。

④　Carl, W. (2008). *Depression and Globalization——The Politics of Mental Health in the Twenty-First Century*. New York: Springer, 140-145.

我的原生家庭(原文小标题)

　　我对自己原生家庭的正确认识,是精神分析治疗的成果,也是我心理治愈的关键。

　　我的母亲曾经下放农村,等回到城里的时候,错过了高考的年龄,也成了大龄青年,匆匆忙忙就和我父亲结了婚。我的外婆是个童养媳,没有文化,生到第八个才是儿子,而我妈妈是她的第六个女儿。

　　我妈妈从小被当丫鬟使,外婆对我妈妈又打又骂。我妈妈的脾气和我外婆一样非常差,在我上高中之前一直打骂我。但与我外婆对她不同的是,我妈妈对我是真心的,只是她把她得不到的东西硬塞给我。

　　她爱我的方式,还体现在不让我做一点家务活,她把我当大小姐一样供着,以至于我觉得我和她的关系特别像《红楼梦》里的小姐和嬷嬷。

　　我父亲是从农村招进城的,只上过三年学;父亲小时候自己的母亲改嫁,是他奶奶一手把他带大的。他和我母亲结婚后,一直被我母亲和她的兄弟姐妹家庭鄙视,我其实在心里一直为我爸抱不平。

　　当我和我的心理医生叙述我爸的时候,医生认为我爸有严重的心理问题。我爸一生几乎没有朋友,亲戚也和他几乎不来往,原因之一是他缺乏对人最基本的尊重。他的阶级感特别强,鄙视地位比他低的人,追随地位比他高的人;他特别重男轻女,我是他的独生女,他经常和我说我是把你当儿子养的,还经常拿我稍微突起的喉结来证明他生的不是女儿而是儿子。

　　总之,他的精神世界非常扭曲,也给我的成长带来不可避免的认知扭曲,某种程度上造成了我分裂性疾病中的妄想。

　　我20岁生病的时候,我父亲对母亲说把我交给大学,不管我了。母亲放不下我,留在上海照顾我。父亲一个人回家乡逍遥自在,在舞场出轨,之后母亲和他离婚了。(15号文本)

又如3号文中,虽然患者没有明确提及"原生家庭"一词,但也花了大量笔墨来陈述自己的原生家庭状况,建构了一种隐含的"原生家庭"的病因逻辑:

　　后来,我用了好几年时间,去探寻童年究竟发生了什么。因为只有发现最初的创伤，才能重构我的"底层逻辑"……我问妈妈刚出生的事情。她真的不是故意的，这是我们家族沿袭的"育儿大法"。从小孩出生开始，老人们就告诉新妈妈："你不要去抱孩子，让孩子自己哭。孩子都特别精明，你一抱她知道怀抱里好，就撒不了手；最开始就不要抱，她哭着哭着就不哭了，以后就乖了，以后会好带。"……在小婴儿的世界里，无爱就意味着没有照顾，没有温暖和食物，就意味着死亡。他们必须拼尽全力去争取爱，因此小婴儿这时候就会留下人生第一个创伤——把妈妈喜欢的一面保留下来，把妈妈讨厌的一面压抑到潜意识之中去，她会在这时候发生人格分裂……这里还涉及一个叛逆的问题……我自己的研究和感受是：父母如果能允许孩子青春期叛逆，让孩子的愤怒得以表达，几年后孩子会和父母和解，就能安全渡过叛逆期，将来抑郁症的发病的可能性就会降低。但是中国的文化、中国的家庭秩序是不允许孩子反叛的……我现在知道，妈妈小时候应该也是匮乏温暖和爱的……我的姥姥从小是太姥姥一个人抚养长大的。生活是如此艰辛，如果孩子不乖一点，她们娘俩（指作者的妈妈和姥姥）都没办法活下来。随着治疗的深入，我深深理解了家族的创伤源头，愤怒随之化解。……回顾我自己，在青春期没怎么与父母冲突，一直是个乖孩子。但是，青春期没有表达出的愤怒，成年后在我身心最薄弱的时候用更严厉的方式爆发出来，差不多毁掉了我的一切。（3号文本）

从3号文本的患者讲述中可以看到，患者花了大量的精力追忆了其原生家庭的某些状况对其罹患抑郁症的影响，她甚至追溯到了自己太姥姥的不幸、姥姥的不幸和妈妈的不幸。她认为是这些"缺爱"的长辈将"缺爱"的成长经验传递给了下一代，这些"原生家庭"因素被她建构为诱发其抑郁症病发的"底层逻辑"。

又如10号文本，患者始终在他与母亲的相处经历中讲述他的抑郁症故事，母亲的性格和对待他的方式主导着他对自己"为什么会罹患抑郁症"的理解：

　　她（患者的母亲，也就是他称为俪姐的人——笔者注）是一个极端的人。极端到前一天用十几个衣架让我皮开肉绽，第二天便体贴入微地煲好骨汤给我。她是一个痴人，一个疯子，病灶是"无处安放的热爱"。生长在大凉山里，很快便被送到几百公里外的县城。在家行大，便只有照顾人而没有被照顾的机会。整个青春都在寄人篱下，她中意的原生家庭的爱正是她一直没有的。我拥有这样一个独立而坚强的母亲。她又是一个焦虑的人，体现在时常呲牙和碎嘴。我相信当我们分隔两地的时候互相都会十分想念，但是在一起的时候，只会有战争。（10号文本）

5号文本中，一位来自清华大学的女生也选择了她幼年成长过程中与母亲相处的细节作为叙事片段的构成，从而呈现出母亲这一来自原生家庭的要素成为导致其罹患抑郁症的主要原因：

这一切的导火线现在想来有些让人啼笑皆非：两年前的一门物理期中考试，我考了60多分。2015年，我从东北的一个很小的城市考上了清华大学某个工科实验班——这个城市过了清华分数线的考生，惟有我一个。

我的妈妈是我的小学班主任。我从未怀疑过她一直非常爱我，但很不幸，她是一个强势的人。我上小学时，她要求我在学习成绩、情商、性格举止等方面都必须是班上最优秀的。当我稍微低于她的期望，或者做出她认为错误的事情，轻则受到一顿辱骂和"打手板"，重则挨一顿毒打。她曾对全班同学说，如果我和别人闹矛盾，她只会批评我。虽然现在我完全能理解她这样说的目的，但她可能当时没有想到，小孩子的是非观都不是很成熟，他们会认为有这样的"免死金牌"，就可以为所欲为了。有一天，我的同桌买了一支新款的钢笔，我想借来用一用，被她拒绝了。我有些不高兴。巧的是那一天她没有带语文书，读课文时她想和我看一本，我没有同意，于是她就非常夸张地回头和后桌看一本。这个动作引起了我妈妈的注意，她走过来问是怎么回事，我的同桌说了一句"她不借我书"。这句话触犯了我妈妈的大忌。她没容我解释一句，就给了我几个耳光，然后把我揪到全班同学前面开始打。平时我会害怕乖乖认错，但那天可能我实在不知道自己哪里做错了，就一直都没承认。我被打到耳鸣，哭不出声音，感觉天旋地转，就是没有认错。这让她越来越生气，后来抄起一把木头凳子直接把我砸倒在地。可能有那么几秒钟我昏倒了，再醒来的时候只剩下了一个念头，就是从楼上跳下去吧。但当时，我已经站不起来了。那年我9岁，上四年级。现在我20岁了，仍然清晰地记着这些细节，写下来的时候仍然想痛哭一场。这件事和其他一些不那么激烈但性质相似的经历,让我养成了一种取悦别人的心态。我生怕自己哪里不注意,说错了话、做错了事让人不高兴。

　　终于,小学毕业后,我怀有这样一种向往:考出去,离开这里,看世界。加之来自学校的一些期望,我对成绩的执念接近癫狂。高中时,一旦某次丢了第一,我就会心急如焚,没日没夜地学习。每天一杯接一杯地喝咖啡,最多只睡五个小时,直到下次拿了第一为止。来到清华以后,思维方式的惯性带来的影响仍未停止。我为自己的眼界窄、见识少感到非常焦虑,再加上之前所在省份的教育情况相对欠发达,我压力非常大。成绩稍不理想,我就会觉得自己是个酒囊饭袋,正常吃饭和睡觉都会有罪恶感。那时候我受不了辣,就在饭菜里拼命加辣椒,觉得考了这样成绩的自己只配吃这样的食物。但这里毕竟不是中学,无论我怎样努力,都一抓一大把的人比我优秀。对自己的苛求令我的状况一天天糟糕下去,直到那次物理考试,因为脑力和心态不济,考出这样的成绩,我彻底崩溃。(5号文本)

　　这种通过追忆原生家庭来讲述抑郁症故事,并建构抑郁症病因的方式具有典型的生命故事的特点。[①] 生命故事中对致病原因因果关系的建构不需要医学病理分析和临床证明,只需在叙事中建立出因果逻辑即可,"原生家庭"病因的叙述呈现出典型的患者叙事的特点。

二、"负性生活事件":扣动抑郁症病发的"扳机"

　　在抑郁症的心理学归因中,有被称为"负性生活事件"的致病因素(详见第一章所述)。"负性生活事件"是一个统称,心理学利用了一个较为学术的概念来统摄人们生活中所遭遇的种种会诱发抑郁症病发的负性事件。而在患者讲述的抑郁症故事中这种统摄的"负性生活事件"被还原和具体化了,让人们更为清晰地了解到了到底是什么样的"负性生活事件",又是如何作用于某个具体情境中的个人,从而成为诱发抑郁症的"扳机"的。

　　在我们搜集的案例中,几乎所有案例的患者都清晰讲述了自己抑郁症发病的某个时间节点,而大多数节点不仅是一个年份或日期,还是某个具体情境

---

　　① 生命故事是指建立在自传式记忆上的关于个人生活的故事。参见:Thomsen, D. K., Jensen, T., Holm, T., Olesen, M. H., Schnieber, A., & Jan, T. (2015). A 3.5 Year Diary Study: Remembering and Life Story Importance are Predicted by Different Event Characteristics. *Consciousness and Cognition*, 36, 180-195.

中某个负性事件的发生。比如 30 号文本作者提及的舅舅去世、32 号文本提及的奶奶去世,40 号文本提及的离婚,27 号文本提及的 2008 年的汶川地震,29 号文本提及的 2020 年初的新冠肺炎疫情,以及 16 号文本提及的工作压力。甚至还有 14 号文本患者提及的遭遇男友的精神控制和精神虐待这种极端的、特殊的"负性生活事件"。14 号文本患者详细讲述了与男友的相处细节和脱离男友的过程,细致分析了自己后来罹患抑郁症与这段经历之间的关系,并对可能会因类似事件导致抑郁症的患者提供了一些建议。这个抑郁症故事展现了一个具体的"负性生活事件"与抑郁症病发之间的关联。

另外,虽然"负性生活事件"被认为是刺激抑郁症病发的"扳机",但在大多数患者的疾病故事中,提及的诱发抑郁症的因素不是单一的。个人性格、原生家庭以及负性生活事件等因素都会出现在患者讲述的抑郁症故事中,建构出一种多因素的疾病归因模式。虽然所归纳出的原因不尽相同,但多因素的归因模式体现出抑郁症患者建构的病因话语的多元性,这也是与医学话语和媒体话语的不同。我们以 25 号文本为例来呈现这种多因素的归因模式。

压抑

> 我叫格桑曲珍,1990 年生于拉萨。我有一个妹妹,小我一岁。
>
> 我父母都没上过学,没有稳定的经济来源。爸爸是个病秧子,哮喘很严重。不能提重东西,不能闻到烟味。本该是男人干的脏活累活,都是妈妈干。妈妈性格特别急躁,印象中总是骂爸爸是"没用的东西"。
>
> 小时候我和妹妹特别怕妈妈。无意中说错话她会用鞭子抽我;洗碗时候不小心摔碎个杯子也会被她抽;她干家务活时候让我帮忙去拿个东西,我找不到,随着鞭子落下来的还有她的责骂,骂我没用、是瞎子之类……
>
> 小时候真怀疑我不是她的孩子,天天打我骂我,我自己都心疼自己。好羡慕别人家的孩子,父母恩爱,对孩子又那么温柔,我却只有无尽的打骂。
>
> 长大了才明白这都是生活所迫。一个女人,如果生活无忧无虑,谁会这样呢?
>
> 因为没法干体力活,爸爸租了一家小商铺租光碟维持生活。爸爸平时随身带着药,病情时不时发作。小时候看到爸爸发病,我就抱着妹妹哭,很害怕爸爸就这样没了。

上一年级时,有一天下课,我跟妹妹在校门口等妈妈来接,一直等不到,原来她出了车祸。后来姑父接我们去吃饭,带我们去医院看妈妈。看到妈妈腿上打着厚厚的石膏,我抱着妈妈哭了好久。

妈妈住院那段时间,爸爸要看店,还要照顾妈妈,没有时间管我们,我跟妹妹只能去亲戚家蹭饭。六个月后妈妈出院,挂上拐杖,性格更加暴躁,总是骂我和妹妹是她的累赘;骂爸爸没用,不是个男人,家里啥都要她操心什么的。

几个月后,妈妈可以走路了。爸爸生意越做越差,妈妈自己酿酒,每天凌晨三点起来,在院子里生火酿米酒,装进瓶子带去市场,一瓶卖三块钱。

日复一日,妈妈没睡过一次安稳觉,大冬天也照样坚持。周末或者假期,我会陪妈妈去捡木柴,捡破烂。那时候好想自己快快长大,也能赚钱,不让爸妈那么辛苦。

有好几次,我跟妈妈说不上学了,去打工。妈妈反对。不管生活多拮据,她也一刻没有想过要我们放弃学业。

我从小学习就比妹妹差很多,每次成绩一出来,妈妈就会拿鞭子抽我,骂我没用,在亲戚面前也一个劲地说我不好。我变得自卑内向,自我否定,即使某次考得好,也会怀疑是不是老师批错了。

我对妈妈既心疼又感激,在她的责骂中度日如年。我太想快快长大,赚钱证明给父母看,减轻他们的生活负担。

初中毕业后我考上职业学校,父母很开心。从那时起,妈妈就不怎么骂我是笨蛋了。但她对我的其他责骂仍然如影随形。骂我乱花钱,说妹妹把挣的钱一半拿回家,而我一分不剩,是不孝女什么的。一点小事她都会闹得天翻地覆,骂我骂爸爸。我很心疼爸爸,想快快长大,带他去内地治病,不让他天天在妈妈的欺压下生活。

妈妈是一家之主,我们被妈妈揍,爸爸如果劝,也会一块挨骂。她太强势,太野蛮。妈妈的唠叨,三天两头挨打,我实在忍受不下去了。

抗拒

2010年我毕业了,可以离开妈妈,过自己想过的日子。所以故意去了离拉萨最远的一个边境小县城当老师。

可是现实不是我想象的那么美好。原来不是所有人都尊敬老师,至少我工作的地方不是。

我所在的学校的学生是牧民子弟,特别野蛮,经常打老师。当时我才 20 岁,身材瘦小,根本就不是这些学生的对手。

每次上课我都像去战场,被学生欺负,无缘无故地被撞。他们在我背后扔石头,上课时候起哄,随便站起来到处转;学校领导怕完不成普及九年义务教育任务,就算学生把老师打到流鼻血、鼻梁骨折,也不敢管。

经常有学生逃学回家,我们老师就要去他们家,低三下四求孩子回校上学。老师像个保姆,除了管孩子学习,还要管他们宿舍里的生活用品。每个老师负责一间宿舍,学生钥匙丢了、拖把没了什么的都要老师赔。我一个月 3900 元工资,3000 元寄回家,剩下的钱根本不够用。

天天过着心惊胆战的日子,就像到了地狱。生活像噩梦,每天晚上都睡不好,担心明天上课时学生又整我。睡眠越来越差,对未来完全没了期望。曾以为只要经济独立,生活就可以变得很美好,但事实上没有!我依然很苦,甚至比小时候天天被母亲挨骂还要苦!

就这样,日复一日地熬着,盼着快点放假回家。当初有多抗拒留在拉萨,现在就有多抗拒呆在这个学校。

我知道我错了!原来最安全的地方就是自己的家。就算妈妈多强势多野蛮,但仍然是自己唯一的家。

好不容易等到放假,坐了两天的车回到拉萨。妈妈做了热腾腾的饭菜等我回来,他们很开心,而我负罪感爆棚。

我谴责自己的不孝。我不幸福是因为我不配,我受的苦都是罪有应得;我是个坏人、坏孩子,离开他们去了那么远的地方。当时妹妹还在内地读书,家里只有父母,他们该有多孤独。

我以为只要寄钱给父母就是孝顺,现在想想真很后悔。如果我能重新来过,我会选择留在拉萨上班、陪父母。

妈妈为我付出了那么多,而我却选择离开她去那么远的地方。妈妈她这辈子没享福过,虽然脾气暴躁,但她付出的比别的母亲更多。

我好愧疚,我的苦难可能就是自己的报应。从一开始我就错了,我对不起他们,是个不孝顺的孩子。

崩溃

2011年我遇到了现在的老公，然后怀孕了。

可是2012年8月29日分娩时难产，妈妈死活不让剖腹，医生踮在我的肚子上硬生生把婴孩给挤了出来。那一瞬间我感觉解脱了，开心地哭了出来。

可是当我被送回病房，却见不到孩子。妈妈说孩子在胎里缺氧吞羊水，有点不舒服，在儿科观察，没多大问题。过了好几天，他们瞒不下去了，说孩子没抢救过来，夭折了。

当时我每日每夜在哭，仿佛在做梦，觉得这样的事情不应该在我身上发生。为什么死的不是我？每天都在痛苦中煎熬。有人来看我也不见，好几次想死都没死成。

产假到期后我回到学校。有一次值班时制止一个学生偷东西，他一脚踢在我肚子上，我被几个女学生抱着送进医院。因为学校老师不够，校长打电话催我回去上课，我老公跟校长吵了以后才消停了几天。

经过这些事，我更不想呆在那个学校了，好几次想辞职。又想到父母那么辛苦供我上学，辞职对不起他们，只能忍着。出院回校后，睡不好觉，每天都失眠，有失去儿子的痛，还有怕学生跟我冲突。就这样度日如年，整晚哭泣，每天都晕乎乎的。

又过了一个月，妈妈突然打电话，说爸爸脑梗塞在医院，让我回来见最后一面。当时感觉天都快塌了，好不容易赶回拉萨，爸爸已经走了。

办完爸爸后事，我回学校上班，每晚都睡不着。带父亲去内地治病的心愿还没完成，爸爸就那么走了。我好愧疚，好自责，接二连三的打击让我不想活了，眼前都是爸爸和儿子，每晚都哭泣。

爆发

就这样过了好几个月，老公想办法把我调到地区幼儿园，我感觉自己的生活开始有了希望。

2013年底我又怀孕了，全家人都很开心。孕期每天在家呆着养胎，妈妈无微不至照顾我。2014年5月13日孩子出生，是女儿，9斤4两的巨婴。我因为剖腹产失血过多，在医院住了半个月。但受的苦都是值得的,因为孩子健康,我的母亲脸上也有了笑容。

看起来一切都是那么美好,一切坏事都过去了,可我心里还是那么痛苦。我跟老公2013年贷款买了房子,装修费是我妈妈出的,这几个月她每天唠叨个没完,说我这不好那不好,这错那错,不孝顺,该死。有时我忍无可忍顶回去,她就又哭又闹没完没了。

我好累,怕自己说错话导致妈妈闹自杀、离家出走;我彻夜难眠,情况越来越糟糕,心情低落,情绪暴躁。(25号文本)

在25号文本患者所讲述的抑郁症故事中,原生家庭中父母的格局、父亲的身体状况、家庭的贫穷、母亲对她的苛责等多种因素共同埋下了压抑的"种子",这些"种子"推动她做出远离原生家庭、远离母亲到外地就业的决定,而在外地工作的不顺又诱发了新的压力和痛苦,这些林林总总的复合因素在其抑郁症故事中都被建构成为自己罹患抑郁症的原因,而这种多因素的疾病归因只有在一个细致的叙事文本中才能够被有逻辑地呈现。

20世纪80年代末期,美国临床心理学家阿朗·贝克(Aaron T. Beck)、心理学家阿勃拉姆森(Lyn Yvonne Abramson)、塞蒙斯(D'Andra Simons)提出抑郁症的社会认知理论,他们认为抑郁症的病因主要由两方面的因素决定:一是认知因素,即个体本身所具有的易产生抑郁症的认知倾向性因素;二是社会应激因素,即负性的生活事件。二者以一种交互作用的方式影响抑郁症的产生与发展。后来美国心理学家伯纳德·韦纳(Bernard Weiner)进一步整合了认知因素和社会因素,认为人们对于成功和失败一般是按照努力、任务难度、能力和运气这4种因素进行归因,并将4种因素归入内因—外因、稳定—不稳定四个范围中,共同影响认知情绪的产生。基于这个理论,美国心理学家马丁·塞利格曼(Martin E. P. Seligman)和阿勃拉姆森提出了抑郁症的习得性无望理论模型,主要是指当个人经历了失败和挫折后,面对问题时会产生无能为力的心理状态。引起这样心理状态的原因是将消极事件的发生归因为自身的内在原因。[①] 如果说上述原生家庭因素和负性生活事件都可被视为导致抑郁症的外部因素的话,那么个人性格便可被视为内在归因了,在患者讲述的疾病故事中,凸显性格因素,作出内向归因的抑郁症话语也有不少。

---

① 杨青:《抑郁症的认知理论阐释及其干预》,《深圳大学学报(人文社会科学版)》2004年第5期,第82-85页。

三、内向归因：抑郁症病发的性格因素

在"渡过"公众号创始人张进看来,抑郁症患者具有"内在惩罚者"的性格特点。[①] 他认为患者往往以内在归因、自我惩罚与伤害的方式面对外部世界的刺激与攻击。这一归因方式在我们搜集到的抑郁症患者的疾病故事中也有明显的呈现。比如 2 号文本和 23 号文本中,患者对自己性格特点的剖析：

> 随着学习的深入,我不断地反省、觉察、探索、剖析自己,对自己有了更进一步的了解,懂得必须改变固有的思维、行为、习惯。小时候,我在别人的眼里是个脾气很偶的人……童年的我自卑、敏感,缺乏安全感。……直到长大成人,我依然觉得自己没用、无能。习得性无助感导致自我效能感降低。我是家中老小,从小就依赖哥姐,缺乏独立性,遇事就选择逃避。即使后来长大,工作,成家,这种无助感也扩散到了生活的方方面面。我总是认为自己没有能力来解决面对的问题,也就放弃了所有的努力和尝试。造成的结果是更加沮丧和抑郁,遇事畏缩不前,在压力面前束手无策,处理问题非常情绪化。(2号文本)

病因(原文小标题)

> 恢复过来后,我开始关注抑郁症患者群体,关注自己遇到的很多问题,也开始学习重新分析自己。从小到大,我适应能力一直很强。我从来都不喜欢麻烦别人,宁愿自己多做一些,也不懂得拒绝。我的性格一向温和,很少和别人发生冲突,很多时候是逆来顺受的姿态。但我的骨子有一股倔劲,决定要做的事情谁都阻拦不了。我的童年并不幸福,父亲从小就不在身边,后来父母离异。家庭的因素或多或少对我的心理健康产生一些影响。我生性敏感,思维活跃,做事比较急躁。到了大学关注起社会这个大圈子,太多的信息蜂拥而至,一下子不知道怎么处理这些东西。(23 号文本)

在 23 号文本中,作者虽然明确提出了个人性格与抑郁症病发之间的关联,但是作者又根据医生的诊断书,对自己的性格归因作出反思：

---

① 张进:《渡过:抑郁症治愈笔记》,北京:中国工人出版社,2015,第 26 页。

　　　　但我并不觉得我生病就是这些原因造成的。医生的诊断书对病因的描述很长。这本身是一种复杂的疾病，并不是某一件事情就突然诱发的，而有着长期的积累。这是我后来对自己生病的分析，可能不准确却也不那么重要。其实并不一定要纠结成因是什么，发生了就想办法去处理就是。（23号文本）

　　如此的反思体现出患者所获得的医学知识会影响个体的疾病归因，只是个体如何基于自己的疾病经验对医学知识进行解读，还未有定论。在我们搜集到的抑郁症患者的疾病故事中，至少体现出三种解读方式：顺从式的、协商式的和抵抗式的。由于对疾病病因的认知会影响到治疗方式的选择，处理医学知识的方式也会影响抑郁症患者治疗方式的选择，这一点在下文抑郁症患者的治疗话语中还会详述。

　　还有一些患者在故事的讲述中，虽未明确提及性格因素，但患者讲述的个人成长经历的细节、对罹患抑郁症的处理和对病因的分析中蕴含着某种性格特点，从而通过叙事的方式构建出性格归因的话语。比如如下一些文本：

　　　　时间回到2010年，那年我高三，17岁。因为成绩优异，一直是全校前十名，如愿以偿进入母校的火箭班。一开始还好，第一次月考是全校第3名；第二次月考发挥失常，掉到全校第30多名，一下子就慌了。自责、怀疑等等负面情绪接踵而来，成绩越来越不理想，就这样抑郁了。曾经活力无限的我，开始嗜睡、厌学。上课走神，回忆自己过去种种错误，并且一再自责。（21号文本）

　　　　自小，我就不愿意把痛苦和烦恼分担给别人，更愿意自己躲着掉眼泪。一是觉得怕别人嫌我烦；二是发现生活中的痛苦别人是不能完全感同身受的，即便我讲给他人听，他们也未必能理解我，又徒增了新的烦恼。能够被他人理解，是莫大幸运之事，可遇不可求。

　　　　或许是习惯了对内的痛苦，我让自己的生活所传达的基本都是正能量。大概是因为这个习惯，造成了我的压抑，对痛苦的压抑：痛苦不再搬到台面上被解剖，只是留在心底，烙着一个又一个印记。
（32号文本）

　　在上述两个文本中，无论是21号文本作者面对考试失败时所描述的自责和怀疑的心态，还是32号文本作者对自己习惯性消化痛苦的陈述，都呈现出患者性格上的一些特点以及这些性格特点与抑郁症病发之间的因果关系。这种因果关系没有经过医学验证,性格特点也没有进行医学术语的提炼,只是通过故事讲述呈现出患者建构的性格上的病因逻辑。

四、生物学病因的采纳与个体阐释

与抑郁症的医学话语不同的是,在患者的疾病讲述中,极少对抑郁症的生物学病因进行详述,这或许由于患者对抑郁症医学知识的掌握并不丰富,超出了一些患者的理解,也或许由于生物学病因的解释专业、晦涩,难以在生活叙事中得到恰当的表述。生物学病因分析的缺失也是患者建构的抑郁症病因话语的特点。

在第一章中,我们提到了不少抑郁症生物学病因的研究发现,比如脑科学认为下丘脑通过垂体发挥作用,会使一种被称为皮质醇的应激激素水平异常升高,长时间的皮质醇分泌可能导致免疫系统的问题和抑郁症。也有研究发现三种神经递质——5-羟色胺、去甲肾上腺素和多巴胺——对心境有着特别重要的影响;以及,严重抑郁症患者中海马体体积减少等,相对较少的受体被大量皮质醇淹没时,就有产生抑郁症的先兆等。[①] 这些专业的生物学名词和医学病理分析极少出现在患者的疾病故事中。在我们搜集的样本中,仅有一例在讲述治疗方案时提及了一些生物学病因及药物作用的机理。

> 对于疼痛,多个医生建议我换药,换成治疗疼痛效果较好的度洛西汀(选择性 5-羟色胺和去甲肾上腺素再摄取双重作用的抑制剂)。其药理学作用是能抑制神经元突触前膜对 5-羟色胺和去甲肾上腺素的再摄取,对多巴胺再摄取的抑制作用降低。简单说就是调节大脑的神经递质平衡,减轻中枢系统的疼痛作用,改善抑郁焦虑情绪。后来,我研究了躯体障碍疼痛,实际上和大脑杏仁核分泌过剩、体内单胺类神经递质缺乏直接联系,心理因素也占很大一部分。有时候心理疾病不单是心理因素造成的,也与生理上大脑神经递质的缺乏有关。(32 号文本)

不过,虽然专业的生物学病因不太会在抑郁症患者讲述的疾病故事中呈现,但并不意味着患者对医学话语的不认同或不接受。因为在患者的治疗话

[①] Penza, K. M., Heim, C., & Nemeroff, C. B. (2003). Neurobiological Effects of Childhood Abuse: Implications for the Pathophysiology of Depression and Anxiety. *Archives of Women's Mental Health*, 6(1), 15-22. 有关生物学对抑郁症病理的研究也可参考第一章的内容。

语中,情况大有不同,医学疗法居于患者抑郁症治疗话语的主导地位,充分体现了其依赖和支持医学权威的特点。

第五节　医学主导与个体经验:患者疾病故事中的治疗话语

治疗经历也是患者讲述疾病故事的重要构成。医学对疾病探索的目标就是通过了解疾病的发病机理来寻求有效的治疗方法,进而建构疾病话语的完整体系,患者话语亦有如此的功能和目标。如上所述,患者对抑郁症病因的理解会直接影响治疗方案的选择,患者对病因的分析也常常与其治疗体验联系在一起,具有"对症下药"的意味(如上文提及的第 32 号文本)。在医学上,由于对抑郁症病理认知的不统一,对抑郁症的治疗也存在差异,目前医学界有三种主要的治疗方法:药物治疗、心理治疗和综合疗法(有关抑郁症治疗方法的阐述,详见第一章),这三种治疗方案在患者的疾病故事中均有提及。但无论是哪种治疗方法,医学权威始终处于主导地位。只是患者会根据自己的治疗经历和治疗效果的评估,对医学治疗方案提供来自个体经验的批判,体现对医学权威的协商和抵抗,这也是患者话语的独特之处。

一、求助医疗:以医学为中心的治疗话语及其有效性的个体检验

求助医疗几乎是患者疾病故事中提及最多的治疗方案。具体的治疗措施包括:药物治疗、心理治疗、颅磁和脑电波治疗、住院治疗等。此外,还有相当多的患者都提到了自己擅自停药带来的疾病反复,为药物治疗的有效性提供了来自个体经验的支持。比如:

> 我曾经从三个方面都听到了停药的可能。一个是心理医生,一个是中医针灸,还有一个是佛法。不过,我不会自己轻易停药。我一定要和精神科大夫商量酌量减药,根据自己的情况一点点来。希望我的经历可以帮助到有类似经历的人,给予你们战胜病魔的力量、信心和勇气。(15 号文本)

> 抑郁症的治疗中,药物治疗和心理咨询是必要的。药物的依据来源于大量的临床实验,心理治疗是外界的心理干预,这两者的效果是经过科学佐证的;要相信科学,因为科学结论来自于大量的临床实

验。（19 号文本）

　　我从不否认跑步或者瑜伽对治疗的帮助作用，在症状得到有效控制的前提之下作为辅助治疗完全可行，但不能本末倒置……"抑郁不是简单的感冒发烧，也不是疾风骤雨，不是你扛过去或者说你躲过去就结束了，它会复发，会潜伏，会纠缠不休。人类的自救行为是发明了药物，人类的智慧虽然暂时不能解释此病的发病机制，但是实践上已经是实现了减轻大多数人症状的目的，在这一点上我愿意更相信科学。虽然由于发病机制尚未明确，复发也可能在所难免，目前来看不屈服于这个心灵魔咒的最好办法还是从生物—心理—社会—时间这四个方面来强化识别能力最重要，与其惶惶不可终日，不如通盘考量，从量化分析的角度科学管控自己的治疗体系。"（27 号文本）

　　我想提醒大家的是，必须遵医嘱吃药，医生说停药再停药；觉得自己状态好，就擅自停药这个做法是非常不对的。不要对自己的状态太自信，尤其是换到一个新环境，不然就会像我一样复发了都不知道自己怎么了。（32 号文本）

　　与医学和媒体从他者的立场来讲述抑郁症不同，患者作为疾病的直接体验者，对治疗效果有直观的感受，"有效""无效"或者"认可""不认可"均有来自自己治疗经历的检验，这种通过叙事建构疾病治疗话语的方式起到了"现身说法"的效果。同时，患者也会根据自己的治疗体验和对治疗效果的理解对医学治疗方法进行批判。

二、"走过的弯路"：对医学治疗方法的体验式批判

　　在抑郁症的治疗中，并没有哪一种治疗方案对所有人来说都是绝对有效的，同样的治疗方法作用于不同的患者所起到的效果也有不同。虽然医学界有"偶尔治愈"①的说法，但医学话语很少会将"不那么有效"的治疗经历和个体治疗的差异展现出来，媒体也不大做这方面的话语建构。但患者通过疾病故事，通过讲述治疗中"走过的弯路"，治疗的副作用，以及对治疗效果的认知，

---

　　① 这是长眠在纽约东北部的撒拉纳克湖畔的特鲁多医生的墓志铭，英文原文为：To Cure Sometimes，To Relieve Often，To Comfort Always. 中文译为"偶尔治愈，常常帮助，总是安慰"。"偶尔治愈"也常用来形容医学在疾病治疗上的有限性。

呈现了丰富的个体差异性。

1."走过的弯路"

抑郁症具有慢性病的特点,对抑郁症的治疗常常不是短期的、一次性的。不少患者在治疗中经历了"试错"的过程,患者将这些"试错"的经历视为"走过的弯路"记录在自己的抑郁症故事当中,建构了极具个体性的治疗话语。比如如下文本中的讲述:

【三次药物治疗失败】……后来,无路可走,我不得不去当地心理康复医院就诊。医生简单地问了我的情况,给我开了一种抗抑郁药。服用了半年后,症状不但没有改善,反而夜间盗汗,醒来后全身湿透。第一次药物治疗以失败告终。之后,我更换了医生,又两次开始药物治疗。终因缺乏知识,耐受不了药物副作用,两次私自停药。我变得越来越自卑、敏感、多疑,动不动就情绪失控……有时脑子里甚至会蹦出这样的念头:让地球赶紧毁灭吧,我就永远不会再有痛苦了。2013年,单位进行三级医院评审。经历了高度紧张的工作后,我再一次崩溃。2014年5月,我第四次踏进医院大门。这一次我终于坚持下来,药物逐渐发挥作用,我的躯体症状逐渐减轻。药物治疗见效,让我增强了信心。(2号文本)

我去了一家在百度上位居榜首的私人医院,被诊断为"重度抑郁症",立即办理了住院手续,一晚上做了整套的检测,火急火燎花掉了5000多元。治疗了两周,吃了药就睡,毫无起色;第二次去的是公立医院,诊断结果依旧为"重度抑郁症",立即入院治疗。(7号文本)

2014—2018年间,我看了很多医生,几乎所有抗强迫的药我都吃过:百忧解、舍曲林、马来酸氟伏沙明、丙戊酸镁等……通过吃药、停药、再服药,观察自己的情绪和各个因素(读心理书籍、社交、运动、反思),我认识到心理问题不是一天两天或者一两件事形成的……我认为吃药只治标不治本,解铃还须系铃人,只有自己才清楚自己有哪些问题。想办法解决问题,是每个人成长和前进的本能。(11号文本)

2001年在上大三的时候,被上海市精神卫生中心诊断为"分裂样精神障碍",吃维斯通,基本维持正常,顺利大学毕业……2012年,我又因博士论文答辩压力特别大,旧病复发,美国精神科医生诊断我为"双相情感障碍"。2012年到2015年,我陆陆续续进医院4次。

2015 年被强行住院 2 个多月,诊断为"分裂样情感障碍";2017 年,我又一次住院,出院后接受了心理治疗,遇到了现在的心理医生,开始了两年多的精神分析治疗。(15 号文本)

　　住院期间,医生给我做了无抽搐电休克治疗。后来我辗转又换了一个医院,新的医生给我做药物和心理的双重治疗。在整个 2018 年,我依然没有动力,经常躺在床上不想起来。医生大夫认为我不是药物问题,而是心理问题……就这样慢慢走到了 2019 年,我又辗转找到一位医生,他是一位勤恳有耐心的大夫。每次见到他,我都觉得自己的人生受到了激励。他给我换了一种调节情绪的药,我的情绪几乎在同时上升了一个维度,生活质量有了明显的提高。(20 号文本)

　　2018 年冬天,我的抑郁症又加重了。这一次我决定好好面对,辗转到重庆就医。可是所托非人,遇到的医生不负责任,我从白天等到了黑夜,只换来一句:我们医生不是神仙,你需要住院。他给我一个合作医院的地址,让我去那儿住院。于是我一个人颠沛流离,好不容易找到那个偏僻的医院,很快觉得是受骗了,第二天就申请出院。我爸妈来重庆,接我回老家就医。又遇到不负责任的医生,预约一次心理门诊 600 块钱,坚持了两个多月,我觉得自己再也不会好了。这辈子就这样昏昏沉沉、像行尸走肉一样起起伏伏吧。还好到 2019 年,我终于遇到一位医生。这次我知道我找对人了。我决定放下包袱,彻彻底底面对疾病。该吃药就吃药,就把它当成一个慢性病吧。(21 号文本)

以上文本中患者讲述的抑郁症故事呈现出一个漫长的、曲折的治疗过程,其中包含了各种诊断不当、用药失误、治疗无效的"试错"经历。这些"试错"经历并非普遍一致,但却呈现出个性特点,有些方案在某个人身上没有效,或者效果差,但在另外人身上却不一定。这种多元的、差异化的治疗话语只有在患者的疾病故事中才能获得呈现。

2. 难捱的药物副作用

药物副作用极少出现在抑郁症的社会话语当中,媒体的抑郁症话语几乎不提及药物的副作用。然而,药物治疗所产生的副作用如抑郁症本身带给患者的疾病体验一样,会成为患者讲述疾病苦痛和治疗经历的重要构成。比如:

　　我的服药量很大,最多时候同时吃六种药。我出现了严重的药物反应，脱发、嗜睡、发胖……但同时情绪状态慢慢恢复正常，可以不再依赖酒精入睡……但服药期间，我体重不断增加。从 2015 年 8 月至 2016 年 2 月，我增重了 40 斤。因为不能接受这样的体重，我自行停药，经历了非常可怕的断药反应。（3 号文本）

确诊之后是无比痛苦的试药阶段。精神科的药物重构了你的大脑化学物质比例，带来从未体验过的不适，口干嗜睡之类都算是相当友好的副作用，让人恐慌的是帕金森般的手抖、眼晕对不了焦、更严重的失眠、不停地打哈欠流泪、皮肤的刺痛感……没有一刻是安静的，整个人被裹挟在一个相当混乱又无法自控的状态，最好的方法就是窝在床上、埋在被子里，远远地离开世界，甚至最好自此消失，不再出现……试药三个月后，医生帮我确定了一个相对有效的药物组合。身体开始耐受，副作用变小，躯体症状渐渐平复。（9 号文本）

在此后的 20 余天时间里，我的睡眠没有得到改善，抗抑郁药的副作用却十分明显。这段时间，我对抗抑郁药的功效其实是将信将疑的，但还是遵医嘱坚持吃药和上班。因为一个人呆在家里确实很无聊，也很害怕。1 月 31 日复诊，我把拉肚子和睡眠未改善的情况告诉医生，他在原有用药基础上增加了米氮平，鼓励我继续坚持……此后，抗抑郁药物副作用逐渐减轻，拉肚子次数明显减少，睡眠明显改善。直到这时，我才对抗抑郁药物功效有了一些信心。（16 号文本）

在上述这些患者讲述的文本中，可以看到脱发、嗜睡、发胖、口干、嗜睡、手抖、眼晕、更严重的失眠、不停地打哈欠流泪、皮肤的刺痛感、拉肚子等都是抑郁症药物副作用的表现。这些副作用有些可能会出现在药物说明书中，有些则不会。患者则通过自己的疾病故事呈现出药物副作用的多样性。

3. "共处"而非"治愈"：对康复的个体认知

作为完整的疾病故事，对抑郁症病程的讲述也常以疾病的"治愈"来结束。在医学话语中，治愈有多种科学化的测量指标，包括躯体上和心理上的。然而，在患者的讲述中，呈现出对治愈十分不同的理解。在相当多的患者看来，治疗的结果未必是某个标准的治愈，或是回到病发前的状态，而是一种全新的身体和生活状态：接纳或"共处"是经常被提及的治愈话语。比如：

和抑郁为伴会是个漫长的过程，可能要经历一次甚至多次反复。即使经过治疗，将来依然可能会因为一些事感到低落或痛苦。治疗无法彻底消除问题,但是我们可以学着更好地和抑郁共存。到那时,你会发现抑郁也并非一无是处和那么可怕,它的到来提醒你要改变自己以往的思维、行为、习惯。(2号文本)

一位资深病友和我说过,我们追求的恢复,并不是回到原来的状态,而是变成一个更好更贴近自身灵魂的自己。(4号文本)

接受自己是个躁郁症患者,甚至接受自己终身服药的可能。(19号文本)

回想从2011年到现在,一直浑浑噩噩,抑郁反复发作几次,我都不太记得自己健健康康时是什么样子了。这个病仿佛成了我生活的主旋律,好像有一条灰色的狗一直跟着我。我现在努力尝试与它和平相处,尝试自己像从来没有抑郁那样生活和工作。药物并不能根本解决生活中真实存在的困难,看病吃药只是一方面,更多还是要靠自己,需要改变一点什么。(21号文本)

凡是过往,皆为序章。疾病让人痛苦、让人迷失的同时也给予了清晰的认识——重要的不是治愈,是带着病痛继续活下去。无论是疫情还是其他的事物,在经过惨痛的灵魂洗礼后,任何杀不死的,终将变得更强大。究极所有,达到涅槃。(29号文本)

"与郁共处""随郁而安"是患者对治愈的不同理解,它不是建立在医学检测指标基础上的,而是个体根据自己的疾病体验和治疗前后状态对比的个体化理解,它甚至是一个个体对可承受范围内的治愈状况的判断。比如有些人可能无法接受或承受"终身服药",他们或许并不认为药物治疗取得了好的效果,而对于另一些人来说,如果吃药能够控制或改善一些疾病症状,便认为获得了比较好的治疗效果。这些不同层次的、多元的治愈话语通过患者讲述的抑郁症故事得到了呈现。

三、信仰、音乐与义工:生活经验中的个性疗法

除了医学为主导的治疗方案,在抑郁症患者讲述的疾病故事中还有大量个性化的治疗方法,这些治疗方法很难在医学话语中出现,但却可以在患者话语中以讲故事的方式存在。在我们搜集到的样本中提及的个性疗法包括:信仰(佛教、基督教等)、听音乐、做义工、旅游、辞职、远离原生家庭、切断负面社

交、跑步、爬山、读书、结交病友、加入抑郁症组织等。这些个性疗法的选择大多基于患者的生活经验,比如,对于没有家庭和孩子牵绊的患者来说,更容易尝试旅游、辞职、切断社交或远离家庭压力等方法,但对于其他的患者(如刚刚生育孩子的年轻母亲)来说则难以实现,或者尝试了也未必有效。其次,这些个性疗法还与个体所能够支配的费用有关,这一点在个别患者的抑郁症故事中有所提及,比如辞职、旅游,需要有足够的经济支持。再次,个性疗法的选择还受到家庭传统或民间疾病文化的影响,比如一些民间文化中认为精神疾病是业障病,主张信仰佛教修行等(如 4 号文本所述)。在此仅举几例来展现患者讲述的抑郁症故事中提及的个性疗法。

> 我休学、住院、旅游、跑步、做心理咨询、上电视台、信基督教,等等,能用的方法都试了,只要是我能做到的。(8 号文本)
>
> 我还有一个治愈我的良药,就是信仰。2015 年,我从学校回家后,因为没有朋友,便开始结交了一些基督教朋友。我告诉他们我有抑郁症,他们都为我祷告,还让我受洗。但他们说,信了上帝就不能拜菩萨。这让我很纠结。我小时候生过一次特别奇怪的病,低烧不退两个月,不吃不喝,医院治不好。快不行的时候,我爷爷给我找来一个和尚爷爷把我治好了。爷爷说,我和佛菩萨有缘,以后见到佛菩萨就要拜。当我得知信了上帝就不能拜菩萨,我决定不受洗了,去找佛教信仰。在一位好友的推荐下,我在我美国的家附近找到了一个庙。我皈依了佛门,做了一名居士。最近,我找到了一位佛友。他告诉了我两个简单的方法:每天早上起床念 30 分钟"南无观世音菩萨",并且常常忏悔。我现在正在运用,觉得变得越来越幸运、顺利。(15 号文本)
>
> 除了用药,(康复——笔者注)也应该有我各方面康复尝试的因素:a 坚持锻炼身体。b 旅游。c 坚持练习英语口语。d 坚持练习书法。e 迷上古诗词。总起来看,我认为和其他躯体疾病相比,抑郁症的康复最需要个人的努力,这并不能归因为"幸运"。(21 号文本)
>
> 在当下每一天,我认真去生活,努力去工作。每天去跑步,周末去户外爬山、溯溪、漂流。我发现经过周末的完全释放,我能以更好的状态投入到工作和生活中,心情也能保持愉悦。(36 号文本)

从上述文本的呈现可见,即使同样是信仰疗法,不仅不同人愿意皈依的信仰不同,且信仰带给不同人的疗效也不同,这些治疗方法的差异性只有通过患者个体的疾病叙事才能体现出来。

从患者讲述的抑郁症故事可以看出,治疗是一个随时间延展的过程,讲故事的方式恰好可以呈现这一过程。通过故事的讲述所展现出来的抑郁症治疗不是使用什么样的治疗方法获得了什么样的效果这么一个简单的因果逻辑,而是一段段充满了误诊、试错、药物副作用等复杂且艰难的生活经历。这些随着生活经历讲述而建构出的抑郁症话语恰是患者疾病话语建构的特点。

小　结

在以医疗为中心的疾病话语生产体系中,病患作为被治疗的对象,并不具备生产疾病话语的权威地位。因此,长期以来患者的疾病表达在医学界也被认为是不重要的。然而,从患者的角度来看,医生固然有解释和治疗疾病的专业知识,但他们对患者的痛苦"不以为然",患者常常感到在治疗过程中被冷淡的医疗所物化。[①] 随着叙事研究方法进入医学领域,医学界逐渐意识到患者疾病叙事的重要作用,如果医学研究者和临床医护人员不了解疾病对患者带来的痛苦和折磨有多深重,就无法作出良好的医患沟通和疾病诊疗。[②] 因此,医学界逐步开始重视患者的疾病表达在医疗过程中的作用。

另一方面,与医学试图发现和总结疾病的普遍化特征不同,患者叙事试图使人们理解发生在患者个体身上的疾病不是普遍的,是具有特殊性和独特意义的。患者叙事呈现的恰恰是疾病作用于个体的表现,以及个人如何解决疾病带来的生命困境问题。[③] 因此,患者的疾病叙事不仅是病人理解自身体验,以及在受到疾病干扰之后重建身份和新生活的方法,也是他人了解患者疾病体验和从患者视角理解疾病的窗口。[④]

在互联网兴起之前,患者的疾病表达只在人际交流场景中出现(跟医生或者家人),很难进入公共话语空间,从而难以对疾病社会话语的建构产生影响。影响疾病社会话语生成的主导力量是医学,其次还包括以大众传播媒介为代

① [美]丽塔·卡伦:《叙事医学:尊重疾病有关的故事》,郭丽萍译,北京:北京大学医学出版社,2015,第26页。

② [美]丽塔·卡伦:《叙事医学:尊重疾病有关的故事》,郭丽萍译,北京:北京大学医学出版社,2015,第24页。

③ [美]丽塔·卡伦:《叙事医学:尊重疾病有关的故事》,郭丽萍译,北京:北京大学医学出版社,2015,第11-12页。

④ Frank, A. W. (1998). Just Listening: Narrative and Deep Illness. *Families Systems & Health*, 16(3), 197-212.

表的公共话语论坛的话语实践。无论是医学知识还是媒体话语，抑郁症在其中都只是一种疾病，是需要被医学攻克的难题，未见人（患者），也未见被疾病折磨的个体生活和生命。

互联网兴起后，患者找到了可以进行疾病表达的渠道和空间，激发了大量以患者为主体的疾病话语实践活动。[①] 通过对这些话语实践文本的分析，不仅可以了解患者的疾病话语建构的方式和逻辑，还可以窥见患者在网络空间中公开表达的疾病话语是如何改变社会疾病话语的样貌和生产机制的。因此，在本章中，我们运用叙事分析的方法，通过对患者自述的抑郁症故事，从疾病话语所主要包括的症状（症状）表现、致病原因和治疗方法这三个维度的分析，发现患者生产的抑郁症话语的如下一些特点。

首先，与医学话语和媒体话语不同，患者对抑郁症疾病的理解渗透在其生命故事的讲述当中。抑郁症的症状表现不仅在躯体和心理上，还在生活上。抑郁症使个体的生活和生命历程造成断裂，这些作用于生活的症状更增加了患者的疾病苦痛，这是在医学和媒体抑郁症话语中很少被呈现的。另外，利用对比、隐喻等修辞，以及生活化和口语化的语言来描述疾病症状也是抑郁症患者疾病话语的显著特点。

其次，患者不倾向于对自己罹患抑郁症作出更具科学化的生物学归因，更多使用原生家庭、性格易感和负性生活事件的归因框架。尤其是原生家庭和性格易感是患者提及最多，被认为是最主要的诱发因素。各种各样的负性生活事件在患者的疾病故事中获得了细致呈现，但在患者的叙事逻辑中，负性生活事件往往是一个触发点，刺激了疾病的发作，而非诱发抑郁症的"底层逻辑"。另外，患者对抑郁症致病原因的讲述极少出现医学病理分析，也几乎不用任何医学术语。或可说明，患者通过讲故事的方式追寻的抑郁症病因往往更容易将成长经历、生活中的事件和性格要素编织进病因话语当中，而病理分析不仅具有专业门槛，也很难被嵌入故事当中。

再次，在患者建构的抑郁症治疗话语中，医学治疗方法始终是主导。有人不仅提到了具体的药物名称，还对药物的作用机理作出了一定的分析。只是与医学话语不同的是，患者通过自己的治疗体验来检验治疗效果，这其中药物的副作用、治疗中遭遇的"失败"和"走过的弯路"都被呈现在故事讲述当中。因此，患者的治疗话语展现的并非如医学治疗话语一样是一个简单的"药到病

① Broom, A., & Tovey, P. (2008). Exploring the Temporal Dimension in Cancer Patients' Experiences of Nonbiomedical Therapeutics. *Qualitative Health Research*, 18(12), 1650-1661.

除"的效果关系,而是一个复杂的、艰难的治疗过程。这一点说明虽然医学治疗方法在患者的治疗话语中仍然具有权威性,但患者作为治疗的直接体验者会以"现身说法"的形式对医学权威进行批评和协商,提出和采纳一些个性化或更适合自己的治疗方法。这种对医学话语的批判和协商以及个性化和多元化的治疗话语是患者抑郁症话语的又一特点。

通过对网络空间中抑郁症患者公开表达的疾病故事的分析,我们发现患者在疾病故事中建构的抑郁症话语与抑郁症的医学话语和媒体话语有着诸多方面的不同,最为主要的是患者的抑郁症故事呈现了在"抑郁症"这一统一病名标示下,抑郁症作用于个体所呈现的疾病表现、发病原因以及治疗方法的多样性;以及,个人的疾病体验如何与医学的抑郁症话语进行合作、协商或斗争,从而形构个人对于抑郁症的理解,并影响个体对抑郁症的应对、治疗方法的选择以及治疗效果评估的。这些丰富的患者故事不仅改变了受医学主导的抑郁症话语的形貌,还丰富了抑郁症社会话语的生成机制,成为网络时代疾病话语生产的重要主体之一,只是这一主体提供的疾病话语是基于个体经验的、是不具普遍性的、是不稳定、甚至不科学的。本章通过抑郁症患者疾病故事的分析也为审视网络环境下疾病话语的生成机制提供了启发。

另外,上述思考抑郁症患者疾病故事的理论视角和分析框架虽然也可以用于其他任何疾病的分析,但对抑郁症这一会对个体和社会带来巨大苦痛和损失的慢性疾病来说更为适合。因为抑郁症是一个起病快,但治疗慢,病程反复,治疗效果个体不一的复杂疾病。当病程延续得越长,它向患者生活和生命的嵌入就越深,对患者生活和生命造成的破坏就越严重,患者的生活也就不可避免地会围绕抑郁症展开。因此,从疾病故事视角探讨抑郁症对个体生命维度之影响具有特殊的意义,它展现了抑郁症医学话语和媒体话语所没有和无法展现的疾病的个体维度,可被视为抑郁症研究的一个新的视角和方法。

参考文献

中文部分

[1] [澳]格雷姆·考恩:《我战胜了抑郁症》,凌春秀译,北京:人民邮电出版社,2015。

[2] 白红义:《媒介社会学中的"把关":一个经典理论的形成、演化与再造》,《南京社会科学》2020年第1期,第106-115页。

[3] 白红义:《气候报道记者作为"实践共同体"——一项对新闻专业知识的探索性研究》,《新闻记者》2020年第2期,第75-88页。

[4] 白吉可、周志超、张大庆:《医学史视域下中国抑郁症发展研究》,《医学与哲学(A)》2018年第12期,第83-86页。

[5] 白吉可、张大庆:《科学与社会互动的典型例证"神经衰弱快速综合疗法"之历史》,《自然辩证法研究》2019年第8期,第86-92页。

[6] 边致远等:《从〈景岳全书〉情志之郁理论探讨情志致痛》,《中医杂志》2019年第16期,第1367-1370页。

[7] 卜卫:《媒介与性别》,南京:江苏人民出版社,2001。

[8] 蔡友月:《真的有精神病吗?一个跨文化、跨领域精神医疗研究取径的定位与反省》,《科技、医疗与社会》2012年第15期,第11-64页。

[9] 曹培鑫、梁轩:《科学传播的中国语境:实践的历史与中西对话》,《现代传播(中国传媒大学学报)》2020年第3期,第42-46页。

[10] 《曾出版史学专著高中生林嘉文因抑郁症离世》,新京报网,http://www.bjnews.com.cn/news/2016/02/24/394978.html,2020年5月4日。

[11] 陈楚洁:《意义、新闻权威与文化结构——新闻业研究的文化—社会路径》,《新闻记者》2018年第8期,第46-61页。

[12] 陈丹:《中国媒介的大众健康传播——1994—2001年〈人民日报〉"世界艾滋病日"报道分析》,《新闻大学》2002年第3期,第29-32页。

[13] 陈剑梅：《"神经衰弱"何以变成"抑郁症"：一种社会学视角的分析》，《医学与哲学》2011 年第 11 期，第 35-36 页，第 78 页。

[14] 陈力丹：《美国传播学者休梅克女士谈影响传播内容的诸因素》，《国际新闻界》2000 年第 5 期，第 79 页。

[15] 陈明等：《健康类媒体履行社会责任简析——以〈健康时报〉为例》，《健康教育与健康促进》2015 年第 5 期，第 396-397 页。

[16] 陈世宏：《慢性疲劳综合征从肝论治体会》，《中国中医药信息杂志》2005 年第 11 期，第 84 页。

[17] 陈向一、杨德森：《中外学者对神经衰弱概念认识和应用的异同》，《江苏医药》1988 年第 2 期，第 92-93 页。

[18] 陈欣钢：《身份、关系、角色：医疗改革媒介话语中的医患建构》，《现代传播（中国传媒大学学报）》2015 年第 5 期，第 46-50 页。

[19] 程桂婷：《疾病对中国现代作家创作的影响研究：以鲁迅、孙犁、史铁生为例》，北京：中国社会科学出版社，2015。

[20] 戴立磊等：《伴有自杀意念抑郁症患者人格与应对方式的研究》，《临床精神医学杂志》2015 年第 4 期，第 255-257 页。

[21] 丁文清等：《中国学龄儿童青少年心理健康状况 Meta 分析》，《宁夏医科大学学报》2017 年第 7 期，第 785-791 页，第 795 页。

[22] 董伟：《健康传播视角下抑郁症报道研究》，《新闻世界》2010 年第 5 期，第 91-93 页。

[23] 段馨懿等：《抑郁症患者自杀相关社会、心理影响因素的性别差异研究进展》，《国际精神病学杂志》2009 年第 3 期，第 145-148 页。

[24] ［法］埃米尔·涂尔干：《自杀论》，冯韵文译，北京：商务印书馆，1996。

[25] ［法］贝尔纳·格朗热：《抑郁症》，李颖译，北京：中央编译出版社，2013。

[26] ［法］罗兰·巴尔特：《叙事作品结构分析导论》，选自伍蠡甫、胡经之主编：《西方文艺理论名著选编（下）》，北京：北京大学出版社，1987。

[27] ［法］米歇尔·福柯：《精神疾病与心理学》，王杨译，上海：上海译文出版社，2016。

[28] ［法］米歇尔·福柯：《知识考古学》，谢强、马月译，北京：生活·读书·新知三联书店，2003。

[29] ［法］米歇尔·福柯：《疯癫与文明：理性时代的疯癫史》（第 2 版），刘

北成、杨远婴译,北京:生活·读书·新知三联书店,2003。

[30] [法]乔治·米诺瓦:《自杀的历史》,李佶等译,北京:经济日报出版社,2003。

[31] [法]热拉尔·热奈特:《热奈特论文集》,史忠义译,天津:天津百花文艺出版社,2001。

[32] 凡庆涛等:《国外科学传播与普及研究的知识图谱与热点主题——基于 SCI 和 SSCI 的文献计量分析(1999—2018 年)》,《科普研究》2019 年第 4 期,第 24-33 页,第 111 页。

[33] 方亮、肖水源:《2009—2013 年媒体报道的中国官员自杀事件调查》,《中国心理卫生杂志》2015 年第 1 期,第 6-9 页。

[34] 冯强:《我国食品安全议题的新闻生产常规及规制因素分析——基于对 14 名媒体人的深度访谈》,《湖北社会科学》2016 年第 8 期,第 191-198 页。

[35] 付翔:《癌痛患者的躯体经验与疾痛叙事研究——基于医学人文的思考》,《叙事医学》2019 年第 5 期,第 318-323 页,第 340 页。

[36] 桂立辉:《浏阳市农村居民抑郁症流行病学研究》,中南大学社会医学与卫生事业管理博士论文,2010。

[37] 郭艾琳:《百忧解营销之道:全方位市场培育》,《第一财经日报》,2005 年 2 月 21 日。

[38] 何伶俐、旺新建:《抑郁症在中国的传播》,《医学与哲学》2012 年第 2A 期,第 29-31 页。

[39] 何伶俐:《神经衰弱和抑郁症概念发展中的文化分歧》,南开大学社会学博士学位论文,2013。

[40] 何中清、闫煜菲:《元话语研究 30 年——发展、问题和展望》,《北京科技大学学报(社会科学版)》2020 年第 1 期,第 22-29 页。

[41] 侯绪婧等:《压力性生活事件与大学生自杀意念:抑郁的中介作用和睡眠质量的调节作用》,《医学教育研究与实践》2019 年第 6 期,第 1000-1004 页。

[42] 胡泽卿等:《抑郁症的自杀未遂及其危险因素分析》,《中华精神科杂志》1997 年第 2 期,第 70-73 页。

[43] 胡泽卿等:《抑郁症与自杀》,《临床精神医学杂志》1997 年第 3 期,第 163 页。

[44] 黄康妮、大卫·鲍尔森:《地方环境记者的气候变化知识与其成因》,

《国际新闻界》2015 年第 6 期,第 110-127 页。

[45] 黄润龙:《近 21 年我国自杀人口的性别差异》,《西北人口》2011 年第 1 期,第 59-63 页。

[46] 姜能志等:《抑郁症伴发自杀的相关因素研究进展》,《精神医学杂志》2012 年第 6 期,第 478-480 页。

[47] 金桂:《知识社会学》,《科学学与科学技术管理》1985 年第 11 期,第 40 页。

[48] 金恒:《健康传播视野下大众媒体自闭症报道的议题呈现》,复旦大学硕士论文,2011。

[49] 李淳:《关于自杀题材报道的研究》,复旦大学新闻学硕士论文,2008。

[50] 李东晓:《别让消逝的生命成为媒体娱乐的盛宴——从陈琳之死看自杀新闻报道的底线伦理》,《浙江传媒学院学报》2010 年第 2 期,第 46-49 页。

[51] 李东晓:《居间政治:中国媒体反腐的社会学考察》,北京:中国传媒大学出版社,2012。

[52] 李禾禾、王月华:《关于战胜现代社会抑郁症的思考》,《探索与争鸣》2003 年第 12 期,第 25 26 页。

[53] 李鸿等:《抑郁症合并焦虑症患者自杀态度调查及其与病情、应对方式的关系探讨》,《中华全科医学》2019 年第 12 期,第 2069-2071 页,第 2134 页。

[54] 李欢欢等:《基于"心理痛苦"理论的眶额皮质介导抑郁症自杀机制》,《心理科学进展》2015 年第 7 期,第 1187-1195 页。

[55] 李翔:《都市类报纸抑郁症议题报道研究——以〈南方都市报〉为例》,武汉大学传播学硕士论文,2017。

[56] 李煜、齐巍:《原生家庭作用的机制与边界》,《中国社会科学报》2019 年 4 月 24 日,第 6 版。

[57] 刘国香:《抑郁症在中国》,《二十一世纪》2009 年第 8 期,第 85-92 页。

[58] 刘海龙:《作为知识的传播:传播研究的知识之维刍议》,《现代出版》2020 年第 4 期,第 23-31 页。

[59] 刘若楠等:《抑郁症自杀患者人格与应对方式的研究》,《新疆医学》2019 年第 8 期,第 754-756 页,第 749 页。

［60］刘贤臣等:《青少年抑郁症状的年龄性别差异》,《中国行为医学科学》1997 年第 1 期,第 30-33 页。

［61］刘雁书、肖水源:《自杀事件的媒体报道对人群自杀行为的影响(综述)》,《中国心理卫生杂志》2007 年第 5 期,第 310-313 页,第325 页。

［62］刘瑛:《互联网健康传播:理论建构与实证研究》,武汉:华中科技大学出版社,2013。

［63］刘瑛:《美国健康传播学研究的论题、理论与方法》,《清华大学国际传播研究中心第三届中国健康传播大会优秀论文集》,2008。

［64］刘肇瑞等:《2002—2015 年我国自杀率变化趋势》,《中国心理卫生杂志》2017 年第 10 期,第 756-767 页。

［65］路鹏程:《媒体自杀新闻的内容分析:一个精神健康传播的视角》,《新闻与传播研究》2005 年第 3 期,第 31-41 页。

［66］吕军:《药物联合心理危机干预对抑郁症患者自杀行为的影响分析》,《世界最新医学信息文摘》2016 年第 A4 期,第 79 页,第 84 页。

［67］马辛:《北京市抑郁症的调查》,《中华精神科杂志》2007 年第 2 期,第100-103 页。

［68］［美］E. M. 罗杰斯:《传播学史:一种传记式的方法》,殷晓蓉译,上海:上海译文出版社,2012。

［69］［美］阿瑟·克莱曼:《疾痛的故事:苦难、治愈与人的境况》,方筱丽译,上海:上海译文出版社,2010。

［70］［美］艾伦·T. 贝克:《抑郁症与焦虑症——一种认知的观点》,张旭东等译,重庆:重庆大学出版社,2010。

［71］［美］拜伦·古德:《医学、理性与经验:一个人类学的视角》,吕文江等译,北京:北京大学出版社,2010。

［72］［美］彼得·伯格、托马斯·卢克曼:《现实的社会建构:知识社会学论纲》,吴肃然译,北京:北京大学出版社,2019。

［73］［美］查尔斯·罗森伯格:《当代医学的困境》,张大庆等译,北京:北京大学医学出版社,2016。

［74］［美］黛博拉·乐普顿:《医学的文化研究:疾病与身体》,苏静静译,北京:北京大学医学出版社,2016。

［75］［美］盖伊·塔奇曼:《做新闻》,麻争旗等译,北京:华夏出版社,2008。

[76] [美]杰罗姆·布鲁纳:《故事的形成——法律、文学、生活》,孙玫璐译,北京:教育科学出版社,2006。

[77] [美]凯博文:《苦痛和疾病的社会根源:现代中国的抑郁、神经衰弱和病痛》,郭金华译,上海:三联书店,2008。

[78] [美]李普曼:《公众舆论》,阎克文、江红译,上海:上海人民出版社,2002。

[79] [美]丽塔·卡伦:《叙事医学:尊重疾病有关的故事》,郭丽萍译,北京:北京大学医学出版社,2015。

[80] [美]罗伯特·C.艾伦编:《重组话语频道》,麦永雄、柏敬泽译,北京:中国社会科学出版社,2000。

[81] [美]迈克尔·舒德森:《新闻生产的社会学》,选自[英]詹姆斯·库兰、[美]米切尔·古尔维奇编:《大众传媒与社会》,杨击译,北京:华夏出版社,2006。

[82] [美]迈克尔·舒德森:《新闻的力量》,刘艺娲译,北京:华夏出版社,2011。

[83] [美]门彻:《新闻报道与写作》,展江等译,北京:世界图书出版公司北京公司,2013。

[84] [美]帕梅拉·休梅克:《大众传媒把关(中文注释版)》,张咏华译,上海:上海交通大学出版社,2007。

[85] [美]帕特丽夏·盖斯特·马丁等:《健康传播:个人、文化与政治的综合视角》,龚文庠、李利群译,北京:北京大学出版社,2006。

[86] [美]伊森·沃特斯:《像我们一样疯狂:美式心理疾病的全球化》,黄晓楠译,北京:北京师范大学出版社,2016。

[87] [美]詹姆特·A.特罗斯特:《流行病与文化》,刘新建、刘新义译,济南:山东画报出版社,2008。

[88] 孟庆国、邓喆:《网络媒体有关官员自杀事件报道的失范、影响及反思》,《吉林大学社会科学学报》2015年第5期,第162-170页,第176页。

[89] 孟宪励:《健康类报纸的当下与未来》,《中国记者》2014年第1期,第33-35页。

[90] 米光明、王官仁:《健康传播学原理与实践》,长沙:湖南科学技术出版社,1996。

[91] 米立:《抗抑郁药追外企》,《医药经济报》,2014年3月31日,第F3版。

［92］宁菁菁、黄佩:《福柯权力理论下的抑郁症他者形象——以网站对抑郁症的报道为例》,《北京邮电大学学报(社会科学版)》2013 年第 2 期,第 25-30 页。

［93］潘芳主编:《临床心理学》,天津:南开大学出版社,2005。

［94］潘祥辉、刘国庆:《媒体对高校舆论监督的“瞭望效应”及传播失灵——基于 2014 年以来澎湃新闻对高校学术不端报道的分析》,《郑州大学学报(哲学社会科学版)》2019 年第 6 期,第 119-124 页。

［95］潘祥辉、吴正楠:《科学工作者变身自媒体人:话语、角色及影响》,《中州学刊》2016 年第 10 期,第 160-166 页。

［96］潘忠党、陆晔:《走向公共:新闻专业主义再出发》,《国际新闻界》2017 年第 10 期,第 91-124 页。

［97］潘忠党:《“补偿网络”:作为传播社会学研究的概念》,《国际新闻界》1997 年第 3 期,第 34-46 页。

［98］潘忠党:《在“后真相”喧嚣下新闻业的坚持——一个以“副文本”为修辞的视角》,《新闻记者》2018 年第 5 期,第 6-18 页。

［99］庞旭:《健康传播视域下的抑郁症报道研究(2011—2015)》,华东师范大学新闻学硕士论文,2016。

［100］钱铭怡等:《我国未来对心理咨询治疗师需求的预测研究》,《中国心理卫生杂志》2010 年第 12 期,第 942-947 页。

［101］秦碧勇等:《抑郁症患者自杀风险与共病数量、抑郁程度的相关性研究》,《重庆医学》2016 年第 13 期,第 1810-1812 页。

［102］邱玉蝉:《写剧本或新闻? 看热闹还是感同身受? 女性癌症病人的新闻建构》,《传播与社会学刊》(香港)2015 年第 31 期,第 65-94 页。

［103］任金州、康云凯:《我国电视媒体健康传播视角下的抑郁症》,《今传媒》2015 年第 3 期,第 4-6 页。

［104］任志洪等:《抑郁症网络化自助干预的效果及作用机制——以汉化 Mood GYM 为例》,《心理学报》2016 年第 7 期,第 818-832 页。

［105］《上海 24 岁围棋国手不幸坠楼身亡,生前被查出患有抑郁症》,“澎湃新闻”微信公众号,2020 年 7 月 3 日。

［106］沈正赋、许逸:《网络自杀新闻报道及其影响因子研究——基于传播学研究的内容分析法》,《青年研究》2010 年第 5 期,第 66-76 页,第 97 页。

［107］孙藜:《作为“有机知识”的新闻:杜威和“夭折”的〈思想新闻〉》,《现

代传播》2014 年第 2 期,第 47-52 页。

[108] 孙林、夏小军:《"气机逆乱"是抑郁症发病的直接病机》,甘肃省中医药学会 2013 年学术年会,2013 年 11 月。

[109] 滕育栋:《回到原典:重新探究把关人理论的学术思想史理路——纪念休梅克〈把关人〉出版 25 周年》,《新闻传播》2011 年第 12 期,第 56-57 页,第 59 页。

[110] 汪新建、吕小康:《躯体与心理疾病:躯体化问题的跨文化视角》,《南京师大学报(社会科学版)》2010 年第 6 期,第 95-100 页。

[111] 汪艳等:《抑郁症患者内隐自杀意念与外显自杀意念的关系》,《海南医学》2018 年第 19 期,第 2703-2706 页。

[112] 王辰瑶:《反观诸己:美国"新闻业危机"的三种话语》,《国际新闻界》2018 年第 8 期,第 25-45 页。

[113] 王翠:《国内报纸对抑郁症患者的形象呈现研究——以〈人民日报〉、〈新京报〉、〈健康报〉的报道为样本》,《新闻世界》2010 年第 6 期,第 88-89 页。

[114] 王江涛:《中国亟需对农村自杀问题进行研究和干预——访武汉大学中国乡村治理研究中心研究员杨华》,《南方周末》,http://www.infzm.com/contents/170855,2019 年 11 月 18 日。

[115] 王金礼:《作为知识的新闻:杜威、帕克与"夭折"的〈思想新闻〉》,《学术研究》2015 年第 3 期,第 32-39 页。

[116] 王鹏程:《疾病体验与文学热度——论〈疾病对中国现代作家创作的影响研究〉》,《中国图书评论》2016 年第 3 期,第 42-46 页。

[117] 王熙等:《中国儿童青少年抑郁症状性别差异的流行病学调查》,《中华流行病学杂志》2013 年第 9 期,第 893-896 页。

[118] 王宇、刘婷婷:《如何面对盛糖时代——中国都市媒体的糖尿病议题建构》,《2015 年度中国健康传播大会优秀论文集》,2015,第 137-145 页。

[119] 微博树洞的抑郁留言背后,有人在用 AI 保护他们,https://mp.weixin.qq.com/s/I4bEDlu691DGVnQ8ijHTAw,2020 年 2 月 2 日。

[120] 翁秀琪等:《新闻与社会真实建构:大众媒体、官方消息来源与社会运动的三角关系》,台北:三民书局,1997。

[121] 吴飞:《自杀与美好生活》,上海:三联书店,2007。

[122] 吴飞:《自杀作为中国问题》,北京:生活·读书·新知三联书

店,2007。

[123] 吴孟津、徐美苓:《忧郁症的生物医学真实、社会文化真实与新闻再现:以台湾的〈中国时报〉与〈苹果日报〉为例》,《传播与社会学刊》2011年第17期,第87-122页。

[124] 吴世文、杨国斌:《"我是网民":网络自传、生命故事与互联网历史》,《国际新闻界》2019年第9期,第35-59页。

[125] 《西安18岁史学奇才因抑郁症离世 曾出版两本专著》,华商网,http://news.hsw.cn/system/2016/0225/357902_3.shtml,2020年5月4日。

[126] 萧阿勤:《叙事分析》,选自瞿海源等主编:《社会及行为科学研究法(二):质性研究法》,北京:社会科学文献出版社,2013。

[127] 萧易忻:《"抑郁症如何产生"的社会学分析:基于新自由主义全球化的视角》,《社会》2016年第2期,第191-214页。

[128] 萧易忻:《新自由主义全球化对"医疗化"的形构》,《社会》2014年第6期,第165-195页。

[129] 萧易忻:《抑郁症在中国产生的社会学分析》,上海:华东理工大学出版社,2016。

[130] 萧易忻、徐永祥:《全球化背景下跨国药企的权力运作》,《社会科学》2014年第12期,第60-68页。

[131] 谢斌:《心理咨询行业在中国的困局与出路》,《心理学通讯》2018年第3期,第175-176页。

[132] 辛立敏等:《伴忧郁特征抑郁症患者自杀未遂的危险因素》,《中国神经精神疾病杂志》2019年第1期,第15-19页。

[133] 新思界产业研究中心:《2018—2022年中国抗抑郁药行业发展态势及发展前景预测报告》,http://www.newsijie.com/chanye/yiyao/jujiao/2018/0822/11245024.html。

[134] 徐菁菁记录、关欣口述:《抑郁症患者口述:得病之后,我活得更明白了》,《三联生活周刊》微信公众号,2019年2月16日。

[135] 徐来、黄煜:《"新闻是什么"——人工智能时代的新闻模式演变与新闻学教育之思》,《全球传媒学刊》2017年第4期,第25-39页。

[136] 徐亮:《新闻文本的文学性与新闻专业主义的相对性》,《新闻与传播研究》2008年第2期,第54-59页,第95页。

[137] 徐晓君:《以互联网为平台的健康传播研究》,广西大学新闻学硕士

学位论文,2007。

[138] 徐煜:《自杀行为何以被媒介建构? 一项针对国内新闻网站自杀报道的内容分析研究》,第八届中国健康传播大会,2013。

[139] 郇建立:《慢性病与人生进程的破坏——评迈克尔·伯里的一个核心概念》,《社会学研究》2009 年第 5 期,第 229-241 页。

[140] 颜文伟:《关于"精神疾病诊断统计手册"第三版(DSM-3)(述评)》,《国外医学:精神病学分册》1981 年第 1 期,第 5-9 页。

[141] 杨平等:《"90 后"子女和父母双视角下的原生家庭关系研究》,《当代青年研究》2020 年第 3 期,第 40-45 页。

[142] 杨青:《抑郁症的认知理论阐释及其干预》,《深圳大学学报(人文社会科学版)》2004 年第 5 期,第 82-85 页。

[143] 杨文娇等:《妊娠期女性抑郁和自杀意念的关系及其危险因素研究》,《中国全科医学》2020 年第 3 期,第 305-311 页。

[144] 姚芳传:《神经衰弱在精神障碍分类学上的地位和变迁》,《江苏医药》1988 年第 2 期,第 93 页。

[145] 抑郁研究所:《2019 中国抑郁症领域白皮书》,https://dy.163.com/article/F0I18STA0512LS0O.html。

[146] 尹连根:《现实权力关系的建构性呈现——新闻定义的再辨析》,《国际新闻界》2011 年第 4 期,第 55-61 页。

[147] [英]安东尼·斯托尔:《丘吉尔的黑狗:忧郁症及人类心灵的其他现象》,邓伯宸译,北京:北京大学出版社,2014。

[148] [英]彼得·伯克:《知识社会史(上卷)》,陈志宏、王婉旎译,杭州:浙江大学出版社,2016。

[149] [英]李·斯平克斯:《导读尼采》,于岩译,重庆:重庆大学出版社,2014。

[150] [英]罗宾·柯林武德:《历史的观念》,何兆武译,北京:商务印书馆,1997。

[151] [英]马克·埃里克森:《科学、文化与社会:21 世纪如何理解科学》,孟凡刚、王志译,上海:上海交通大学出版社,2017。

[152] [英]托马斯·霍布斯:《一个哲学家与英格兰普通法学者的对话》,毛晓秋译,上海:上海人民出版社,2006。

[153] 余新忠、杜丽红:《医疗、社会与文化读本》,北京:北京大学出版社,2013。

[154] 原平方：《网络环境下的突发事件媒介话语生产与媒体公信力建设——以"杭州飙车案"和"李刚门"事件为个案》，《中国报业》2012年第 18 期，第 120-121 页。

[155] 臧国仁：《新闻媒体与消息来源——媒介框架与真实建构之论述》，台北：三民书局，1999。

[156] 张晨：《精神疾病话语的媒介呈现及框架变迁》，武汉大学新闻学博士学位论文，2014。

[157] 《张国荣的陨落——逝世的真相与遗书》，搜狐网，https://www.sohu.com/a/217568496_781309。

[158] 张杰、景军等：《中国自杀率下降趋势的社会学分析》，《中国社会科学》2011 年第 5 期，第 97-113＋221 页。

[159] 张杰、唐勇：《压力不协调与自杀：从 155 个案例看扭力体验》，《中国心理卫生杂志》2009 年第 11 期，第 784-789 页。

[160] 张杰：《解读自杀：中国文化背景下的社会心理学研究》，北京：中国人民大学出版社，2016。

[161] 张锦华：《媒介文化、意识形态与女性：理论与实例》，台北：正中书局，1994。

[162] 张进：《从重度患者到抑郁症专家》，澎湃新闻，https://cul.qq.com/a/20150929/019462.htm。

[163] 张进：《渡过：抑郁症治愈笔记》，北京：中国工人出版社，2015。

[164] 张冉冉等：《脂肪肝病机的"六郁"观》，《世界中西医结合杂志》2018年第 10 期，第 130-132＋136 页。

[165] 张伟伟：《"实践知识"与"表象知识"——作为"知识"的新闻与媒介社会学的研究演进》，《新闻记者》2018 年第 9 期，第 56-66 页。

[166] 张章：《中美〈国家地理〉杂志科学传播下的内容选择策略》，《现代交际》2018 年第 24 期，第 68＋69 页。

[167] 张自力：《健康传播学：身与心的交融》，北京：北京大学出版社，2009。

[168] 张自力：《健康传播与社会》，北京：北京大学医学出版社，2008。

[169] 赵后锋、田玉湘：《67 例抑郁障碍伴自杀行为的临床对照研究》，《四川精神卫生》1998 年第 2 期，第 94-95 页。

[170] 赵静波：《晨服短效 β 受体阻滞剂治疗冬季抑郁》，《国外医学·精神病学分册》1995 年第 2 期，第 115 页。

[171] 赵振宇、张强:《新闻评论的正义观初探》,《国际新闻界》2013 年第 11 期,第 34-46 页。

[172] 郑杭生、李霞:《关于库恩的"范式"——一种科学哲学与社会学交叉的视角》,《广东社会科学》2004 年第 2 期,第 119-126 页。

[173] 郑智敏:《抗抑郁药:一座未充分开发的富矿》,《医药经济报》,2011 年 7 月 13 日,第 13 版。

[174] 郑忠明:《新闻事实的本体结构与新闻客观性——基于批判实在论的解释》,《国际新闻界》2020 年第 2 期,第 144-164 页。

[175]《中国精神卫生工作规划(2002—2010 年)》,《上海精神医学》2003 年第 2 期,第 125-128 页。

[176] 中国青少年心理健康调查课题组:《中国青少年心理健康报告》,北京:中国科学技术出版社,2013。

[177] 钟晓书:《美国健康传播研究回顾》,《清华大学国际传播研究中心第四届中国健康传播大会优秀论文集》,清华大学国际传播研究中心,2009,第 220-225 页。

[178] 钟友彬:《神经衰弱解体了吗?》,《国外医学·精神病学分册》1983 年第 2 期,第 3-6 页。

[179] 周婧:《社会上的心理咨询服务现状与对策研究》,西南大学基础心理学博士学位论文,2010。

[180] 周荣庭、韩飞飞、王国燕:《科学成果的微信传播现状及影响力研究——以 10 个科学类微信公众号为例》,《科普研究》2016 年第 1 期,第 33-40 页。

[181] 朱香:《心理咨询终于纳入医保》,《中国科学报》,2016 年 10 月 28 日,第 3 版。

[182] 朱自立等:《媒体自杀报道对象对大学生自杀态度的影响》,《中国健康心理学志》2008 年第 3 期,第 299-301 页。

[183] 祝旸彤:《中国媒体抑郁症话语的建构与变迁》,浙江大学硕士论文,2017。

[184] 世界卫生组织网站:https://apps.who.int/iris/bitstream/handle/10665/254610/WHO-MSD-MER-2017.2-eng.pdf。

[185] 邹庸:《自拟疏肝百合汤治疗百合病 32 例疗效观察》,《云南中医中药杂志》2009 年第 7 期,第 34 页。

[186]《"我是逃出来的包丽,我是怎样活下来的"》,"渡过"公众号,2019

年 12 月 16 日。

[187] 《2019 中国抑郁症领域蓝皮书》, https://www. sohu. com/a/
362436471_359359。

英文部分

[188] Agargun, M. Y., Besiroglu, L., Cilli, A. S., Gulec, M.,
Aydin, A., Inci, R., et al. (2007). Nightmares, Suicide
Attempts, and Melancholic Features in Patients with Unipolar
Major Depression. *Journal of Affective Disorders*, 98 (3),
267-270.

[189] Alwood, E. (1996). *Straight News: Gays, Lesbians, and the
News Media*. New York: Columbia University Press.

[190] American Psychiatric Association. (2000). *Diagnostic and
Statistical Manual of Mental Disorders* (DSM-4). New York:
American Psychiatric Publishing.

[191] Anastasiades, M. H., Kapoor, S., Wootten, J., & Lamis, D.
A. (2016). Perceived Stress, Depressive Symptoms, and
Suicidal Ideation in Undergraduate Women with Varying Levels
of Mindfulness. *Archives of Women S Mental Health*, 20(1),
129-138.

[192] Armstrong, D. (1984). The Patient's View. *Social Science &
Medicine*, 18, 737-744.

[193] Barkow, K., Maier, W., Ustun, T. B., Gansicke, M.,
Wittchen, H. U., & Heun, R. (2002). Risk Factors for New
Depressive Episodes in Primary Health Care: An International
Prospective 12 Month Follow-Up Study. *Psychological
Medicine*, 32(4), 595-608.

[194] Black, C., & Miller, B. J. (2015). Meta-Analysis of Cytokines
and Chemokines in Suicidality: Distinguishing Suicidal Versus
Nonsuicidal Patients. *Biological Psychiatry*, 78(1), 28-37.

[195] Boardman, A. P., Hodgson, R. E., Lewis, M., & Allen, K.
(1997). Social Indicators and the Prediction of Psychiatric
Admission in Different Diagnostic Groups. *The British Journal*

of Psychiatry, 171(5), 457-462.

[196] Breed, W. (1955). Social Control in the Newsroom: A Functional Analysis. *Social Forces*, 33, 326-335.

[197] Broom, A., & Tovey, P. (2008). *Therapeutic Pluralism: Exploring the Experiences of Cancer Patients and Professionals*. London: Routledge.

[198] Brown, C., Schulberg, H. C., & Prigerson, H. G. (2000). Factors Associated with Symptomatic Improvement and Recovery from Major Depression in Primary Care Patients. *General Hospital Psychiatry*, 22(4), 242-250.

[199] Brown, E. S., Varghese, F. P., & McEwan, B. S. (2004). Association of Depression with Medical Illness: Does Cortisol Play a Role? *Biological Psychiatry*, 55(1), 1-9.

[200] Brown, G. W., & Moran, P. M. (1997). Single Mothers, Poverty and Depression. *Psychological Medicine*, 27(1), 21-33.

[201] Brundtland, G. H. (2001). Mental Health: New Understanding, New Hope. *Journal of the American Medical Association*, 286(19), 2391-2391.

[202] Bruner, J. S. (1986). *Actual Minds, Possible Worlds*. Cambridge, MA: Harvard University Press.

[203] Barrera, M., & Ainlay, S. L. (1983). The Structure of Social Support: A Conceptual and Empirical Analysis. *Journal of Community Psychology*, 11(2), 133-143.

[204] Carl, W. (2008). *Depression and Globalization——The Politics of Mental Health in the Twenty-First Century*. New York: Springer.

[205] Carlson, M. (2014). Gone, but not Forgotten: Memories of Journalistic Deviance as Metajournalistic Discourse. *Journalism Studies*, 15 (1), 33-47.

[206] Chambers, T. L. (2002). Malignant Sadness: The Anatomy of Depression. *Journal of the Royal Society of Medicine*, 95(1), 52-53.

[207] Clandinin, D. J., & Rosiek, J. (2007). Mapping a Landscape

of Narrative Inquiry. Handbook of Narrative Inquiry: Borderland Spaces and Tensions. In: D. J. Clandinin(Ed.). *Handbook of Narrativeinquiry: Mapping a Methodology*. Thousand Oaks, CA: Sage Publications.

[208] Clarke, J. N. (2011). Childhood Depression and Mass Print Magazines in the USA and Canada: 1983-2008. *Child & Family Social Work*, 16(1), 52-60.

[209] Collins, H. M. , & Evans, R. (2002). The Third Wave of Science Studies: Studies of Expertise and Experience. *Social Studies of Science*, 32(2), 235-296.

[210] Crawshaw, R. , & Crawshaw, P. (2006). Representing Public Health. *Critical Public Health*, 16(1), 1-4.

[211] Cushman, P. (1995). *Constructing the Self, Constructing America*. New York: Da Capo Press.

[212] Dietrich, S. , Heider, D. , Maschinger, H. , & Angermeger, M. C. (2006). Influence of Newspaper Reporting on Adolescents' Attitudes toward People with Mental Illness. *Social Psychiatry*, 41(4), 318-322.

[213] Ekström, M. (2002). Epistemologies of TV Journalism: A Theoretical Framework. *Journalism*, 3(3), 259-282.

[214] Ettema, J. (2005). Crafting Cultural Resonance: Imaginative Power in Everyday Journalism. *Journalism*, 6(2), 131-152.

[215] Evers, K. E. (2006). Ehealth Promotion: The Use of the Internet for Health Promotion. *American Journal of Health Promotion*: 20(4), 1-7.

[216] Freidson, E. (2001). *Professionalism, the Third Logic: On the Practice of Knowledge*. Chicago: The University of Chicago Press.

[217] Ferree, M. M. , et al. (2002). *Shaping Abortion Discourse: Democracy and the Public Sphere in Germany and the United States*. Cambridge, UK: Cambridge University Press.

[218] Fishman, G. , & Weimann, G. (1997). Motives to Commit Suicide: Statistical Versus Mass-Mediated Reality. *Archives of*

Suicide Research, 3(3), 199-212.

[219] Frank, A. W. (1998). Just Listening: Narrative and Deep Illness. *Families Systems & Health*, 16(3), 197-212.

[220] Gamson, W. A. (1988). The 1987 Distinguished Lecture: A Constructionist Approach to Mass Media and Public Opinion. *Symbolic Interaction*, 11(2), 161-174.

[221] Gamson, W. A. (2004). On a Sociology of the Media. *Political Communication*, 21 (3), 305-307.

[222] Geertz, C. (1973). The Interpretation of Culture. *Journal for the Scientific Study of Religion*, 13(2), 1389-1349.

[223] Gieber, W. (1956). Across the Desk: A Study of 16 Telegraph Editors. *Journalism & Mass Communication Quarterly*, 33(4), 423-432.

[224] Goering, P. N., Lancee, W. J., & Freeman, S. J. (1992). Marital Support and Recovery from Depression. *British Journal of Psychiatry*, 160(1), 76-82.

[225] Gordon, D. R. (1988). Tenacious Assumptions in Western Medicine. In: Lock M., & Gordon, D., (eds). *Biomedicine Examined*. Dordrecht: Kluwer.

[226] Guarnaccia, P. J. (2010). Introduction: The Contributions of Medical Anthropology to Anthropology and beyond. *Medical Anthropology Quarterly*, 15(4), 423-427.

[227] Gwyn, R. (2002). *Communicating Health and Illness*. London: Sage Publications.

[228] Hardy, B. (1968). Towards a Poetics of Fiction: An Approach Through Narrative, *Novel*, 2(1), 5-14.

[229] Hall, S. (1973). *Encoding and Decoding in the Television Discourse*. Birmingham, UK: Centre for Cultural Studies, University of Birmingham.

[230] Harpham, T. (1994). Urbanization and Mental Health in Developing Countries: A Research Role for Social Scientists, Public Health Professionals and Social Psychiatrists. *Social Science and Medicine*, 39(2), 233-245.

［231］Hartmann, P. , & Husband, C. (1974) *Racism and the Mass Media*. Lanham: Rowman & Littlefield.

［232］Helman, C. G. (2007). *Culture, Health and Illness* (5th Edition). Florida: CRC Press.

［233］Herman, D. (2001). Story Logic in Conversational and Literary Narratives. *Narrative*, 9(2), 130-137.

［234］Hornik, R. , Jacobsohn, L. , Orwin, R. , Piesse, A. , & Kalton, G. (2008). Effects of the National Youth Anti-drug Media Campaign on Youths. *American Journal of Public Health*, 98(12), 2229-2236.

［235］Horowitz, A. (2002). *Creating Mental Illness*. Chicago: The University of Chicago Press.

［236］Huang, Y. , et al. (2019). Prevalence of Mental Disorders in China: A Cross-Sectional Epidemiological Study. *The Lancet Psychiatry*, 6(3), 211-224.

［237］Hyland, K. (2005). *Metadiscourse*. London: Continuum.

［238］Jokinen, J. , Nordstrom, A. L. , & Nordstrom, P. (2009), CSF5-HIAA and DST Non-Suppression-Orthogonal Biologic Risk Factors for Suicide in Male Mood Disorder Inpatients. *Psychiatry Research*, 165(1-2), 96-102.

［239］Jewson, N. D. (1976). The Disappearance of the Sick-Man from Medical Cosmology, 1770-1870. *Sociology*, 10(2), 225-244.

［240］Kari, A. , et al. (2016). Differences and Similarities of Risk Factors for Suicidal Ideation and Attempts among Patients with Depressive or Bipolar Disorders. *Journal of Affective Disorders*, 193, 318-330.

［241］Kasper, D. , et al. (2015). *Harrision's Principles of Internal Medicine* (19th Edition). New York: Mcgraw-Hill Education.

［242］Kitzinger, C. , & Perkins, R. (1993). *Changing Our Minds: Lesbian Feminism and Psychology*. New York: New York University Press.

［243］Klerman, G. L. (1988). The Current Age of Youthful Melancholia. Evidence for Increase in Depression among

Adolescents and Young Adults. *British Journal of Psychiatry*, 152(1), 4-14.

[244] Klonsky, E. D., May, A. M., & Saffer, B. Y. (2016). Suicide, Suicide Attempts, and Suicidal Ideation. *Annual Review of Clinical Psychology*, 12(1), 307-330.

[245] Kopple, W. J. V. (1985). Some Exploratory Discourse on Metadiscourse. *College Composition and Communication*, 36(1), 82-93.

[246] Kroll, M., Dietrich, S., & Angermeyer, M. C. (2003). The Presentation of Depression in German Daily Newspapers. *Psychiatrische Praxis*, 30(7), 367-371.

[247] Lee, S. (1999). Diagnosis Postponed: Shenjing Shuairuo and the Transformation of Psychiatry in Post-Mao China. *Culture Medicine & Psychiatry*, 23(3), 349-380.

[248] Lewis, G., & Araya, R. (2002). Globalization and Mental Health. In: Sartorius, N, Gaebel, W., López-Ibor, J. J., & Maj, M. (eds.) *Psychiatry in Society*. Chichester: John Wiley.

[249] Lewis, G., Bebbington, P., Brugha, T., Farrell, M., Gill, B., Jenkins, R., & Meltzer, H. (1998). Socioeconomic Status, Standard of Living and Neurotic Disorder. *The Lancet*, 352(9128), 605-609.

[250] Liao, S., Zhou, Y., Liu, Y., & Wang, R. (2020). Variety, Frequency, and Type of Internet Use and Its Association with Risk of Depression in Middle-and Older-Aged Chinese: A Cross-Sectional Study. *Journal of Affective Disorders*, 273, 280-290.

[251] Lin, E., & Parikh, S. V. (1999). Sociodemographic, Clinical, and Attitudinal Characteristics of the Untreated Depressed in Ontario. *Journal of Affective Disorders*, 53(2), 153-162.

[252] Link, B., & Dohrenwend, B. P. (1980). Formulation of Hypotheses About the True Prevalence of Demoralization in the United States. In: Dohrenwend, B. P., Dohrenwend, B. S., Gould, M. S., et al. (eds.). *Mental Illness in the United States: Epidemiological Estimates*, New York: Praeger.

[253] Lorant, V., Deliege, D., Eaton, W., Robert, A., Philippot, P., & Ansseau, M. (2003). Socioeconomic Inequalities in Depression: A Meta-analysis. *American Journal of Epidemiology*, 157(2), 98-112.

[254] Lott, B., & Bullock, H. E. (2001). Who are the Poor? *Journal of Social Issues*, 57(2), 189-206.

[255] Lupton, D. (1999). Editorial: Health, Illness and Medicine in the Media. *Health*: An Interdisciplinary Journal for the Social Study of Health, *Illness & Medicine*, 3(3), 259-262.

[256] Lupton, D. (1994). The Condom in the Age of AIDS: Newly Respectable or Still a Dirty Word? A Discourse Analysis. *Qualitative Health Research*, 4(3), 304-320.

[257] Maier, J. J. (1989). Actual Minds, Possible Worlds (Review). *Philosophy & Literature*, 13(1), 210-212.

[258] Mcginty, E. E., Kennedy-Hendricks, A., Choksy, S., & Barry, C. L. (2016). Trends in News Media Coverage of Mental Illness in the United States: 1995-2014. *Health Affairs*, 35(6), 1121-1129.

[259] McLeod, J. D., & Shanahan, M. J. (1996). Trajectories of Poverty and Children's Mental Health. *Journal of Health and Social Behaviour*, 37(3), 207-220.

[260] Meyers, B. S., Sirey, J. A., Bruce, M., Hamilton, M., Raue, P., Friedman, S. J., et al. (2005). Predictors of Early Recovery from Major Depression among Persons Admitted to Community Based Clinics. *Archives of General Psychiatry*, 59(8), 729-735.

[261] Mink, L. O. (1970) History and Fiction as Modes of Comprehension. *New Literary History*, 1(3), 541-558.

[262] Molendijk, M. L., Spinhoven, P., Polak, M., Bus, B. A. A., Penninx, B. W., & Elzinga, B. M. (2014). Serum BDNF Concentrations as Peripheral Manifestations of Depression: Evidence from a Systematic Review and Meta-Analyses on 179 Associations ($n = 9484$). *Molecular Psychiatry*, 19(7),

791-800.

[263] Andrews, M. (2007). *Shaping History: Narratives of Political Change*. Cambridge: Cambridge University Press.

[264] Myrick, J. G., Major, L. H. & Jankowski, S. M. (2014). The Sources and Frames Used to Tell Stories about Depression and Anxiety a Content Analysis of 18 Years of National Television News Coverage. *Electronic News*, 8(1), 49-63.

[265] Neacsiu, A. D., Rizvi, S. L., & Linehan, M. M. (2010). Dialectical Behavior Therapy Skills Use as a Mediator and Outcome of Treatment for Borderline Personality Disorder. *Behaviour Research & Therapy*, 48(9), 832-839.

[266] Niederkrotenthaler, T., Till, B., Kapusta, N. D., Voracek, M., Dervic, K., & Sonneck, G. (2009). Copycat Effects after Media Reports on Suicide: A Population-Based Ecologic Study. *Social Science & Medicine*, 69(7), 1085-1090.

[267] Parker, I. (1992). Discourse Dynamics: Critical Analysis for Social and Individual Psychology. *British Journal of Sociology*, 44(2), 372.

[268] Park, R. E. (1999). News as a Form of Knowledge: A Chapter in the Sociology of Knowledge, In: Tumber H. (ed.). *News: A Reader*. Oxford: Oxford University Press.

[269] Parker, G., Gladstone, G., Roussos, J., Wilhelm, K., & Mitchell, P. (1998). Qualitative and Quantitative Analyses of a "Lock and Key" Hypothesis of Depression. *Psychological Medicine*, 28(6), 1263-1273.

[270] Pawlak, J., Dmitrzak, M., Skibińska, M., Szczepankiewicz, A., Leszczyńska-Rodziewicz, A., Rajewska-Rager, A., et al. (2013). Suicide Attempts and Clinical Risk Factors in Patients with Bipolar and Unipolar Affective Disorders. *General Hospital Psychiatry*, 35(4), 427-432.

[271] Payne, S. (2006). Mental Health, Poverty and Social Exclusion. In: Pantazis, C., Gordon, D., & Levitas, R. (eds.). *Poverty and Social Exclusion in Britain*. London: The

Policy Press.

[272] Penza, K. M. , Heim, C. , & Nemeroff, C. B. （2003）. Neurobiological Effects of Childhood Abuse: Implications for the Pathophysiology of Depression and Anxiety. *Archives of Women's Mental Health*, 6(1), 15-22.

[273] Petterson, S. M. , & Albers, A. B. (2001). Effects of Poverty and Maternal Depression on Early Child Development. *Child Development*, 72(6), 1794-1813.

[274] Platt, S. , Martin, C. , & Hunt, S. (1990). The Mental Health of Women with Children Living in Deprived Areas of Great Britain: The Role of Living Conditions, Poverty and Unemployment. In: Goldberg, D. , & Tantam, D. (eds.). *The Public Impact of Mental Disorder*. Toronto: Hogrefe & Huber.

[275] Porter, R. (1986). *Patients and Practitioners: Lay Perceptions of Medicine in Pre-industrial Society*. Cambridge: Cambridge University Press.

[276] Price, R. H. , Choi, J. M. , & Vinokur, A. D. (2002). Links in the Chain of Adversity Following Job Loss: How Financial Strain and Loss of Personal Control Lead to Depression, Impaired Functioning, and Poor Health. *Journal of Occupational Health Psychology*, 7(4), 302-312.

[277] Putnam, R. D. (2000). *Bowling Alone*. New York: Simon & Schuster.

[278] Rapaport, M. H. , Clary, C. , Fayyad, R. , & Endicott, J. (2005). Quality-of-Life Impairment in Depressive and Anxiety Disorders. *American Journal of Psychiatry*, 162(6), 1171.

[279] Read, J. , & Baker, S. (1996). Not just Sticks and Stones: A Survey of the Stigma, Taboos, and Discrimination Experienced by People with Mental Health Problems. London: MIND. Retrieved from http://disability-studies. leeds. ac. uk/ files/ library/MIND-MIND. pdf.

[280] Revers, M. (2013). Journalistic Professionalism as Performance

and Boundary Work: Source Relations at the State House. *Journalism*, 15(1), 37-52.

[281] Ringmar, E. (1999). Identity, Interest and Action: A Cultural Explanation of Sweden's Intervention in the Thirty Years War. *Sixteenth Century Journal*, 30(4), 124-126.

[282] Roca, M., et al. (2015). Cognitive Function after Clinical Remission in Patients with Melancholic and Non-Melancholic Depression: A 6 Month Follow-Up Study. *Journal of Affective Disorders*, 171, 85-92.

[283] Rogers, E. M. (1996). The Field of Health Communication Today: An Up-to-Date Report. *Journal of Health Communication*, 1(1), 15-23.

[284] Roth, A. L., & Haar, E. L. V. (2006). Media Standing of Urban Parkland Movements: The Case of Los Angeles' Taylor Yard, 1985-2001. *City & Community*, 5(2), 129-151.

[285] Rush, B. (1812). *Medical Inquiries and Observations Upon the Diseases of the Mind*. Philadelphia: Kimber & Richardson, 1812.

[286] Scheper-Hughes, N., & Lock, M. M. (1987). The Mindful Body: A Prolegomenon to Future Work in Medical Anthropology. *Medical Anthropology Quarterly*, 1(1), 6-41.

[287] Schifter, D. E., & Ajzen, I. (1985). Intention, Perceived Control, and Weight Loss: An Application of the Theory of Planned Behavior. *Journal of Personality & Social Psychology*, 49(3), 843-851.

[288] Shah, A., Bhandarkar, R., & Bhatia, G. (2008). The Relationship between General Population Suicide Rates and Mental Health Funding, Service Provision and National Policy: A Cross-National Study. *International Psychogeriatrics*, 20(3), 605-615.

[289] Shan, J. Survey Reveals Overwhelming Susceptibility to Depression. Reluctance to Seek Help. *China Daily*, 2012-07-16.

[290] Shneidman, E. S. (2010). Further Reflections on Suicide and Psychache. *Suicide and Life-Threatening Behavior*, 28(3),

245-250.

[291] Shoemaker, P. J., Vos, T. P., & Rease, S. D. (2009). Journalists as Gatekeepers. In Wahl-Jorgensen, K., & Hanitzsch, T. (eds.). *The Handbook of Journalism Studies*. New York: Roultledge, 73-87.

[292] Shoemaker, P. J,. & Reese, S. D. (2014). *Mediating the Message in the 21st Century: A Media Sociology Perspective*. (third edition). New York: Routledge.

[293] Somers, M. R., & Gibson, G. D. (1994). Reclaiming the Epistemological "Other": Narrative and the Social Constitution of Identity. In: Calhoun, C. (ed.), *Social Theory and the Politics of Identity*. Oxford, UK: Blackwell.

[294] Spence, S. H., Najman, J. M., Bor, W., O'Callaghan, M. J., & Williams, G. M. (2002). Maternal Anxiety and Depression, Poverty and Marital Relationship Factors during Early Childhood as Predictors of Anxiety and Depressive Symptoms in Adolescence. *Journal of Child Psychology and Psychiatry*, 43(4), 457-469.

[295] Stack, S. (2005). Suicide in the Media: A Quantitative Review of Studies Based on Non-Fictional Stories. *Suicide and Life-Threatening Behavior*, 35(2), 121-133.

[296] Stansfeld, S. A., Fuhrer, R., & Shipley, M. J. (1998). Types of Social Support as Predictors of Psychiatric Morbidity in a Cohort of British Civil Servants (Whitehall II study). *Psychological Medicine*, 28(4), 881-892.

[297] Stoeckle, J. D., & Barsky, A. J. (1981). Attributions: Uses of Social Science Knowledge in the "Doctoring" of Primary Care. In: Eisenberg, L. & Kleinman, A. (eds), *The Relevance of Social Science for Medicine*. Dordrecht: D. Reidel.

[298] Stuart, H. (2006). Media Portrayal of Mental Illness and Its Treatments: What Effect does It Have on People with Mental Illness? *CNS Drugs*, 20(2), 99-106.

[299] Taubes, G. (1995). Epidemiology Faces Its Limits News.

Science, 269(5221), 164-165＋167-169.

[300] Thomsen, D. K., Jensen, T., Holm, T., Olesen, M. H., Schnieber, A., & Jan, T. (2015). A 3.5 Year Diary Study: Remembering and Life Story Importance are Predicted by Different Event Characteristics. *Consciousness and Cognition*, 36, 180-195.

[301] Thoresen, R. J., Goldsmith, E. B., & Thoresen, R. J. (1987). The Relationship Between Army Families' Financial Well-Being and Depression, General Well-Being, and Marital Satisfaction. *Journal of Social Psychology*, 127(5), 545.

[302] Thorton, J. A., & Wahl, O. F. (1996). Impact of a Newspaper Article on Attitudes toward Mental Illness. *Journal of Community Psychology*, 24(1), 17-25.

[303] Tsafrir, S., et al. (2014). Cognitive Traits in Inpatient Adolescents with and without Prior Suicide Attempts and Non-Suicide Self-Injury. *Comprehensive Psychiatry*, 55(2), 370-373.

[304] Tuchman, G. (1978). Professionalism as an Agent of Legitimation. *Journal of Communication*, 28(2), 106-113.

[305] Tuchman, G. (1976). Telling Stories. *Journal of Communication*. 26(4), 93-97.

[306] Voorhees, B., Cooper, L. A., Rost, K. M., Nutting, P., Rubenstein, L. V., Meredith, L., et al. (2010). Primary Care Patients with Depression are Less Accepting of Treatment than Those Seen by Mental Health Specialists. *Journal of General Internal Medicine*, 18(12), 991-1000.

[307] Weich, S., & Lewis, G. (1998). Material Standard of Living, Social Class, and the Prevalence of the Common Mental Disorders in Great Britain. *Journal of Epidemiology and Community Health*, 52(1), 8-14.

[308] Weissman, M. M. (1996). Cross-National Epidemiology of Major Depression and Bipolar Disorder. *The Journal of the American Medical Association*, 276(4), 293-299.

[309] Whisman, M. A., & Bruce, M. L. (1999). Marital

Dissatisfaction and Incidence of Major Depressive Episode in a Community Sample. *Journal of Abnormal Psychology*, 108(4), 674-678.

[310] White, D. M. (1950). The "Gate Keeper": A Case Study in the Selection of News. *The Journalism Quarterly*, 27(4), 383-390.

[311] White, V. M., Durkin, S. J., Coomber, K., & Wakefield, M. A. (2015). What is the Role of Tobacco Control Advertising Intensity and Duration in Reducing Adolescent Smoking Prevalence? Findings from 16 Years of Tobacco Control Mass Media Advertising in Australia. *Tobacco Control*, 24 (2), 198-204.

[312] Williams, G. (2010). The Genesis of Chronic Illness: Narrative Re-construction. *Sociology of Health & Illness*, 6 (2), 175-200.

[313] Withall, A., Harris, L. M., & Cumming, S. R. (2010). A Longitudinal Study of Cognitive Function in Melancholic and Non-Melancholic Subtypes of Major Depressive Disorder. *Journal of Affective Disorders*, 123(1-3), 150-157.

[314] Wolpert, L. (1999). *Malignant Sadness. The Anatomy of Depression*. London: Faber & Faber.

[315] World Health Organization (2017). *Depression and Other Common Mental Disorders: Global Health Estimates*. https:// www. who. int/mental _ health/management/depression/prevalence _ global_health_estimates/en/ ,2020-5-4.

[316] Zelizer, B. (1993). Journalists as Interpretive Communities. *Critical Studies in Mass Communication*, 10(3), 219-237.

[317] Zhang, X., Hai-Shan, L. I., Zhu, Q. H., Zhou, J., Zhang, S., Zhang, L., et al. (2008). Trends in Suicide by Poisoning in China 2000-2006: Age, Gender, Method, and Geography. *Biomedical and Environmental Sciences*, 21(3), 253-256.

[318] Zvi, R. (2012). Journalism as Bipolar Interactional Expertise. *Communication Theory*, 22(4), 339-358.

附录　研究方法介绍

本研究第二章、第三章、第四章使用的均是内容分析法,即对报纸内容依据编码表进行的量化分析。其中第二、三章的样本来源是"慧科中文报纸数据库",在同一时间搜集的样本。第四章的样本来源是清华同方(CNKI)报纸数据库。

第五章使用的是质化的话语分析方法,具体方法在文中已进行了详述,不再重复。

(一)第二章、第三章研究方法

1. 取样

在第二章和第三章的研究中,我们使用"抑郁症"为关键词,以"题目"为检索项,在中国国家图书馆收录的"慧科中文报纸数据库"进行检索,搜集题目中包含有"抑郁症"一词的报道。样本搜集截止日期为 2016 年 12 月 31 日。由于慧科中文报纸库收录的是自 2000 年 1 月 1 日起的报纸数据,因此,检索呈现的是自 2000 年 1 月 1 日至 2016 年 12 月 31 日期间的结果。经过上述检索,共搜集到符合本研究界定的样本 14122 篇,其中符合本研究界定的新闻文本 5326 篇,健康科普类文本有 8796 篇。

2. 编码表

(1)第二章变量设置及编码表(按文内内容变量出现的先后顺序排列)

年份	按实际年份录入
报纸类型	1. 党报/机关报　2. 行业报　3. 市场化报纸
新闻体裁	1. 事件报道　2. 评论　3. 人物特稿
患者性别	1. 男性　2. 女性　3. 不详
患者年龄	0. 不详　1. 12 岁以下　2. 12～17 岁　3. 18～23 岁 4. 24～40 岁　5. 41～64 岁　6. 65 岁及以上
患者职业	0. 不详　1. 农民　2. 事业单位职员　3. 退休　4. 学生 5. 企业单位员工　6. 官员/公务员　7. 演艺明星

续表

年份	按实际年份录入
事件主题	1. 自杀事件　2. 杀人、伤人事件　3. 其他
消息来源	1. 记者自采消息源　2. 医疗机构来源　3. 政府通报
疾病/症状表现	1. 躯体化症状　2. 非躯体化症状　3. 无疾病症状描述
致病因素	1. 生理/身体因素　2. 社会或生活压力 3. 家庭或情感因素　4. 无致病因素提及
治疗方案	1. 药物治疗　2. 心理咨询　3. 社交支持 4. 社会救助　5. 无提及治疗方案
确诊信息来源	1. 当事人/患者　2. 家属或亲友　3. 医疗机构 4. 官方机构/工作单位　5. 语焉不详

(2)第三章变量设置及编码表(按文内内容变量出现的先后顺序排列)①

年份	按实际年份录入
写作由头	1.无提及由头　2.医学临床或科研的新发现、新进展　3.广告 4.新闻事件/条线新闻　5.疾病防治宣传日、纪念日、特殊节气 6.病例介绍/疾病问诊　7.抑郁症调查报告　8.访谈或专稿
月份	按实际月份录入
报纸类型	1. 党报/机关报　2. 行业报　3. 市场化报纸
是否提及自杀	1. 提及　2. 没有提及
致病因素	1. 生理/心理/社会环境等多因素　2. 压力(学业/工作/经济等) 3. 负性社会事件(遭遇暴力、伤害等)　4. 生理因素(大脑/基因) 5. 季节/特殊时节因素　6. 共病因素(其他疾病诱发) 7. 产前或产后抑郁症　8. 亲密关系/亲子关系问题 9. 个人性格因素(孤僻、好强等)　0. 没有提及致病因素
治疗方案	0. 没有提及治疗方案　1. 药物治疗　2. 其他(运动/饮食/爱好等) 3. 心理咨询　4. 亲朋关爱　5. 个人意志力　6. 社交支持
特定人群	0. 无群体特征　1. 学生　2. 白领工作者 3. 孕产妇　4. 官员/公务员　7. 农村人口

---

① 因为科普文章和新闻报道在内容上有明显差异,根据各自的内容特点,虽然是同一个或类似变量,但在不同的研究中编码内容有所不同。

续表

年份	按实际年份录入
治疗费用	1. 有提及治疗费用　2. 无提及治疗费用
是否患者自述	1. 是　2. 否
专家角色引入	1. 笼统提及"专家"　2. 医院或心理治疗专家 3. 高校或科研机构专家　4. 没有提及"专家"

(二)第四章研究方法

1. 取样

在第四章中,我们使用"自杀"作为关键词,以全文为检索项,在清华同方(CNKI)报纸数据库中进行搜索,共搜集到符合本研究界定的新闻报道 401篇,科普文本 329 篇。样本选取截止日期为 2019 年 12 月 31 日。由于 CNKI数据库收录的报纸是从 2000 年 1 月 1 日开始,进而检索呈现的是自 2000 年 1月 1 日至 2019 年 12 月 31 日期间的结果。

2. 编码表

(1)新闻文本研究部分变量设置及编码表(按文内内容变量出现的先后顺序排列)

年份	按实际年份录入
报纸类型	1. 党报/机关报　2. 行业报　3. 市场化报纸
自杀者性别	1. 男性　2. 女性　3. 不详
自杀者年龄	0. 不详　1. 14 岁以下　2. 15～22 岁　3. 23～44 岁 4. 45～59 岁　5. 60～74 岁　6. 75 岁及以上
自杀者居住地	1. 城市　2. 乡村　3. 不详
自杀者职业	0. 不详　1. 政府官员/事业单位管理者　3. 企业管理人员 4. 专业技术人员　5. 政府/事业单位职员　6. 打工者/工人 7. 农业劳动者　8. 学生或无业
自杀者家庭角色	1. 不详　2. 父亲及丈夫角色　3. 母亲及妻子角色　4. 孩子角色
自杀诱因	1. 工作/学业压力　2. 精神问题(含抑郁症)　3. 家庭矛盾/婚变等亲密关系问题　4. 贫困/生存压力　5. 其他身体疾病
预防自杀的措施	1. 政策/法规/制度建立或完善　2. 家庭关怀　3. 知识科普 4. 抑郁症防治　5. 医疗救助　6. 网络社交支持
疾病/症状表现	1. 躯体化症状　2. 非躯体化症状　3. 无疾病症状描述

236　编织"疾/痛"：抑郁症话语生产中的医学、媒体与患者

*续表**

年份	按实际年份录入
致病因素	1. 工作/学业压力　2. 家庭矛盾/婚变等亲密关系问题 3. 其他身体疾病　4. 个人性格/心理因素　5. 贫困/生存压力
防治措施	1. 心理咨询　2. 家庭关爱　3. 抑郁症知识科普　3. 意志力自救 4. 朋友或社交支持　5. 药物治疗　6. 单位或组织帮助

（2）科普文本研究部分变量设置及编码表（按文内内容变量出现的先后顺序排列）

年份	按实际年份录入
报纸类型	1. 党报/机关报　2. 行业报　3. 市场化报纸
自杀者家庭角色	1. 不详　2. 父亲及丈夫角色　3. 母亲及妻子角色　4. 孩子角色
自杀者职业	1. 政府官员/事业单位管理者　3. 企业管理人员 4. 专业技术人员　5. 政府/事业单位职员　6. 打工者/工人 7. 农业劳动者　8. 学生或无业　0. 不详
自杀诱因	1. 抑郁症/焦虑症因素　2. 家庭矛盾/亲密关系问题 3. 工作/学业压力　4. 其他身体疾病　5. 贫困/生存压力
抑郁症防治措施	1. 心理咨询　2. 家庭关爱　3. 单位或组织帮助 4. 防治知识获取　5. 意志力自救　6. 社交支持　7. 药物治疗

后　　记

2020年的最后一天,我终于完成了本书的写作。这比我预期的计划推迟了将近一年。一方面的原因在于我低估了将思考与经验材料有机融合,组织成规范的学术表达的难度。另一方面,2019年敲定的写作和出版计划,被2020年初突然到来的疫情阻挡了脚步。虽身处疫情并不严重的杭州,我和家人也经历了惶惶不可终日的三个多月。当终于可以买到口罩和消毒水,终于不再限制出小区,学校终于恢复课堂学习,我的生活也才渐次恢复,写作和出版的计划才得以重新开始。而此时,我仿佛经历了一次荒野逃生,对于生命和生活的感悟都发生了很大的变化。我不再忙着赶计划,而是把整个研究的框架,想要解决的问题,研究中应有的对健康、疾病、生命、死亡等议题的态度,对个体、媒体、医学、社会等要素在本研究中的位置,以及一个学者应秉持的研究立场进行了重新的思考。这么看,拖延也未必是坏事,人生总是在各种经历中丰盈,研究更是。

此时我正坐在紫金港的新办公室里,今年的冬天来得异常猛烈,窗外的冷风吹进来,清醒着我的大脑,恰好得以让我仔细回望过去五年多来这一研究的展开过程,那些人和事儿,竟都历历在目。

最初,对抑郁症的关注完全出于个人原因。我的"抑郁"经历在前言中已有交代,不再赘述。有此体验,便会留心。作为一个社会科学领域的学者,我笃信任何研究想要走向深刻必是与自己的生活体验相连接的。从2003年第一次听说抑郁症,到2005年自己的至亲罹患抑郁症,再到自己的经历,以及后来的工作生活中接触到越来越多的抑郁症患者。对抑郁症的关注从最初生活上的留心变为学术上的留意。然而,抑郁症终归是一种疾病,是一个主要在医学领域探讨的话题。"隔行如隔山",让我始终对此议题充满敬畏,不敢贸然前行。

转折出现在2015年。一个偶然的机会,在我开设的"大众传播通论"的全校通识课上,认识了一位来自医学院的学生,她的主攻方向是脑科学与抑郁症。我讲到大众传媒的知识传播功能,她做课堂展示,话题恰是"如何利用大众传媒进行有关抑郁症健康知识的传播"。下课后，我们聊了很久。但她始终谦卑，说她刚入专业没多久，对抑郁症的了解还很少，但她可以介绍她的老师给我，或许我可以与她的老师聊聊。我欣然同意。她的老师便是浙大医学院脑科学研究领域的专家包爱民教授。后来，我约包老师私聊，她爽快答应了。记得那天与包老师从医学院的咖啡馆聊到医学院后面的银杏林，让我第一次对抑郁症的病理和治疗有了比较全面的认识。

再后来，我请包老师到传媒学院做讲座，话题是"抑郁症的健康传播"。起初我担心话题太专，感兴趣者不多，一再跟包老师"打预防针"。结果没想到，前来听讲座的师生坐满了我们的小会场。这算是我与"抑郁症"在学术场域中的第一次正式会面，包爱民教授则是第一个帮我打开专业壁垒的那个人。此后的日子，与包老师成为师友，我们常常在微信朋友圈互动，她是此研究得以成行的重要支持者。

包老师的讲座结束后，有次与学生闲聊此事，我说："没想到还有挺多学生对这个话题感兴趣的。"一个学生接话说："老师，你不知道，其实我们好多同学都有抑郁症的困扰。"此后，我便开始关注学生群体的抑郁症问题。或许是因为特意的关注，我发现这一问题比我想象的严重。我没想到，在我并不丰富、也不广泛的社交圈子中，抑郁症竟如此高频地出现在我身边。这些来自生活中活生生的案例和感受，成为我能在这一研究中坚持下来的巨大动力。

2020年疫情期间，我收听了一个线上讲座，讲座是由上海某高校师生组织的公益活动。当我听到那名即将要去国外留学的90后女生用"抑郁"一词表达90后的代际特征时，我有点被惊到了。她讲述了自己的抑郁症经历，并大胆估计说90后群体中80%的人都有抑郁倾向或患有抑郁症。是真的吗？为什么会这样？如果90后尚且如此，那么00后呢？10后呢？它让我想到了女儿，我开始莫名担心起来。

此后，我开始关注青少年心理和抑郁问题，也开始特别留意媒体报道的青少年自杀的案例。比如，2020年9月17日，武汉一名初三学生在母亲批评后，从教学楼5楼跳下身亡；2020年10月10日，兰州一高校两名学生在宾馆被发现自杀身亡；2020年10月13日，大连理工大学一名学生在实验室自杀身亡；2020年10月20日下午，西安一名初二学生被怀疑在老师批评之后从22楼跳下……①

作为母亲的我远比作为学者的我被这些案例触动。后来，我开始阅读青

---

① 上述案例均有被媒体正式报道，不再赘述出处。

少年心理健康、青少年犯罪、青少年教育和亲子沟通方面的文献，这些阅读使我更深入地了解到青少年抑郁症的特殊性。也是出于这样的私心，在第五章的研究中，我将几篇父母讲述孩子抑郁症故事的文本也纳入进来，希望以此来呈现家长（家属）对抑郁症的理解，以及他们所持有的抑郁症认知对指导或帮助他们的孩子（或其他家庭成员）应对和治疗抑郁症所产生的影响。

如今，这一研究已告一段落。但因为抑郁症这一疾病的发病、表现和影响太过复杂，病理学研究者和临床医护们正在努力工作以提升人类抵御这一疾病的能力。与他们的工作相比，我所做的研究或许是微不足道的。不过，传播学和话语研究的视角也有自己的优势。因为，无论是医学诊疗，还是个体应对，亦或是媒体报道，话语都是一个言说和了解抑郁症的载体，唯有通过话语，人们才能共享抑郁症知识、交流抑郁症经验、丰富对抑郁症的理解，所以话语视角亦能从别处为抑郁症的研究和防治提供贡献。

此外，对于任何个体而言，抑郁症都是一个足以造成生活断裂、带来身体和心理极大痛苦、对生命造成巨大威胁的疾病。它的降临，对于任何个体和家庭都可能是严重的疾病负担。因此，它值得任何学科、任何视角展开对它的关注和研究。从传播功能论的视角，医学知识、新闻故事和科普文本中存在的这些林林总总的抑郁症话语，都会成为影响个体疾病认知的话语权力，落在每个患者的治疗实践中，或表现为医学帮助、家庭关爱或社会支持，亦或是相反，表现为病耻化压力、社会歧视或家庭冷漠。从这一点看，从传播学及话语研究的视角对抑郁症的探讨就不能说不重要了。

还要强调的是，虽然我不否认抑郁症是一种疾病，但在我们的访谈中，相当多的抑郁症患者都几乎处在一个非常艰难的生活境遇中。很难说是身体垮了还是生活垮了，疾病成为总括其生活艰难境遇的一个简单化方式，正如在不少媒体报道中，贫困成为"杨改兰事件"的简单化框架一样。① 虽然医学话语、媒体话语都倾向于简单化框架来处理抑郁症问题，它们希望构建一个普遍性和规律性的抑郁症病理解释和治疗方案来指导抑郁症的识别和诊疗，但实际上，通过与病患的交流，我看到的差异性和多元性远远多于一致性和普遍性。因此，尽管此研究已经告一段落，对于"我们究竟应该如何言说抑郁症"这一问题仍然心存不少困惑，思考还远远没有结束。

---

① "杨改兰事件"是指 2016 年 8 月 26 日下午，甘肃临夏回族自治州康乐县景古镇阿姑村山老爷弯社人杨改兰杀死 4 个孩子后，服毒自杀后不治身亡。不日，杨改兰丈夫服毒身亡，四世同堂的 8 口之家，6 口人身亡。此悲剧事件发生后曾被媒体广泛报道。

　　思考未终，但出版有期，我无法花更多的时间思考和打磨，只能就此打住。文字和内容有任何疏漏和不当之处，责任均由本人承担。

　　最后，对在本研究中给予帮助的师生朋友表达诚挚的谢意。首先是我的研究生们：陈映雪、祝旸彤、徐晓庆、孙丹、陈梓鑫、方堃和朱旭艳。映雪是我学生当中最早关注网络论坛中的抑郁症话语的；旸彤在我的指导下做了媒体对抑郁症报道的研究，也帮助我完成了最初的样本的搜集；晓庆的毕业论文做了患者话语的分析，在与她沟通的过程中，我形成了对患者话语研究最初的想法。但由于她们的研究与我的想法差距较大，在本研究中虽部分章节依托了她们搜集的一部分样本，但均是我的独立研究和写作，各自的研究均文责自负。另外，孙丹协助我对数据进行了编码，8000 多个样本，工作量繁重，可以说没有她在数据编码上的帮助，此研究还不知道要拖到什么时候；梓鑫做了大量的文献搜集和梳理工作，对某些章节的框架也提供了建议；方堃最早帮我进行了媒体报道样本的搜集和下载工作；旭艳帮我对参考文献做了最后的校对。在此对四位弟子的工作深表谢意。

　　其次要感谢愿意跟我分享自己疾病经历的若干患者朋友。由于这些"闲聊"未经学术伦理的审查，不能算作正式的访谈或者田野资料在研究中使用，但不可否认的是，与他们的聊天对我对经验材料的分析和理解有着十分重要的影响，在此一并谢过。

　　另外还要感谢"渡过"公众号的主办者张进先生、前媒体人罗洁琪女士、前《钱江晚报》健康版记者郑琪女士。与他们的交流为我进一步了解抑郁症群体，了解媒体对抑郁症及自杀议题的报道，以及媒体的健康内容的生产机制和健康传播的实践逻辑提供了启发。

　　还必须要感谢的是浙江大学出版社的李海燕老师。与海燕老师已是第二次合作了，这次我不是一个合格的写作者，在我不断拖延工期的情况下，海燕老师给予了极大的容忍。海燕老师是位优秀的编辑，由于她的细查才使本书避免了诸多"低级"错误。在此对海燕老师的付出表示感谢。

　　最要感谢女儿。女儿是我任何想法的忠实听众和支持者，她常常询问我书稿的进度，对我的鞭策和鼓励如冬日暖阳。

　　最后，希望疫情早日结束，惟愿世界和平、人人健康！

李东晓

2021 年 1 月 5 日

于浙大紫金港

图书在版编目（CIP）数据

编织"疾/痛"：抑郁症话语生产中的医学、媒体与
患者 / 李东晓著. —杭州：浙江大学出版社，2021.8
ISBN 978-7-308-21632-6

Ⅰ．①编… Ⅱ．①李… Ⅲ．①抑郁症－研究 Ⅳ．
①R749.4

中国版本图书馆 CIP 数据核字（2021）第 153924 号

编织"疾/痛"：抑郁症话语生产中的医学、媒体与患者

李东晓　著

责任编辑	李海燕
责任校对	孙秀丽
封面设计	雷建军
出版发行	浙江大学出版社
	（杭州市天目山路 148 号　邮政编码 310007）
	（网址：http://www.zjupress.com）
排　　版	杭州好友排版工作室
印　　刷	广东虎彩云印刷有限公司绍兴分公司
开　　本	710mm×1000mm　1/16
印　　张	16.5
字　　数	296 千
版 印 次	2021 年 8 月第 1 版　2021 年 8 月第 1 次印刷
书　　号	ISBN 978-7-308-21632-6
定　　价	56.00 元